ENDOSKOPIKI HIRURGIÝA

Nur Komekov

Published by Nur Komekov, 2024.

ENDOSKOPIKI HIRURGIÝA

First edition. December 31, 2024.

ISBN: 979-8231079162

Written by Nur Komekov.

Myrat Garryýew adyndaky

Türkmenistanyň Döwlet lukmançylyk uniwersiteti

N.H. Kömekow, G.A. Paşşykow, A.O. Orazow , B.G. Çaryýewa,

K.R. Rizaýew, K.R. Öwelýäýew, Y.Ç.Baýramow

ENDOSKOPIKI HIRURGIÝA

(N.H. Kömekowyň, A.O.Orazowyň redaksiýasy bilen)

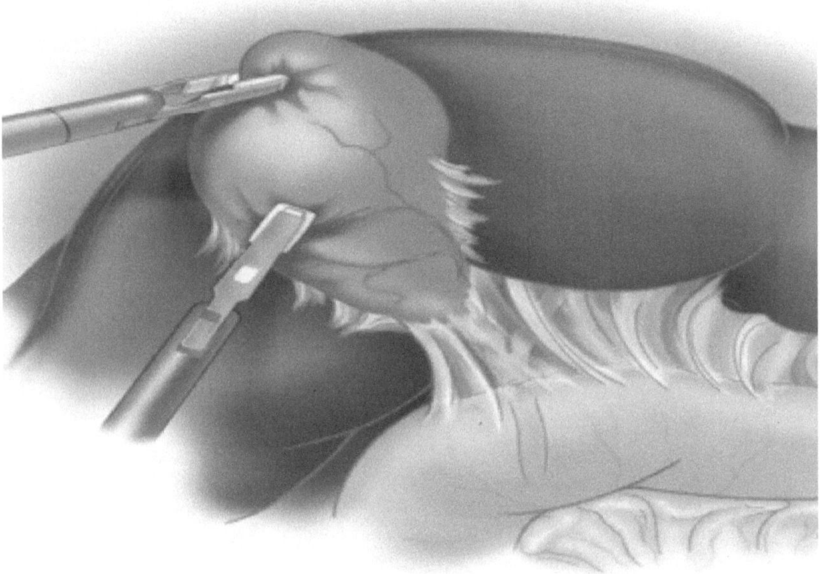

Aşgabat- 2024

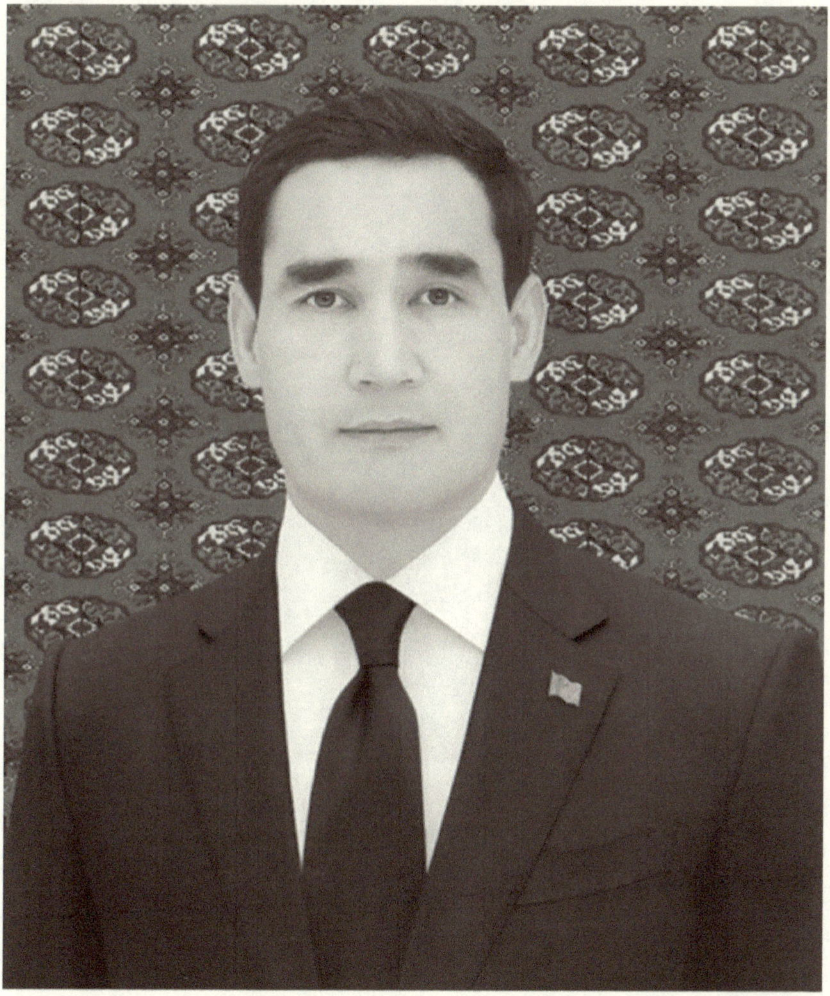

TÜRKMENISTANYŇ PREZIDENTI

SERDAR BERDIMUHAMEDOW

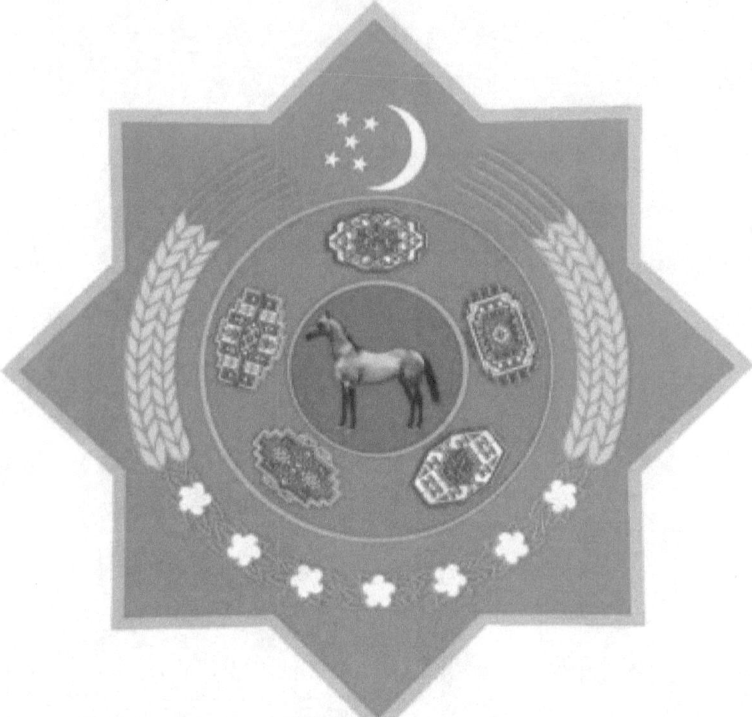

TÜRKMENISTANYŇ DÖWLET GERBI

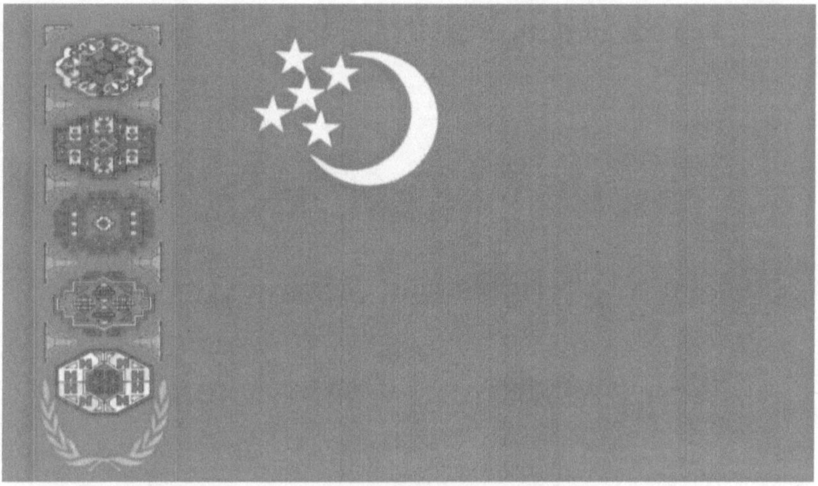

TÜRKMENISTANYŇ DÖWLET BAÝDAGY

TÜRKMENISTANYŇ

DÖWLET SENASY

Janym gurban saňa, erkana ýurdum,

Mert pederleň ruhy bardyr köňülde.

Bitarap, garaşsyz topragyň nurdur,

Baýdagyň belentdir dünýäň öňünde.

Gaýtalama:

Halkyň guran beýik binasy,

Berkarar döwletim, jigerim-janym.

Başlaryň täji sen, diller senasy,

Dünýä dursun, sen dur, Türkmenistanym!

Gardaşdyr tireler, amandyr iller,

Owal-ahyr birdir biziň ganymyz.

Harasatlar almaz, syndyrmaz siller,

Nesiller döş gerip gorar şanymyz.

Gaýtalama:

Halkyň guran beýik binasy,
Berkarar döwletim, jigerim-janym,
Başlaryň täji sen, diller senasy,
Dünýä dursun, sen dur, Türkmenistanym!

ENDOSKOPIKI

HIRURGIÝA

Myrat Garryýew adyndaky Türkmenistanyň Döwlet lukmançylyk uniwersitetiniň talyplary üçin okuw kitaby

Türkmenistanyň Bilim Ministrligi tarapyndan hödürlenildi

Aşgabat

Türkmenistanyň döwlet neşirýat gullu

2024

UOK: 616-072.1-089

N.H. Kömekow, G.A. Paşşykow, A.O. Orazow , B.G. Çaryýewa, K.R. Rizaýew, K.R. Öwelýäýew, Y.Ç.Baýramow

Okuw kitaby hirurgiýa keselleriň häzirki zaman anyklanyşyna we az şikesli endoskopiki bejerilişine bagyşlanan.

Kitap dinebir talyplar üçin peýadaly okuw gollanmasy bolman,eýsem lukman-intern,kliniki ordinatorlar we hirurglar üçin ähmiýetli bolup hyzmat eder.

Okuw kitaby l.y.d. N.H. Kömekowyň we A.O. Orazowyň umumy redaksiýasy bilen ýazyldy

Syn ýazanlar:

1.Tegelekow B.K.- Myrat Garryýew adyndaky Türkmenistanyň Döwlet lukmançylyk uniwersitetiňiň umumy hirurgiýa kafedrasynyň assistenti l.y.d.

2.Annanepesow S.M. -Nerw keselleri we neýrohirurgiýa kafedrasynyň müdüri, l.y.k.

TDKP № KBK

GIRIŞ

Türkmenistanyň Prezidenti Arkadagly Serdarymyzyň alyp barýan halk bähbitli işleri iň wajyp we esasy ugurlara gönükdirilendir.

Hormatly Prezidentimiziň halkyna sowgat beren "Ýaşlar-Watanyň daýanjy" atly kitabynda ýurdumyzyň ýaşlarynyň häzirki döwürde ýeten sepgitleriniň, gazanan üstünlikleriniň jemi jemlenýär. Baý many-mazmunly bu kitabyň geljekde diňe bir ýaşlarymyz üçin ýol-ýörelge bolman, eysem ähli ýaşdaky watandaşlarymyzada uly gyzyklanma döreder, kitapdaky görkezilen ugurlaryň usulyýet hökmünde biziň her birimiziň işimizde hem gymmatly gollanma bolar.

Türkmenistanyň Halk Maslahatynyň Başlygy Gurbanguly Berdimuhamedowyň "Döwlet adam üçindir" baş ýörelgesine laýyklykda, ýurdumyzda ilatyň saglygyny goramagyň hilini we netijeliligini ýokarlandyrmak boýunça tutumly işler durmuşa geçirilýär.

"Saglyk" Döwlet maksatnamasynyň üstünlikli durmuşa geçirilmegi netijesinde keseliň öňüni almakda saglygy goraýyş we derman senagaty innowasiýalar we saglygy goraýyş halkara ölçeglere laýyklykda täze tehnologiýalar esasynda ösýär, sagdyn durmuş ýörelgesini kemala getirmekde uly üstünlikler gazanylýar.

Türkmenistanyň Halk Maslahatynyň Başlygy, Türkmenistanyň Ylymlar akademiýasynyň akademigi, professor Gurbanguly Berdimuhamedowyň "Türkmenistanyň dermanlyk ösümlikleri " atly ensiklopedik işi bütündünýä saglygy goraýyş ulgamynda uly ähmiýete eýedir.

Häzirki wagtda Türkmenistanyň Saglygy goraýyş we Derman senagaty ministrliginiň Derman ösümlikleri instituty işleýär we onda işleýän alymlar tarapyndan dürli ösümlikleriň dermanlyk häsiýetleri öwrenilip, ondan derman serişdeleri taýýarlanylyp, klinikalarda näsaglaryň kesellerini bejermekde ulanylýar.

Adamyň saglygyny goramakda ylmyň iň täze gazanan döwrebap tehnologiýalaryndan peýdalanmak, keseli anyklamak we bejermek işine ylmy taýdan çemeleşmek häzirki zaman lukmançylygynyň esasy wezipeleriniň biri bolup durýar.

Häzirki wagtda ýurdumyzda lukmançylyk ylymlarynyň hem güýçli maddy-tehniki esasy döredilýär. Dünýa ülňülerine laýyk gelýän köpsanlysaglygy goraýyş desgalary, anyklaýyş, bejeriş, maslahat beriş merkezleri we hassahanalary gurlup ulanylmaga berildi. Esasy zat hem olaryň dünýä tejribesiniň iň soňky tehniki enjamlary bilen enjamlaşdyrylýanlygydyr.

Türkmenistanyň Halk Maslahatynyň Başlygy Gurbanguly Berdimuhamedow döwlet başyna geçen gününden başlap Garaşsyz, hemişelik Bitarap Türkmenistanyň at-abraýynyň ýokary göterilmegi, halkyň döwrebap ylymly-bilimli bolmagy, halkyň saglygyny goramak, ykdysady durmuşyň ýokary hilli bolmagy we başga-da köp meselelerde yzygiderli tagalla edip gelýär.

Myrat Garryýew adyndaky Türkmenistanyň Döwlet lukmançylyk uniwersitetiniň professor-mugallymlarynyň öňünde ýokary hünärli, Türkmenistanyň bagtyýarlyk döwrüniň talaplaryny ödejek hünarmen lukmanlary taýýarlamak wezipesi durýar. Onuň üçin Myrat Garryýew adyndaky Türkmenistanyň Döwlet lukmançylyk uniwersitetiniň "Fakultatiw hirurgiýa" kafedrasynyň mugallymlary „Endoskopiki hirurgiýa„ atly şu okuw kitaby taýýarladylar. Bu gollanmada, esasan, garyn boşlugynda, döş kapasasynda, ýürek-gan damar ulgamynda, gursagarada duş gelýän we beýleki keselleriň endoskopiki bejergisi barada aýdylyp geçilýär.

"Endoskopiki hirurgiýa" okuw kitabyniň Myrat Garryýew adyndaky Türkmenistanyň Döwlet lukmançylyk uniwersitetiniň taryhynda ilkinji gezek ýazylýanlygy sebäpli G.Berdimuhamedowyň, A.Annaýewiň, G.Gurbanberdiýewiň, G.Bäşimowyň, M.Kuziniň, L.Bisenkowyň, I.Fýodorowyň, S.Ýemelýanowyň, K. Frantzajdesiň we beýlekileriň kitaplaryndan peýdalanyldy. Biz ýokarda agzalan awtorlara öz minnetdarlygymyzy bildirýäris.

Kitab Myrat Garryýew adyndaky Türkmenistanyň Döwlet lukmançylyk uniwersitetiniň talyplary üçin niýetlenilmek bilen, hirurg lukmanlaryna, maşgala lukmanlaryna, internlere, ordinatorlara, aspirantlara, hirurgiýa keselleri ugrundan bilimini artdyrmagy maksat edinýän lukmanlara, degişli orta hünär okuw mekdepleriniň mugallymlaryna hem peýdaly bolar diýip tama edýäris.

ŞERTLI GYSGALTMALAR

KT – kompýuter tomografiýasy

USB – ultrases barlagy

PTK – peýdaly täsir koeffisiýenti

MRT – magnit-rezonans tomografiýasy

ZAA - kristala zarýad aragatnaşygy bolan abzal

EHG – elektrohirurgiýa

AGB – arterial gan basyşy

FGDS – fibrogastroduodenoskopiýa

ÝIG – ýiti içege geçirmezligi

IFA – immun-ferment seljermesi

GDGAR - göni däl gemagglýutinasiýa reaksiýasy

RLA – Lateks agglýutinasiýa reaksiýasy

I BAP

ENDOSKOPIKI HIRURGIÝANYŇ TARYHY

XX asyrda lukmançylykda täze hirurgiki tilsimatlar peýda boldy. Endoskopiki, mini-inwaziw, endowaskulýar hirurgiýa, robotohirurgiýa, mikrohirurgiýa amal etmegiň şikesliligini azaltmak maksady bilen ulanylyşa girizilendir. Täze innowasion tehnologiýalaryň ulanylmagy näsaglaryň hirurgiki bejergisinde dokumalarda şikesiň azalmagyna we tiz dikeldilmegine mümkinçilik berdi.

Endoskopiki hirurgiýa – bu hirurgiki bejerginiň bir görnüşi bolup, onda amallar dokumalaryň giň kesimi arkaly däl-de, deride deşikleri etmek arkaly ýa-da tebigy fizioligik deşikler arkaly amala aşyrylýar.

Endoskopiki hirurgiýa adamyň bedeniniň boşluklaryny gözden geçirmek usulyndan başlanylýar. Ilkinji endoskopiýa arap lukmany **Abdul Quasin** (936-1013) tarapyndan amala aşyrylypdyr. Lukman ýylmanak aýna reflektor arkaly ýatgynyň inçelýän ýerini barlapdyr. Ilkinji endoskop enjamy bolsa 1927-nji ýylda **Jon Fişer** döredýär. Şol endoskop şemiň ýalnyny şöhlelendirmek üçin reflektor bilen üpjün edilen egri turbadan ybarat bolupdyr.

Ilkinji gezek tejribede haýwanlardaky boşluklary gözden geçiren drezdenli alym **Georg Kelling** boldy (1901 ý.). 1901-nji ýylda Gamburg şäherinde geçirilen Nemes lukmanlarynyň jemgyýetiniň 73-nji maslahatynda ol özüniň **seliakoskopiýa usuly** barada habar berýär. Bu usul üçin ol Maximilian Nitze sitoskopyny ulanýar.

1901-nji ýylda Sankt-Peterburg şäherinde professor-ginekolog Dmitriý Ott tarapyndan dünýäde ilkinji gezek laparoskopiýa ýerine ýetirilýär. Ol garyn boşlugyny kolpotomiki deşik arkaly barlamagy amala aşyrypdyr. Bu barlagy Dmitriý Ott **„wentroskopiýa"** diýip atlandyrýar. Onuň okuwçylary G.N. Serežnikow we W.P.Ýakobson ginekologik keselleri anyklamak we kiçi çanak agzalarynyň barlagy üçin wentroskopiýany ulanypdyrlar.

Toraskopiýany ilkinji gezek klinikada 1901-nji ýylda şwed lukmany **Gans Hristian Ýakubeus** (H. Jakobeus) geçirdi. Ol öz barlagynda sitoskopy ulandy. Şol ýylyň özünde hem inçekesel plewritli iki sany näsagyň plewra boşlugynyň barlag netijelerini çapdan çykarýar. Gans Ýakubeus ýene-de "Seroz boşluklarynyň barlagynda sitoskopyň ulanylyşynyň mümkinçilikleri barada" atly işini çap edýär. Bu bolsa torakoskopiýanyň we laparoskopiýanyň durmuşa geçirilmeginde esas bolup durýar. Awtor endoskopiki usulyň esasyna dört sany ýörelge goýupdyr. Olar: howpsuzlyk, agyrysyzlyk, boşlukdaky gurşawyň durulygy we kiçi ölçegli gurallar. G. Ýakubeus 72 sany näsagyň döş we garyn boşlugynda 115 sany barlagy geçirenligi barada habar berip, ilkinji bolup "laparoskopiýa" we "torakoskopiýa" adalgalaryny ulanylyşa girizdi (1-nji surat).

1913-nji ýylda G.Ýakubeus galwanokauteriň kömegi bilen plewral ýelmeşmelere ilkinji bolup torakokaustika ýanmasyny geçirýär. Sekiz ýyldan soň ol ýasama, ýagny tebigy bolmadyk pnewmotoraksy döretmek üçin galwanokauterirlemäni ulanmak bilen öýkeniň inçekeselinde 40 sany torakoskopiýany geçirendigi barada habar berdi.

Endoskopiki hirurgiýany kämilleşdirmek ýolunda köpsanly çözülmedik meseleler bardy. Endoskopiki hirurgiýanynyň has kämilleşmegi üçin ýagtylandyryjy ulgamlary işläp taýýarlamak bilen ýagtylandyrma, howpsuz troakarlar, gazy ulanmak bilen insuflýasiýa, endoskopiki gurallar, wideoüpjünçilik we ş.m. ösen tehnologik enjamlardyr gurallar gerek bolýar.

Ýagtylandyrma. Bedenden daşary barlag üçin ýagtylygyň birinji çeşmesini fransuz hirurgy we ginekology **R.P. Arnaud** (1651-1723) oýlap tapdy. Ol kümüş bilen örtülen silindr şekilli gural ýasady. Onda linzanyň şeminden gelýän ýagtylyk bir bogdajyga toplanandy.

1795-nji ýylda **F. Bossini** (Philip Bozzini) ýogyn içegäni we ýatgyny barlamak üçin birinji endoskopy, şol sanda ýagtylandyrmak üçin hem şemi ulanypdyr. Fransuz hirurgy **Antonin Jean Desormeauks** "endoskopiýanyň atasy" hasaplanylýar. Ol 1893-nji ýylda ýanýan gaz çyradan kümüş aýna bilen şöhlelendirilýän ýagtylygy endoskopda ulanypdyr (S.I. Ýemelýanow we beýl., 2004). 1863-nji ýylda **Ernst Fursterheim** endoskopiýada ýagtylandyryş üçin nits (M. Nitze) metalyndan edilen gaplarda ýagly çyralary, 1879-njy ýylda bolsa ýagtylandyryş üçin sistoskopyň uçjagazyna ýerleşdirilen aktyllanyň (platinany) gyzdyrylan bölejigini ulanypdyr. Üstesine, guraly sowatmak üçin suwuň akymy hem gerek bolupdyr..

Dmitriý Ott we onuň okuwçylary wentroskopiýada ýagtylandyryş üçin elektrik çyrasyny, aýna we alyn reflektoryny ulanypdyrlar.

1966-njy ýylda angliýaly fizik **Hopkins** (Harold H. Hopkins) okly linzalaryň ulgamyny hödürleýär. Bu bolsa endoskopiki barlaglaryň ýagtylandyryşyny ep-esli gowulandyrmaga mümkinçilik berdi.

Ulanylýan gyzdyrma çyralary bedeniň içki agzalarynyň termiki ýaralanmalary bolan beden boşluklarynyň barlagyny kynlaşdyryp biler. Şonuň üçin hem şol ýyllarda sowuk ýagtylygyň çeşmeleriniň süýümoptiki simleriniň ulanylyp başlanmagy bu meseläniň çözulmegine ýardam berdi.

Howpsuz iňňeler we troakaralar. Endoskopiki barlaglarda troakaryň girizilmegi içki agzalaryň ýatrogen zeperlenmesini artdyrypdyr. Manipulýasiýanyň howpsuzlygy üçin **Gets** 1917-nji ýylda pnewmoperitoneumy döretmek üçin iňňe oýlap tapýar. 1938-nji ýylda wengriýaly hirurg **Janos Weres** pnewmoperitoneum üçin ýaýjykly (pružinli mandren) iňňäni teklip edýär. 1929-njy ýylda nemes gepatolog lukmany **Haýnis Kalyk** goşmaça kanally troakary hödürleýär, 135° görüş burçy bolan laparoskopy ýasap, ony tejribede ulanýar.

Gazy ulanmak bilen insuflýasiýa. Garyn boşlugyny barlamak üçin **Georg Kelling** garyn boşlugyna howany arassalanan pagtadan goýberýär. 1924-nji ýylda şweýsariýaly hirurg **Richard Zollikofer** insuflýasiýa üçin kömürturşy gazyny hödürleýär. Hirurgiki manipulýasiýada giňişligi üpjün etmek beden boşlugyna gazyň möçberini bölüp goýbermek üçin insuflýator guraly gerek bolupdyr. Insuflýator operasiýanyň dowamynda gazyň basyşyny saklap bilmelidir. Kilýa şäherinden nemes inžener-hirurgy Kurt Semm XX asyryň 70-nji ýyllarynda awtomatiki insuflýatory işläp taýýarlapdyr. Onuň wezipesine gazyň akym tizliginiň üznüksiz ölçenilmesi we onuň basyşynyň beden boşlugynda anyklanylyşy giripdir.

Endoskopiki gurallar. Köpsanly gurallary Kurt Semm endoskopiki hirurgiýa üçin hödürleýär. Ol gapdal optikasynyň artykmaçlygyny görkezdi, Reder halkalarynyň damarlarynyň daňylmasyny, akwapurasiýany, klipsalary goýmak üçin klipatory, ginekologik operasiýalaryň usullaryny, işjeň pelwioskopiýany işläp düzdi.

Wideoendoskopiki hirurgiýanyň başlangyjy 1986-njy ýylda miniatýuraly reňkli wideokameralaryň peýda bolmagy bilen baglanyşyklydyr. Olar monitoryň ekranyna laparoskopyň ýa-da torakoskopyň suratlaryny çykarmaga mümkinçilik berýär. XX asyryň ahyrlarynda endoskopiki hirurgiýada lazer ulanylyp başlandy. Amerikaly terapewt **Jon Raddok** (John C. Raddock) anyklaýyş laparoskopiýasynyň esasy alamatlaryny hödürleýär. Ol: “Bu usul assit tebigatynyň, inçekesel peritonitiniň, başlangyç çişleriň lokalizasiýasyny we olaryň döreýän ýerleriniň häsiýetlerini differensial anyklamak üçin anyklaýyş laparotomiýasynyň ornuny tutar” diýip belleýär.

Täze endoskopiki hirurgiýa kynçylyk bilen ösýärdi. Käbir hirurglar endoskopiki hirurgiýany "garpun anyklaýyş hirurgiýasynyň gulp skwažinasy" diýip atlandyrýarlar, emma guramaçylyk we tehniki kynçylyklara, endowideokameranyň 1983-nji ýylda ýok bolmagyna garamazdan, Kurt Semm ilkinji gezek laparoskopiki appendektomiýany amala aşyrdy. 1985-nji ýylda ödünde daş bolan näsaglary bejermekde laparoskopiki holesistektomiýa ulanyldy.

Germaniýanyň Boblingen şäherinden lukman **Eriç Muhe** ginekologiýada endoskopiki operasiýalaryň tejribesini öwrenip, amal üçin niýetlenilen täze laparoskop-galloskopy işläp taýýarlaýar. 1985-nji ýylyň 12-nji sentýabrynda Erih Muhe dünýäde ilkinji endoskopiki laparoskopiki holesistektomiýany ýerine ýetirýär. 1986-njy ýylda E. Muhe ilkinji operasiýalaryň netijeleri birinji laparoskopiki operasiýa baradaky "Die erste Cholecystektomie durch das Laparoskop" atly makalasyny „Langenbecks Archiv fur Chirurgie" žurnalynda çapdan çykarýar. Ilkinji laparoskopiki holesistektomiýany 1987-nji ýylda Fransiýada **Fillip Mure**, 1988-nji ýylda ABŞ-da **Barri Mak-Kernan, Wilýam Seý Reddik**, 1991-nji ýylda Russiýada Ý.A. Gallinger dagylar geçirýärler.

1996-njy ýylda Türkmenistanda N.I.Pirogow adyndaky Respublikan kliniki hassahananyň I hirurgiýa bölüminde Ý.A. Gallinger we şol bölümiň lukmanlary ilkinji laparoskopiki holesistektomiýany ýerine ýetirdiler (A.A.Annaýew, A.N.Buharin we beýl.).

Ilkinji laparoskopiki operasiýalar aşgazanyň we onikibarmak içegäniň baş keselinde, ýagny wagotomiýalar 1989-njy ýylda **Mouel** we **Kadhod** tarapyndan, aşgazanyň kesilip aýrylmasy (rezeksiýasy) 1992-nji ýylda hirurglar R. Goh we S.Kam tarapyndan amala aşyryldy.

1989-njy ýylda laparoskopiki gernioplastika hirurg **R. Go** tarapyndan işlenilip taýýarlanyldy we ulanylyşa girizildi.

Garyn boşlugynda, içegelerde geçirilýän operasiýalar laparoskopiki usulda: 1990-njy ýylda Ýakobs tarapyndan sagtaraplaýyn gemikolektomiýa, 1989-njy ýylda sigma görnüşli içegäniň rezeksiýasy Lehi, 1990-njy ýylda çeptaraplaýyn gemikolektomiýa Floue we beýlekiler tarapyndan abdominal hirurgiýa girizilendir. Ilkinji laparoskopiki gisterektomiýany 1988-nji ýylda **Reih** ýerine ýetirdi.

1994-nji ýylda **Dýubua** laparoskopiki aorto-but şuntirlemesini işläp taýýarlaýar. Şunlukda, ol damarlarda endohirurgiki amallaryň esasyny düzýär.

1934-nji ýylda **Pikhard** torakoskopiýada perikardyň selomiki kistasyny tapyp, ony suratlandyrýar we aýyrýar. XX asyryň 50-nji ýyllaryna çenli torakoskopiýa öýkeniň inçekeselinde emeli pnewmotoraksy döretmek we ony saklamak üçin has ýygy ulanyldy. Güýçli inçekesele garşy serişdeleriň peýda bolmagy, öýken hirurgiýasynyň ösmegi bilen, öýkeniň kollapsoterapiýasy ähmiýetsiz bolup galdy we torakoskopiýanyň mukdary azaldy. XX asyryň ikinji ýarymynda, esasan hem, wideotoraskopiki operasiýalaryň girizilmegi bilen torakoskopiýa güýçli depginde ösüp başlaýar. **R. Zatter** (1980 ý) we **L.S. Ioffe** (1986 ý) şowly torakoskopiki gursak simpatektomiýa barada habar berdiler. 1992-1993-nji ýyllarda **K. Landrenau** we **G. Harirgrig** aragursagyň torakoskopiýasyny geçirdiler. Wideotorakoskopiýa öýken, plewra we gursagara keselleriniň differensial anyklanylyşynda aýratyn orna eýe boldy. Wideotorakoskopiki operasiýalar öz-özünden döreýän pnewmotoraksy, plewrany, inçekesel empiýemalaryny, çişleri hem-de öýkeniň we aragursagyň kistalaryny bejermekde ulanylyp, lobektomiýa hem-de pnewmoektomiýa edilip başlanyldy. Ilkinji okuw kitaby 1967-nji ýylda "Laparoscopy in Gynaecology" ady bilen iňlis dilinde çap edildi.

XXI asyrda pes inwaziw hirurgiýada täze innowasion tehnologiýalar işlenilip taýýarlanyldy: tebigy anatomiki deşikler arkaly endoskopiki amallar, şol sanda göbek halkasy – NOTES (Natural Orifice Transluminal Endoskopic Surgery), TUES (Transumbilikal Endoskopich Surgery) amala aşyryldy. Bu tehnologiýada, ýagny adamyň deşiklerinde, aşgazanda ýa-da wagina arkaly endoskopiki operasiýalar geçirilende garyn boşlugynda kesimler we yzlar bolmaýar. Operasiýa maýyşgak endoskoplar arkaly amala aşyrylýar.

2007-nji ýylyň aprel aýynda Strasburgyň Ýewropa beden hirurgiýasy institutynda professor J. Marescaux-yň ýolbaşçylygynda dünýäde ilkinji transwaginal holesistektomiýa taýýarlanylýar.

Endohirurgiýanyň soňky ösüşi häzirki zaman endoskopiki tehnologiýalaryň kämilleşmegi bilen baglanyşyklydyr. Endowideohirurgiki amallaryň uly tejribesi bu tehnikalaryň kemçiliklerini ýüze çykardy. Gurallarda anastomozlar goýlanda we beden agzalarynyň, damarlaryň presizion mobilizasiýasynda hirurgyň elleriniň fiziologik titremesi geçýär. Amal wagtynda ekranda iki ölçegli suratyň görkezilmegi köpsanly tehniki kynçylyklary döredýär. Köpsanly manipulýatorlarda hereket erkinligi çäklendirilip, dokumada taktil duýgur täsirli duýuş ýokdur (O.P. Bolşakow, 2011 ý).

Endowideohirurgiýada peýda bolan meseleler we kynçylyklar telearagatnaşygyň tehniki taýdan ösmeginiň we az şikesli hirurgiýanyň ösmeginiň netijesinde ýeňlip geçildi.

Endowideohirurgiýanyň ösüşinde täze ugur robotlaşdyrylan hirurgiki toplumlaryň döredilmegidir.

Lukmaçylykda kompýuter-kömekçi hirurgiýa Computer-Aided Surgery (CAS) görnüşi ösüp başlady. Bu bolsa amaldan öňki meýilnamalaşdyryş, barlaglaryň dürli usullaryna esaslanan intraoperasion nawigasiýa ýaly işlemäge mümkinçilik berýär. Diňe bir wirtual dünýädäki wakalary görmek däl, eýsem ony duýup bolýan tehnologiýa Force Feedback (güýç ters gatnaşyk) diýlip atlandyrýarlar.

XX asyryň 90-njy ýyllarynda NASA-nyň (National Aeronautiks and Space Administration) we Stendford barlag institutynyň alymlarynyň güýçleriniň birleşmesi ýokary derejeli işjeňligi bolan hirurgiki telemanipulýatorlary döretmäge täsir etdi (A.B. Fýodorow, A.G. Kriger we beýl., 2008). Telearagatnaşyk arkaly uzak aralykda hirurgyň söweş meýdany zolaklarynda ýaralananlary operasiýa etmäge bolan mümkinçilik robototehnikanyň çalt ösmegine täsirini ýetirdi. Robototehnikanyň taryhy 1985-nji ýyldan başlanýar. Robotlaşdyrylan ulgamlar ep-esli derejede hirurgiki takyklygy ýokarlandyryp, adamyň elini yrgyldydan azat edip, tehnikany adamyň başaryp bilmejek derejesine çenli giňeldýär. Şunlukda, hirurg diňe bir iki eli bilen däl, eýsem üç we ondan hem köp "elleriň" kömegi bilen amaly ýerine ýetirmäge mümkinçilik gazanýar.

Awtomatiki programmanyň kömegi bilen ulgam görünýän suratyň hakyky çuňlugynyň effektleri bilen amal görnüşiniň takyk wizualizasiýasyny üpjün edýär.

Professor **O.P. Wolşakow** (2011 ý.) "Häzirki zaman hirurgiki tilsimatlaryň başlangyjy" atly işinde şeýle belleýär: "Amaly ýerine ýetirýän robot däl-de, lukman-hirurgdygyny ýatdan çykarmaly däldir. Amalyň hili, onuň soňky netijesi tutuşlygyna we bütinleý amaly ýerine ýetirýän lukmana baglydyr". Umumy awtomatlaşma we robotlaşma döwründe köne nakyly ýatdan çykarmaly däldiris: Hirurg ýaragly eli bilen däl-de, öňi bilen, akyly bilen hereket edýändir ("Chirurgus mente prius agat quam armata manu"). Şol el roboty dolandyrýan wagty bu has hem wajypdyr.

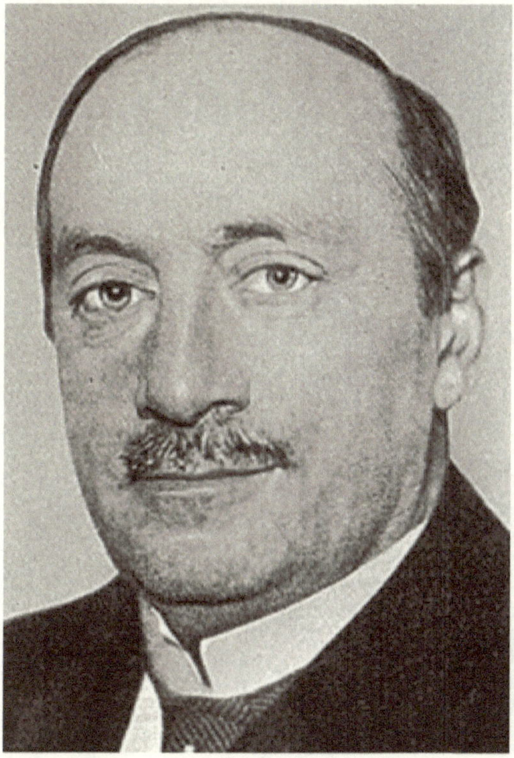

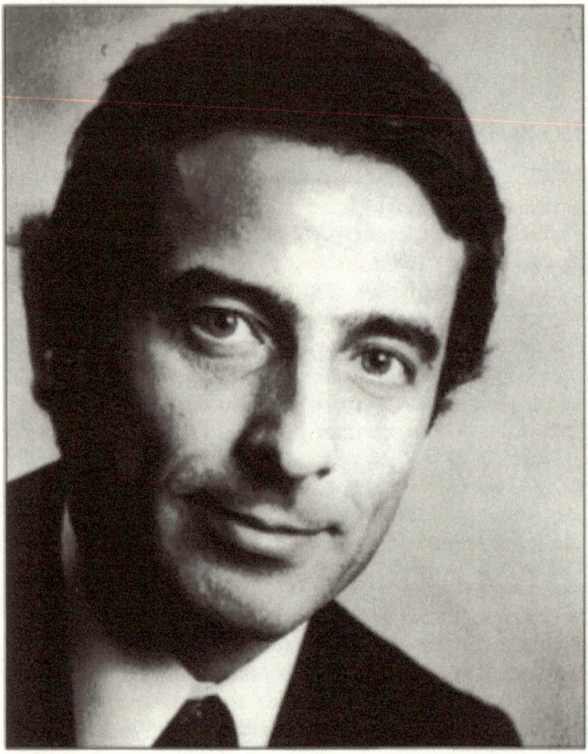

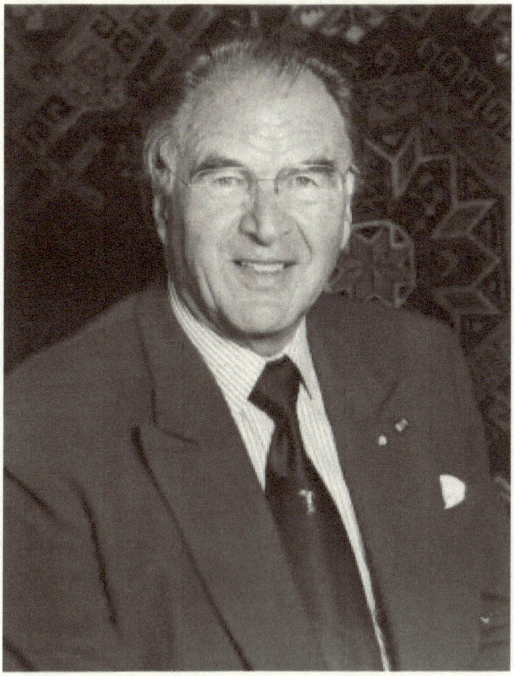

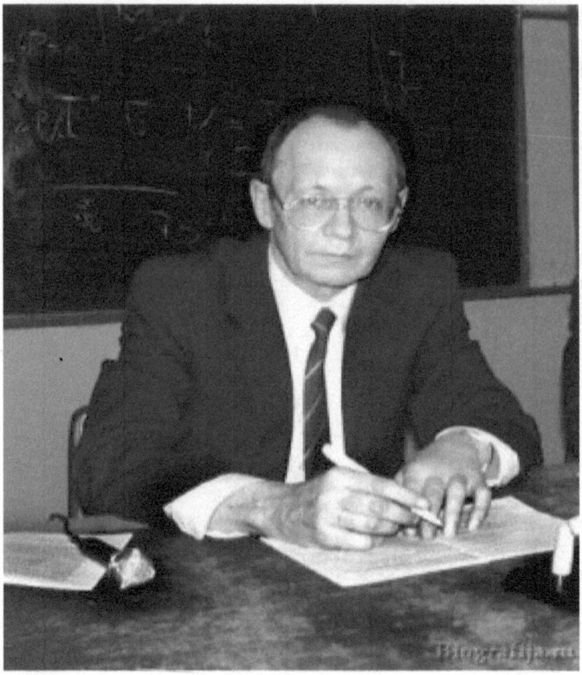

a) b)

ç) d)

1-nji surat:

a – Gans Hristian Ýakubeus (H. Jakobeus); b – Erih Muhe; ç – Kurt Semm; d – Ý.A. Gallinge

II BAP

ENDOSKOPIKI GURALLAR WE ENJAMLAR

Hirurgiýa gurallary. Hirurgiýa gurallarynyň taryhyndaky düýpli özgerişler poslamaýan poladyň oýlap tapylmagy bilen ýüze çykdy. Bu günlerde lukmanlar ugleroddan, hromdan, demirden we beýleki metallardan ybarat bolan degişli metaldan ýasalan gurallaryň ençemesi bilen işleşýärler. Agzalan himiki elementleriň birleşmesi guralyň poslama bolan durnuklylygyny üpjün edýär, ýöne şeýle-de bolsa ol kemçiliksiz däldir. Käbir erginlerde nikel, kümüş we magniý ulanylýar. Bularyň ählisi köpsanly zyýansyzlandyrmalardan soň guralyň berkligini we uzakmöhletliligini üpjün etmek üçin wajypdyr. Uglerod poslamaýan poladyň möhüm elementleriniň biridir. Hirurgiki gurallaryň ajaýyp häsiýetleri hut şu elemente baglydyr. Bu, aýratyn hem, ýiti kesiji gurallar üçin wajypdyr, sebäbi olar köp derejede poslama ýakyn bolup durýar.

Islendik gural tutardan we ýokary talaplar bildirilýän işçi böleginden ybaratdyr. Guralyň iç tarapy ýagtylygy serpikdirmeli (ýalkym saçmaly) däl, sebäbi bu hirurgyň işini kynlaşdyrýar. Birgezeklik we köpgezeklik ulanylýan gurallar bar. Bularyň birinjisi zyýansyzlandyrmany we işläp taýýarlamany talap etmeýär. Şonuň üçin hem amatly hasaplanylýar. Başga bir tarapdan, birgezeklik ulanylýan gurallar gymmat we çylşyrymly bolmaly däldir. Munuň sebäbi-de islendik lukmançylyk edarasynyň býujeti çäklendirilen bolýar. Köpgezeklik ulanylýan gurallar dogry ulanylsa we seresap bolunsa müň gezek ulanylyp bilner. Käbir gurallarda çalşyrgyç (birgezeklik) we hemişelik bölekler bar. Mysal üçin, skalpeliň ýüzi we tutary, tikýän enjamyň kassetasy.

Sanalyp geçilen gatyşmalar, adaty "açyk" operasiýalardan tapawutlylykda, başga bir gurallaýyn we abzallaýyn üpjün edilmäni talap edýän özüniň tehniki özboluşlylyklaryna eýedir. Bu özboluşlylyklar kiçi inwaziw we endoskopiki hirurgiýanyň aýratynlyklary bilen baglydyr:

- Hirurgyň dokumalar bilen gös-göni manual galtaşmasy ýok – 30 sm-den gural tarapyndan geçirilmäge mümkin bolan taktil duýgular çäklendirilen.

• Operasiýa meýdanynyň iki göz bilen (binokulýar) seredilmesi ýok. Çuňluk duýgusy ýitirilen, giňişlik özara gatnaşygy üýtgedilen. Bu bolsa gurallaryň gönükdirijiligini we takyklygyny kynlaşdyrýar.

• Görüş meýdany çäklendirilen. Optiki ulgamyň obýektiwiniň diametri 10 mm-den geçmeýär we görüş meýdanynyň burçy 80°-a golaýdyr.

• Dykgat berilmeli jisime çenli aralyga baglylykda şekiliň ölçegleri mese-mälim üýtgäp durýar.

• Portlar endohirurgiki gurallaryň hereketlenmesini mese-mälim çäklendirýär.

Täze usullar operasiýalarda ulanylýan enjamlara we gurallara ýokary talaplary bildirýär. Bu işjeňlik hem-de ygtybarlylyk, döwrebap daş-keşp we ş.m.

Bu okuw gollanmasynda, anatomiki gurluşyna we hirurgiki gatyşmanyň görnüşine (garyn boşlugyna, ýatgy boşlugyna, wena ulgamyna we burun boşlugyna) garamazdan, endoskopiki hirurgiýada ulanylýan esasy enjamlar we gurallar getirilendir.

Köpsanly operasiýalary amala aşyrmaga mümkinçilik berýän gurallaryň bütin toplumyna **endohirurgiki toplum** diýlen at berildi. Bu toplumyň esasy düzüm bölekleri operasiýa meýdanynyň şekilini monitoryň ekranyna geçirmäge mümkinçilik berýär. Olar: gaty endoskop, kiçi wideokameraly endowideoulgam, yşyk beriji we telewizion monitor. Endowideo ulgamdan monitora geçýän signaly geljekki seljeriş üçin wideo ýazga alyp bolýar. Toplumyň düzümine şeýle hem insuflýator, elektrohirurgiki blok, akwapurator we gurallaryň toplumy girýär. Endohirurgiýanyň köp ugurlary (laparoskopiýa, torakoskopiýa, gisteroskopiýa we ş.m.) üçin abzallaryň adaty köpugurly toplumy ulanylýar, gurallaýyn toplumlar bolsa her bir hünär üçin özboluşlydyr.

Şekili emele getirmegiň ulgamy

Içki agzalaryň şekilini monitorda almak üçin şeýle düzüm bölekleri zerurdyr: yşykberiji, ýagtyny geçiriji kabel, gaty endoskop, endowideo ulgam we telewizion monitor.

Yşykberiji ýagtylyk toplumyny emele getirmek üçin we onuň ýagtylyk geçiriji kabeliň gyrasynda jemlenmegi üçin hyzmat edýär (2-nji surat). Yşykberijidäki ýagtylygyň çeşmesi – çyra. Galogen çyra has ýeňil we elýeterlidir, ýöne onuň hyzmat ediş möhleti çäklendirilendir. Has ygtybarly yşykberiji – ksenon çyraly enjam. Onuň galogen çyraly enjamdan tapawutlylykda tebigy güneş şöhlesine ýakyn bolan şöhlesi bar. Onuň ulanylyş möhleti hem uzak – 500 sagat. Ksenon çyraly yşyk beriji az elektrik energiýasynyň sarp edilmesinde obýektleriň has uly ýagtylandyrylmasyny üpjün etmäge ukyplydyr, sebäbi onuň peýdaly täsir koeffisiýenti (PTK-sy) has ýokarydyr. Tejribe işinde iki çyraly ksenon-galogen yşykberiji amatlydyr, sebäbi çyralar gezek-gezegine işläp bilýärler.

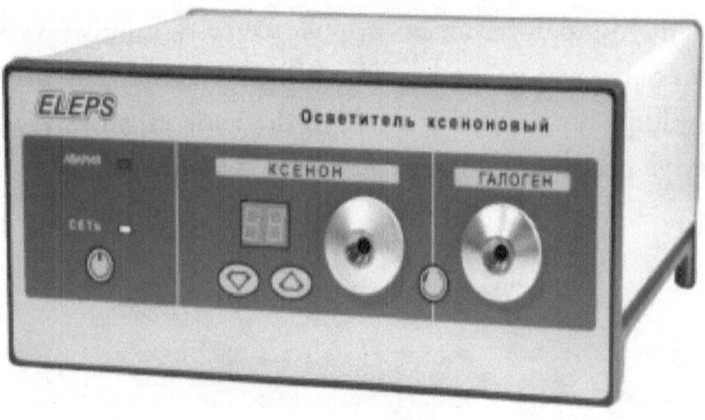

2-nji surat. Yşykberiji

ÜÇÜNJI GÖRNÜŞ SOŇKY ýyllarda uly meşhurlyga eýe boldy – bu metallogaloid çyrasy. Ol ýokary ýagtylandyrma täsirliligi bilen tapawutlanýar. Onuň düzüminde infragyzyl şöhlelenmesi ýok diýen ýaly we az energiýanyň sarp edilmesinde operasion meýdanyň has gowy ýagtylandyrylmasyny üpjün edýär. Çyranyň ulanylyş möhleti ksenon çyra bilen deň. Yşykberijiniň ýene bir esasy düzüm bölegi proýeksion optiki ulgam bolup durýar. Ol, öz gezeginde, çyranyň ýagtysyny ýagty geçiriji kabeliň diametri, adatça, 5 mm-den geçmeýän gyrasyna toplaýar. Munda toplum ýagtylyk geçiriji kabelde ýagtylygyň ýitmesini peseltmek maksady bilen ýaýraýar.

Ýokary PTK-sy bolan ýagtylyk diodlarynyň döredilişi we ösüşi ugrundaky tehnologik öňegitmeler soňky ýyllarda endoskopiki ýagtylyk diodly yşykberijiler dünýä bazarynda isleg bildirilýän ösen tehnologik enjamlaryň birine öwrüldi. Olar az elektrik kuwwatlylygy sarp edýärler we gaty endoskopyň çykalgasynda uly ýagtylyk berýärler. Tordan energiýa alýan yşykberijiler bilen birlikde, akkumulýatorly yşykberijiler hem bar. Ýagtylyk diodyny gaty endoskopyň ýagtylyk geçiriji bölekleri bilen sepleşen birleşdiriji kabeliň ahyrky ujunda ýerleşdirmek amatly we tygşytly hasaplanylýar. Bu ýagdaýda optiki ýagtylyk geçiriji kabele bolan mätäçlik düýbünden ýitýär, emma şeýle ýagtylyk diodly yşykberijiniň endowideoulgamyň gabynda ýerleşdirilmegi netijesinde biz tygşytly wideotoplumy alýarys. Ol, öz gezeginde, wideoulgamy, yşykberijini we ýagtylyk geçiriji kabeli özünde jemleýär (3-nji surat).

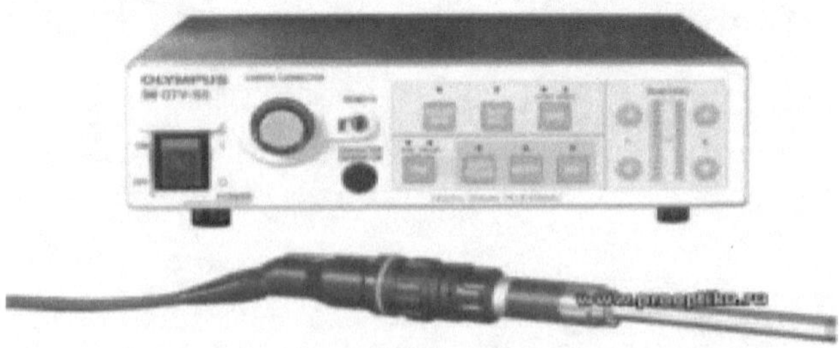

3-nji surat. Endowideo yşykberiji ulgam

ÝAGTYLYK GEÇIRIJI KABEL. Yşykberijiden endoskopa ýagtylygy geçiriji kabel arkaly geçýär. Ol bolsa umumy örtükde ýerleşýän ýüzlerçe inçe çüýşe süýümlerinden ybaratdyr. Bu çüýşe süýümleri olaryň gyrasyna düşýän şöhlelerden diňe kesgitli ululykly burçy bolanlaryny geçirýär. Bu burça başgaça **çäkli girelgäniň burçy** diýilýär. Ýokary hilli ýagtylyk geçirji kabellerde optiki süýümiň çäkli burçy 25-30°-dan az bolmaly däldir.

Ýagtylyk geçiriji kabeliň ahyrky uçlarynda, bir tarapdan, yşykberiji, beýleki tarapdan, gaty endoskopy birleşdirmek üçin boşluklar bolmaly: Ýokary hilli ýagtylyk geçiriji kabeliň daşy mehaniki zeperlenmelerden goralmaly. Ol bolsa aýlawly ýaýjyk görnüşinde bolmaly. Kabeller iki görnüşde: 5 mm we 33 mm diametrli bolýarlar. Bularyň birinjisi, kada bolşy ýaly, 5 mm we ondan uly diametrli gaty endoskopa ýagtylygy geçirmek üçin ulanylýar. Inçe gaty endoskoplarda (5 mm-den az diametrli) 3 mm-lik kabelleri ulanmak zerurdyr, sebäbi bu operasiýa meýdanynyň has ýokary ýagtylygyny berýär. Inçe endoskoplar bilen birlikde 5 mm-lik kabelleri ulanmak operasiýa meýdanynyň ýagtylandyrylmasyny peseldýär (30-40%). Ýagtylyk geçiriji kabeller seresaplylygy talap edýär: duýdansyz egrimler bolmaly däl, silkmeli däl, ýere gaçyrmaly däl, sebäbi bu ýagdaýlarda inçe çüýşe süýümleri döwlüp biler we kabeliň ýagtylyk geçirijiligi kem-kemden ýaramazlaşar. Bir zady bellemeli – ýagtylyk geçiriji kabeliň egriminiň minimal rugsat berlen howpsuz ýaýynyň radiusy 5 sm-e golaýdyr.

Gaty endoskop – adam bedeniniň boşluklarynda linzaly we ok optikasynyň ulanylmagy bilen şekilleri geçirmäge niýetlenilen we gaty daşky tubusy bolan optiki abzallaryň dürli görnüşleriniň umumy atlandyrylmasy. Gaty endoskoplaryň näme maksat bilen ulanylýandygy onuň adyndan hem bellidir: laparoskoplar, torakoskoplar, rinoskoplar, artroskoplar, gisteroskoplar, sistouretroskoplar we beýl. Çeýe görnüşlisinden tapawutlylykda gaty endoskopda şekiliň optiki süýümler tarapyndan döredilen üzňe gurluşy ýok. Şonuň üçin hem onuň hili we rugsat beriji mümkinçiligi has ýokarydyr. Gaty endoskop şekili geçirmekde birinji halka bolup hyzmat edýär. Umumy ýagdaýda gaty endoskop içki we daşky trubkalardan ybarat. Olaryň arasynda yşykberijiden beden boşlugyna ýagtylygy geçirmek üçin optiki süýüm bar.

Umumy ýagdaýda gaty endoskoplaryň dürli görnüşleri diametr, görüş meýdanynyň giriş burçy, görüş meýdanynyň ugry, şeýle-de işçi güýji boýunça özara tapawutlanýarlar.

Endoskopyň diametri 10 mm, 6,5 mm, 5 mm, 4 mm, 2,7 mm we ondan hem az bolup biler (4-nji surat). 10 mm-lik optika operatiw hirurgiýada has giňişleýin ýaýrandyr. 6,5 mm diametrli endoskop torakoskopiýada, çagalar hirurgiýasynda we anyklaýyşda peýdalanylýar.

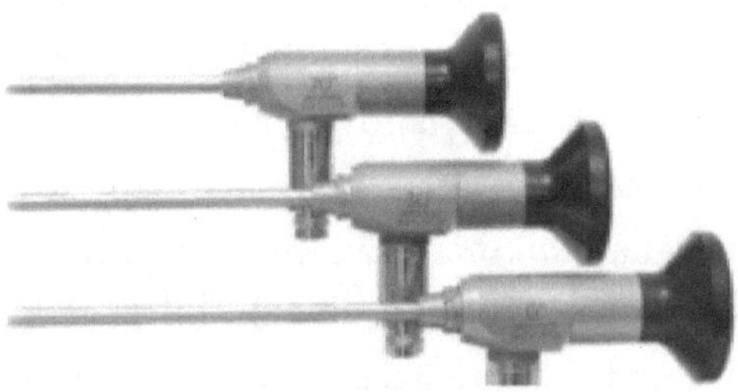

4-nji surat. Dürli diametrli endoskoplaryň görnüşleri:

a – 10 mm-lik; b – 6,6 mm-lik; ç – 5 mm-lik

5 MM DIAMETRLI ENDOSKOP çaga hirurgiýasynda we anyklaýyş işlerini amala aşyrmak üçin niýetlenilendir. 4 mm we 2, mm diametrli endoskoplar rinoskopiýada, artroskopiýada,

gisteroskopiýada we sistouretroskopiýada ulanylýar. Soňky ýyllarda 1,9 mm diametrli endoskop hem işlenilip düzüldi.

Görşüň giriş burçy. Bu burçuň çäginde endoskop giriş şekilini geçirýär. Bu görkeziji endoskopyň niýetlenilişine bagly bolýar we kada boýunça, 90°-dan geçmeýär. Munuň özi islendik göwrümdäki hirurgiki gatyşmalary amala aşyrmak üçin ýeterlikdir. Görüş okunyň ugry – 0°; 30°; 45°; 90°.

Eger-de görüş oky 0°-a deň bolsa, onda ol endoskopa **gapdal** ýa-da **göni** diýilýär. Beýleki ýagdaýlarda oňa **ýanyn endoskop** diýilýär. Bu optika iki ölçegli şekiliň şertlerinde işlenilende has işjeň we amatly hasaplanylýar. Endoskopiki hirurgiýada görüş burçy 30°-a deň bolan optika giňişleýin ýaýrandyr. Görüş okunyň uly gyşarmasy bolan endoskoplar operatiw torakoskopiýada, rinoskopiýada, sistouretroskopiýada ulanylýar.

Gaty endoskoplar ulanylanda ýüze çykýan meseleleriň biri-de optikanyň "bugarmagydyr", ýagny endoskop beden boşlugyna girizilende has sowuk distal linza çyglylyk kondensatynyň çökmegi hasaplanylýar. "Bugarmagy" peseltmek üçin birnäçe gurallar bar. Olaryň biri-de endoskoplaryň "gyzdyryjysydyr": Bu abzalyň içine endoskop girizilende onuň sütünininiň işçi tarapy gyzýar. Bu täsiri gazanmak üçin boşluga girizmekden öň teleskopyň distal tarapyny gyzgyn zyýansyzlandyrylan suwly bulgura goýbermeli. "Bugarmagyň" öňüni alyjy usullaryň biri hem optiki däl troakarda insuflýasiýany amala aşyrmakdyr. Birnäçe kärhanalar "derlemäni" peseldýän ýörite ýaglamalary hödürleýär. Käbir teleskoplarda ýörite gurluşlar hem bar – onuň sütüninde aýna ýuwujy bilen gutarýan aýratyn kanal geçirilýär.

Bu teklipleriň köp babatda peýdasyz bolmagy hem ahmal. Hakykatdan hem, başlangyç insuflýasiýadan we endoskop boşluga girizilenden soň distal linza "bugarýar". Bu bolsa içinden (garyn içýagyna, içegäniň diwarjygyna) ýa-da daşyndan (desmal bilen) süpürmek arkaly ýeňil aýrylýar. Soňabaka operasiýanyň gidişinde endoskop hem, gaz hem adam bedeniniň temperaturasyny alan ýagdaýynda gurallaryň saz mahaly "bugarma" gaýtalanmaly däl. Eger-de ol gaýtalansa, boşluga täze sowuk gaz paýynyň düşmegi arkaly optikanyň sowaýandygyna şaýatlyk edýär. Degişli netije hirurgiki gatyşmanyň dowamynda troakarlaryň petekleriniň düz däl ýerlerinden gazyň syzmasy ýa-da başga sebäplere görä ýüze çykýar. Şeýlelikde, "bugarmanyň" öňüni almakda iň gowy usul gurallaryň we enjamlaryň sazlaşykly ýagdaýda saklanylmagydyr.

XX asyryň dowamynda anyklaýyş we operasion endoskoplar tapawutlandyrylýardy. Operasion endoskopda bir ýa-da iki gurallaýyn kanal bolupdyr. Wideoendohirurgiýa, kada bolşy ýaly, anyklaýyş endoskopy ulanylýar, sebäbi goşmaça kanallara bolan zerurlyk ýitdi: gurallar aýratyn deşikler arkaly girizilýär, ýöne birnäçe ýagdaýlarda, mysal üçin, wenalarda we urologiýada endoskopiki operasiýalar amala aşyrylanda gurallaýyn kanallaryň bolmagyna isleg bildirilýär (5-nji surat).

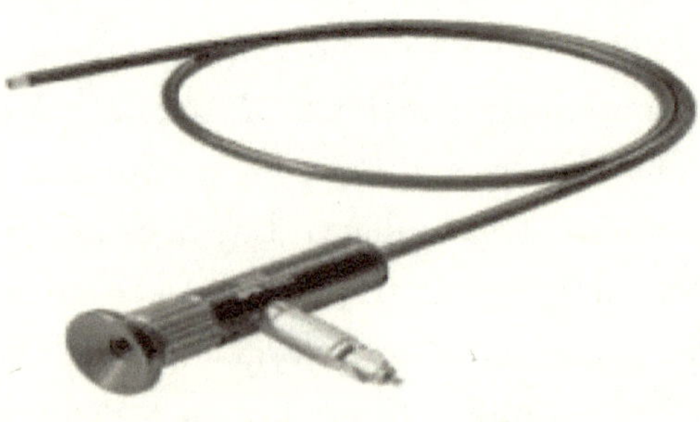

5-nji surat. Gurallaýyn kanaly bolan endoskop

BOŞLUGYŇ IÇINE GIRIZMEK üçin çeýe endoskoplar hem bar, ýöne olar onçakly berk däl, bahasy bolsa gaty görnüşlerinden birnäçe esse ýokary. Başga bir görnüş – birgezeklik we köpgezeklik plastiki endoskoplar. Olar adatdakylardan arzan, ýöne şekili taýdan pes gelýär.

Birnäçe kärhanalar awtoklawirlenýän endoskoplary öndürýärler, ýagny öndüriji gaty endoskop awtoklawdan geçirilende onuň abatlygyna kepil geçýär, ýöne bir zady ýatda saklamaly: bu ýerde gürrüň işläp taýýarlamanyň bellenilen düzgünini (basyşy we wagty) ýokary takyklykda berjaý edip bilýän döwrebap awtomatiki awtoklawlar barada gidýär. Mundan başga-da endoskop awtoklawdan geçirilende güýçli gyzdyrmak we güýçli sowatmak bolmaýar. Endoskoplary awtoklawirlemek üçin awtoklawda buga öwrülip arassalanan suw ulanylmalydyr, ýogsam çöken duzlardan ýaňa giriş we çykyş penjirelerini arassalamak örän kyn bolar. Şonuň üçin "awtoklawirlenilýän" endoskoplary milli awtoklawlarda ýokary temperatura sezewar etmek maslahat berilmeýär. Ýene bir zady aýratyn bellemeli: awtoklawirlemek arkaly zyýansyzlandyrmagyň netijesinde gaty endoskoplaryň ulanylyş möhleti peselýär, emma himiki suwuklyklaryň zyýansyzlandyrylmasynda bu beýle däl.

Endoskoplaryň köpüsinde adaty ululykdaky gözlükler bar. Bu bolsa islendik kärhana-öndürijiniň endowideo ulgamlary bilen deň ýeňillikde sepleşmegine mümkinçilik berýär. "Olympus" we "Wolf" endowideoulgamlary bu kadadan çykýarlar, sebäbi olarda "özüniňkiden" özgesini, islendik beýleki endoskoplary ulanmaga mümkinçilik bermeýän gysym düwnüň özboluşly gurluşy bar.

Endowideoulgam. Kiçi kellejigi bolan endowideoulgamlaryň – şekili emele getirmekde esasy düzüm böleginiň döredilmegi endoskopiki hirurgiýanyň ösüşinde esasy badalga bolup hyzmat etdi. Ýokary hilli endowideo ulgamynda minimal agramy, obýektleriň iň ownuk taraplaryny bermek mümkinçiligi we ýokary duýujylygy bolan wideokellejik bar. Munuň özi pes kuwwatlylygy bolan ýagtylyk çeşmeleri bilen işleşmäge şert döredýär. Döwrebap endowideoulgam hirurgyň gözleri üçin amatly şertleri üpjün etmekde ýazgy obýektiniň ýagtylyk ýitiliginiň üýtgemesini tiz özleşdirip bilmeli.

Islendik endowideokameranyň esasy düzüm bölegi ýarymgeçiriji fotoduýgur kremniden edilen plastinka-kristal bolup durýar. Ol endoskop tarapyndan iberilen optiki şekili elektrik signala öwürmäge niýetlenilendir. Bu kristala **zarýad aragatnaşygy bolan abzal (ZAA)** hem diýilýär. Onuň işi ýarymgeçiriji kristalyň üstünden we içinden zarýadlary geçirmäge we emele getirmäge esaslanandyr.

Endowideoulgam dolandyryş blogundan we endoskop bilen birleşdirilen wideokellejikden ybaratdyr. Bu endowideoulgamyň has giňişleýin ýaýran nusgawy görnüşidir. Endowideoulgamyň esasy tehniki häsiýetleri:

1. **Ýagtylyk duýgurlygy** – zarýad aragatnaşygy bolan abzal matrisasynyň obýektini şöhlelendirmek üçin zerur bolan ýagtylmanyň minimal derejesi. Ölçeg birligi **lýuks**.

2. Elektron diafragmanyň işleýiş tizligi obýektiň ýagtylanmasynyň üýtgäp durýan şertlerine endowideoulgamyň jogabynyň neneňsi tiz ýüze çykýandygyny görkezýär. Munuň özi, esasan hem, syn edilýän boşlukdaky endoskopyň ok göçmelerine baglydyr. Obýektiň ýagtylanmasy gaty endoskopyň distal ahyryndan özüne çenli bolan aralygyň inedördüline proporsional üýtgeýär. Şeýlelikde, operasiýa wagtynda endoskop syn edilýän ýere ýakyn golaýlaşdyrylsa, obýektiň ýagtylanmasy birnäçe esse artyp biler. Endowideoulgam bolsa ýagtylanmanyň okgunly üýtgeýän şertlerine görä sazlanmalydyr, sebäbi hirurgyň gözleri monitoryň ekranyndaky ýagtylyk ýitiliginiň üýtgäp durmagyndan ýaňa ýadamaly däldir, emma kämahal bu wezipe päsgelçilik döredýär. Mysal üçin, görüş meýdanyna guraldan gelýän ýalkym düşse, ekranyň ýagtylyk ýitiligi peselýär, käbir nusgalarda ony öçürýän ýörite düwmejik bar.

3. **Peýdaly signala galmagalyň gatnaşyk derejesi.** Ölçeg birligi **desibel**. Ortaça ähmiýeti 50 dB-e golaý. Görkeziji ýokary boldugysaýy wideosignalda galmagallar we päsgelçilikler azalýar, şekil "arassalanýar".

4. **Aýdyňlaşdyryjy mümkinçilik** – aýratyn düzüm bölekleriniň mukdary bilen baglanyşykly ZAA matrisasynda ýerleşýän pikseller. Ölçeg birligi telewizion liniýalar, mysal üçin, 470 liniýa. Bir zady bellemek gerek – matrisanyň pikselleriniň mukdary hemişe endowideoulgamyň aýdyňlygy bilen gönüden-göni bagly däldir. Şekiliň hiline täsir edýän başga sebäpler hem bar. Ähli döwrebap endowideoulgamlar, kada bolşy ýaly, "ak reňkiň deňagramlylygyny" awtomatiki sazlaýjylyk ulgamyna hem-de gyzyl we gök reňkleriň sazlaýjylyk mümkinçiligine eýedir. "Ak reňkiň deňagramlylygyny" sazlamak ýşykberijileriň dürli görnüşleriniň dürli "reňk temperaturalary" bilen baglanyşyklydyr. Ksenon çyrasynyň ýagtysynyň göze ilginç gögümtil we galogen çyrasynyň ýagtysynyň sarymtyl öwüşgini hakyky reňkgeçirijiligi ýoýýar, wideokamera bolsa olary düzedýär. Şol pursatda ol wideosignalyň hakyky akdan bolan tapawutlyklaryny "ýat tutýar" we elektron ýagtylyk süzgüjini sazlaýar. Döwrebap kompýuter tehnologiýalary **wideosignalyň goşmaça sanly işläp taýýarlamasyny** amala aşyrmaga mümkinçilik berýär.

Enhancement obýektleriň we düzüm bölekleriniň gyralarynyň kontrastlylygyny güýçlendirýär, surat has aýdyňlaşýar hem-de ýitileşýär (ýitileşmä bolan sanly goşmaça sazlama).

Gain – şekiliň ýagtylyk ýitiliginiň mikroprosessorly güýçlenmesi pes ýagtylandyrma şertlerinde ýokary amatlylykda operasiýa geçirmäge mümkinçilik döredýär, ýöne bir zady ýatdan çykarmaly däl: başga bir deň şertlerde ýagtylyk ýitiliginiň degişli sanly güýçlenmesi obýektiň konstrastlylygynyň peselmegine getirýär.

Saçmany kabul ediji hökmünde nusgawy endowideoulgam bir reňkli ZAA matrisasyna eýedir. Oňa **birçipli** hem diýilýär. Munda reňklilik çipiň öňünde ýerleşdirilen reňk gözenegi arkaly gazanylýar we her bir piksele gyzyl ýa ýaşyl, ýa-da gök reňkleri almaga mümkinçilik berýär, umumy reňkli surat bolsa üç aýratyn reňkiň prosessorda goşulmagy bilen döredilýär.

Soňky döwürlerde HDTV (High Definition Television) formatynda işleýän ýokary aýdyňlykly endoskopiki wideoulgamlar dünýä bazaryna çykaryldy.

Endowideoulgam saýlananda monitoryň ekranyna gaty endoskop arkaly geçýän operasiýa meýdanynyň şekiliniň optimal ölçegini gazanmak üçin wideokellejigiň obýektiwiniň fokus aralygynyň ululygyna üns bermek zerurdyr. Bu, ilkinji nobatda, endowideoulgamyň niýetlenilişine baglydyr. Mysal üçin, laparoskopiýada hirurglar laparoskop arkaly iberilen, ýöne ekranyň çäginden daşda galýandygyna we maglumatyň belli bir böleginiň ýitýändigine garamazdan, monitoryň ekranyny doldurýan şekile isleg bildirýärler. Rino- we artroskopiýada lukmanlar endoskop arkaly monitoryň ekranyna geçýän ähli şekilleri görkezmegi makul bilýärler. Bu ýagdaýda "surat" ekranyň merkezinde tegelek görnüşinde bolýar we endoskop arkaly iberilen şekil ýitgisiz şöhlelendirilýär.

Soňky döwürlerde üýtgäp durýan fokus aralykly (zum-obýektiwler) obýektiwleri bolan endowideoulgamlar döredildi. Bu wideoulgamlaryň artykmaç tarapy – hirurgyň hut özi peýdalanýan gaty endoskopyna baglylykda ekrandaky şekiliň ölçegini saýlap bilýär. Bir gapda metal-galloid ýa-da ýagtylyk diodly ýagtyltgyjy utgaşdyrýan endowideoulgamlar öndürilýär.

Döwrebap endowideoulgamlaryň wideokellejiginde dolandyryşyň programmalaýyn düwmeleri bar. Olar, öz gezeginde, goşmaça kömege mätäç bolmazdan operasiýalar amala aşyrylanda endowideoulgama we ony sazlamaga bolan operatiw dolandyryş boýunça köpsanly goşmaça mümkinçilikleri berýärler. Mysal üçin, bir düwmäni basyp, monitoryň ekranynda şekili "doňdurmak" arkaly "STOP-KADR" tertibini amala aşyryp bolýar, ikinji düwmäni basyp, wideoulgam bilen birikdirilen kompýuteriň çeýe diskine şekiliň ýazgysyny geçirip bolýar (6-njy surat).

Wideolaparoskop. Soňky ýyllarda wideolaparoskop işlenilip düzüldi. Onuň wideokellejigi optiki trubkanyň distal ujunda ýerleşdirilendir. Daşdan dolandyrylýan we syn etmäniň dürli burçy bolan obýektiw şekiliň optimal hilini üpjün edýär. Bu ýagdaýda operasiýa meýdanynyň şekili laparoskopyň çylşyrymly we ýoýma girizýän optiki ulgamyny böwsüp geçip, mikrowideokameranyň okulýaryna düşýär. Bu endowideoulgamyň şekiliniň duýgurlygyny we dürslügini ýokarlandyrmaga hem-de operasiýa meýdanyny ýagtylandyrmak üçin metal-galloid çyraly yşykberijini peýdalanmaga ýardam berýär (6-njy surat).

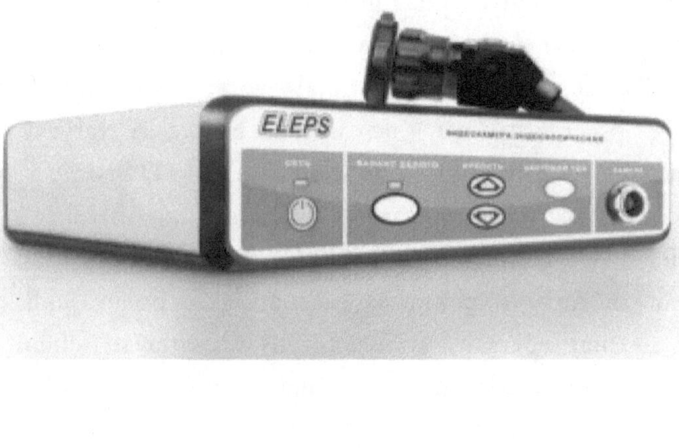

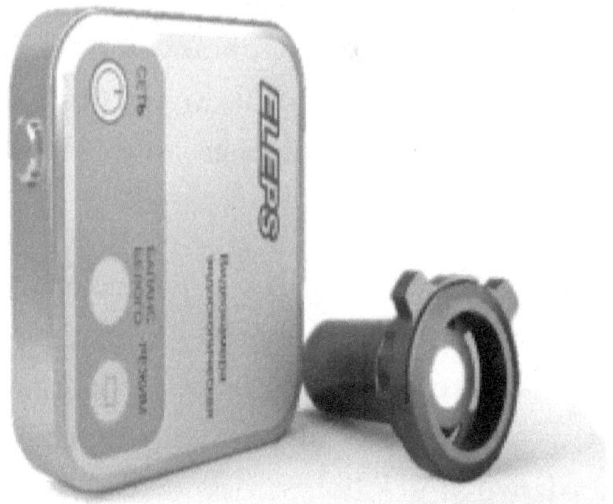

6-njy surat. Endowideogural. Dolandyryjy düwmeli wideoulgam

TÜSSÄNI SÜZGÜÇDEN GEÇIRÝÄN kamera – şekili bermegiň tehnologiýasynda gumansyz üstünlikdir. Täze sanly kamera VapClear gaýtalanmaýan we meňzeş bolmadyk hyzmata eýedir, ol tüsse, bug, ganyň ownujak we ýuwaş-ýuwaşdan çökýän suwuklyk böleklerini we ş.m. wizual böwetleri ýatyryp bilýär. "Diapazonyň dinamiki güýçlenmesi" (Dynamic Range Enhancement) tehnologiýasynyň hasabyna hereket edýän bölejikleriň – "galmagal signalynyň" süzgüçden geçmesi amala aşyrylýar, monitoryň ekranyna olardan azat bolan şekil çykýar. Degişli hyzmat operasiýalaryň wagtyny tygşytlaýar, sebäbi mälim bolşy ýaly, operasiýada koagulýasiýalar ýygy-ýygydan bolup geçýär ýa-da ownujak hem-de kem-kemden çökýän suwuklyk bölekleri bolýar. Desuflýasiýany ýerine ýetirmek (laparoskopiýa) ýa-da gatyşma zolagyny işjeň ýuwmak (ginekologiýa, urologiýa, artroskopiýa) zerurlygy aradan aýrylýar.

Şeýlelikde, endowideokamera saýlananda ýygyndynyň (dolandyryş blogunyň, kellejigiň, simsapagyň) diňe bir bahasyny däl, eýsem duýgurlygyny (2 lk-dan az däl), aýdyňlygyny (450 liniýadan köp), signalyň galmagala bolan gatnaşygyny (50 dB we ondan hem gowrak) kesgitlemeli, wideosignalyň sanly işläp taýýarlamasynyň goşmaça görnüşlerini hem hasaba almaly. Hirurg abzaly tehniki häsiýetlerine we bahasyna görä deňeşdirme geçirensoň saýlaýar. Bu ýerde işlemäge bolan amatlylyk hem göz öňünde tutulýar. Kameranyň kellejigi ykjam, ýeňil, amatly bolmaly. Kellejikden çykýan ýerde simsapagyň goragly bolmagy onuň mehaniki döwülmesini peseldýär. Bu hem wajypdyr, sebäbi zeperlenen simsapagy çalyşmak gymmata düşýän işleriň biridir.

Ähli döwrebap wideokameralar suw geçirmeýär. Bu bolsa olaryň zyýansyzlandyrylmasyny himiki erginlerde amala aşyrmaga ýardam berýär. Wideokameralary zyýansyzlandyrmak üçin awtoklawlary ulanmak gadagandyr, sebäbi olaryň jebisligi bozulyp bilýär, elektronika we optika işlemän başlaýar. Wideokamera bilen işlemekde aseptikany berjaý etmegiň iň ýeňil usuly – operasiýadan öň ony zyýansyzlandyrylan material örtügine salmak bolup durýar.

Stereoskopiki endowideoulgam üç ölçegli göwrümdäki şekili berýär. Bu ulgam öz düzümine stereolaparoskopy, onuň bilen birikdirilen stereowideokamerany, signaly işlemegiň elektron gurluşyny, şekil monitoryny we ýörite äýnekleri jemleýär. Stereoşekil monitora dykgat bilen seretseň görünýär. Ekrandan gözüňi aýyrsaň (mysal üçin, gural çalşylanda), gözüň öňi garaňkylap başlaýar. Stereoşekiliň, adaty monoulgam bilen deňeşdirilende, mese-mälim artykmaçlyklary ýok. Ähli mälim bolan endohirurgiki operasiýalar iki ölçegli şekil arkaly amala aşyrylýar. Mundan başga-da stereoenjamyň bahasy adatdakydan birnäçe esse gymmat bolýar.

Soňky wagtlarda stereoskopiki endowideoulgamlar dörediIdi. Olarda şekil stereoäýnekler arkaly berilýär. Bu äýnekler iki sany kiçi, reňkli, suwuk-kristalliki monitor hökmünde hyzmat edýärler. Bu ulgamda gözüň öňi garaňkyramaýar we hirurg ýadamaýar, sebäbi operasiýa wagtynda monitora seretmegiň zerurlygy ýüze çykmaýar, ýöne häzirki wagtda bu ulgam gymmat hasaplanylýar.

Wideoulgamyň monitor bilen birikdirilmegi. Wideoulgamda RGB wideoçykalgasy bolan ýagdaýynda monitor bilen birikdirilme hut şu çykalga arkaly amala aşyrylmaly, sebäbi bu şekiliň has gowy hilini üpjün edýär. Eger-de degişli çykalga ýok bolsa, onda S-video (S-VHS) çykalgasy ulanylýar. Bu çykalga ähli döwrebap wideoulgamlarda bar.

Wideomonitor – şekili bermekde iň soňky halka. Bu wideomaglumaty şöhlelendirýän gurluş bolup hyzmat edýär. Monitorlaryň ekranynyň ululygy diagonal boýunça 14-25 dýuým aralygynda bolýar. Endohirurgiýada diagonaly 21 dýuýma deň bolan ölçegdäki ekrany bolan monitora has uly isleg bildirilýär. Şeýle-de bolsa ekranyň ölçegi esasy zat däl. “Sony” kompaniýasynyň diňe bir özi bahasy 700-4000 amerikan dollary aralygyndaky wideomonitorlaryň 30-dan gowragyny hödürleýär.

Soňky döwürlerde ýeňil suwuk-kristalliki monitorlar dörediIdi. Olar şekiliň hili boýunça we hyzmat ediş möhleti boýunça adaty telewizion monitorlar bilen deňdir. Bu monitorlaryň hiliniň ýyl-ýyldan gowulanýandygyny hasaba alsak, endohirurgiýanyň suwuk-kristalliki monitorlara tiz geçmek ähtimallygyny çaklap bolar.

Operasiýa wagtynda wideomonitor hirurgyň garşysynda, aýdyň görünýän ýagdaýda bolmaly. Döwrebap operasiýa otagynda, kada boýunça, üç sany monitor ulanylýar: olaryň biri hirurg üçin, ikinjisi onuň kömekçisi üçin we üçünjisi operasion şepagat uýasy üçin. Monitorlaryň her biri operasiýa otagynyň ýokarky diwaryna ýakyn diwardaky zatlary saklamak üçin keseleýin kakylýan direge berkidilýär. Zerurlyk ýüze çykan halatynda ol süýşürilip bilner.

Şekili bellige almak

Endohirurgiki operasiýalaryň wideoýazgysy ähli ýagdaýlarda möhümdir. Bu ätiýaçlandyryş we hukuk edaralarynyň talaplaryna görä we çylşyrymly hadysalar ýüze çykanda talabalaýyk hasaplanylýar. Hususy wideoteka – hünärmenleri taýýarlamakda we kämilleşdirmekde ajaýyp çeşme. Heniz şu güne çenli wideomagnitofon ulanyldy, ýöne bu günki gün köp klinikalar ýazgylaryň blogunda şekili bellige almak üçin sanly görnüşe (formata) geçdiler.

Bu guralyň niýetleniliş maksady operasiýa wagtynda HDD (hard disk drive) oturdylan hem-de CD (compact disc) göçme disklerine (birgezeklik we gaýtadan ýazylýan) sanly görnüşde (formatda) endowideokameradan ses we wideohabary bellige almak bolup durýar. Üznüksiz ýazgynyň umumy wagty 4 sagada deň. Wideohabar MPEG4 (Moving Picture Experts Group) görnüşinde (formatynda) ýazylýar. Lazerli diskler bilen işlemek wideokassetalara garanda has amatly we ýeňil.

Endohirurgiýada ulanylyan enjamlar

Insuflýator – bu garyn boşlugyna howa berip onuň öňki diwaryny ýokaryk galdyryp we garyn boşlugyndaky basyşyny bir durkunda saklamak üçin ulanylýan enjam (7-nji surat). Enjamyň ýüzünde onuň ýerine ýetirmeli programmasyny görkezýän panel ýerleşen.

Operasiýanyň wagtyny soňky derejeli insuflýatorlaryň özi awtomatiki görnüşde sazlaýarlar. Ol näsaglarda garyn boşlugyna goýlan basyşy, çykýan howany, kömürturşy gazyny (CO_2-ni) öz-özünden berip sazlaýar, näsazlyk (ballonda gazyň boşamagy, howa berilýän rezin şlanganyň ýyrtylmagy ýa-da onuň gysylmagy we ş.m.) ýüze çykan ýagdaýynda sesli we yşykly signal berip duýdurýar. Operatiw hururgiýada minutda 15 litr tizlikde berýän insuflýatorlar ulanylýar. Uly göwrümli operatiw çemeleşmelerde (mysal üçin, ýatgynyň amputasiýasynda ýa-da ekstirpasiýasynda, splenektomiýada) insuflýatorlaryň minutda 25 litr tizlikde berýän görnüşi ulanylýar. Bu operasion meýdançada ulgamlar bilen araçägi saklamaga, gurallary çalyşmaga, tikin goýujy abzallary, mobilýatorlary ulanmaga we parçalanan dokumalary çykarmaga ýa-da köp mukdarda akan gany sordurmaga, ýagny hemme çylşyrymly ýagdaýlarda ýiten howanyň öwezini çalt dolmaga mümkinçilik berýär. Laparoskopiki operasiýany üstünlikli tamamlamak we näsaga howpsuzlyk döretmek üçin insuflýatoryň doly derejede üznüksiz işlemegi wajypdyr.

Gaz geçiriji ulgamyň işleýşinde näsazlyklar dörese, garyn boşlugynda döredilýän basyşyň ölçegi gysga wagtyň dowamynda 15 mm sim.süt. derejeden köp bolsa, onda operasiýadan soňky döwürde näsaglarda ýürek-damar, öýken ulgamynyň işiniň bozulmagyna getirip, belli bir derejede pnewmotorks, pnewmomediastinum, derasty emfizema we gazly emboliýa ýaly gaýraüzülmelere getirip biler. Insuflýasiýa üçin, köplenç, garyn boşlugyna goýberilýän gazyň görnüşini aýratynlykda çözmeli. Günbatar ýurtlarda gymmat inert gazy ulanylýar. Biziň ýurdumyzda, köplenç, azodyň zakisi, kömürturşy gazy we operasion otagdaky howa ulanylýar. Azodyň zakisi amalyýetde köp ulanylmaýar, sebäbi elektrohirurgiki gurallar ulanylanda ýüze çykaýjak ýalyn ýangynyň döremegine getirip biler. Şol bir wagtyň özünde ol ýeňillik bilen garnyň ýylmanak perdesi tarapyndan sorulýar, agyrysyzlandyrmanyň gidişine täsir edýär. Balondan insuflýatoryň üsti bilen berilýän kömürturşy gazy hemmetaraplaýyn gowy diýlip hasap edilýär. Ol ýangyn howply däl, gymmat däl, ganda çalt ereýär. Netijede, gazly emboliýanyň ýüze çykmagynyň azalmagyna ýardam edýär. Operasion otagdaky howanyň kompressoryň üsti bilen berilmegi hem laparoskopiyada ulanylýar. Howanyň 80-i azotdan durup, ol örän haýallyk bilen garyn boşlugynyň diwary tarapyndan sorulýar.

Akwapurator

Laparoskopiki operatiw bejerginiň hemme görnüşinde akwapurator adaty usuldaky ýaly (ýuwlan suwuklygy sordyrmak), operasion meýdançadaky gany, ödi, iriňi sorduryp aýyrmak we ýuwmak üçin niýetlenilendir. Gural sordurmak we ýuwmak üçin bir kanaldan ýa-da aýratyn kanaldan ybarat bolup, bir wagtyň dowamynda onuň bilen ýuwup hem-de sorduryp bolýar. Munuň özi operasiýanyň dowamlylyk wagtyny peseldýär we gowy netije berýär. Akwapuratoryň soňky görnüşlerinde suw beriji we sorujy tizligiň sazlaşygy guralandyr. Awtomatlaşdyrylan enjam ulanylanda, köplenç, ýagdaýda aýak bilen pedala basylyp işledilýär, ýöne ol enjamyň el bilen sazlanylýan görnüşi ondan rahatdyr (aspirasiýa ya-da irrigasiýa guralyň özünde ýerleşen ryçag bilen amala aşyrylýar). Şonda akwapurantýor **stand/by** düzgüninde işeýär. Eger basyş ýokarlansa, enjam awtomatiki ýagdaýda öçýär, gural işjeňliginde bolsa öz-özünden işleýär. Operasiýanyň görnüşine görä oňa berilýän parametrleri üýtgedip bolýar (7-nji surat). Enjam iki sany toplaýjy göwrüm (2 litre çenli) we onuň dolanlygy barada habar berýän awtomatiki öçüriji ulgam bilen kämilleşdirilen. Ol hem, öz gezeginde, enjamyň bozulmazlygyna we uzakwagtlaýyn hyzmat etmegine ýardam edýär.

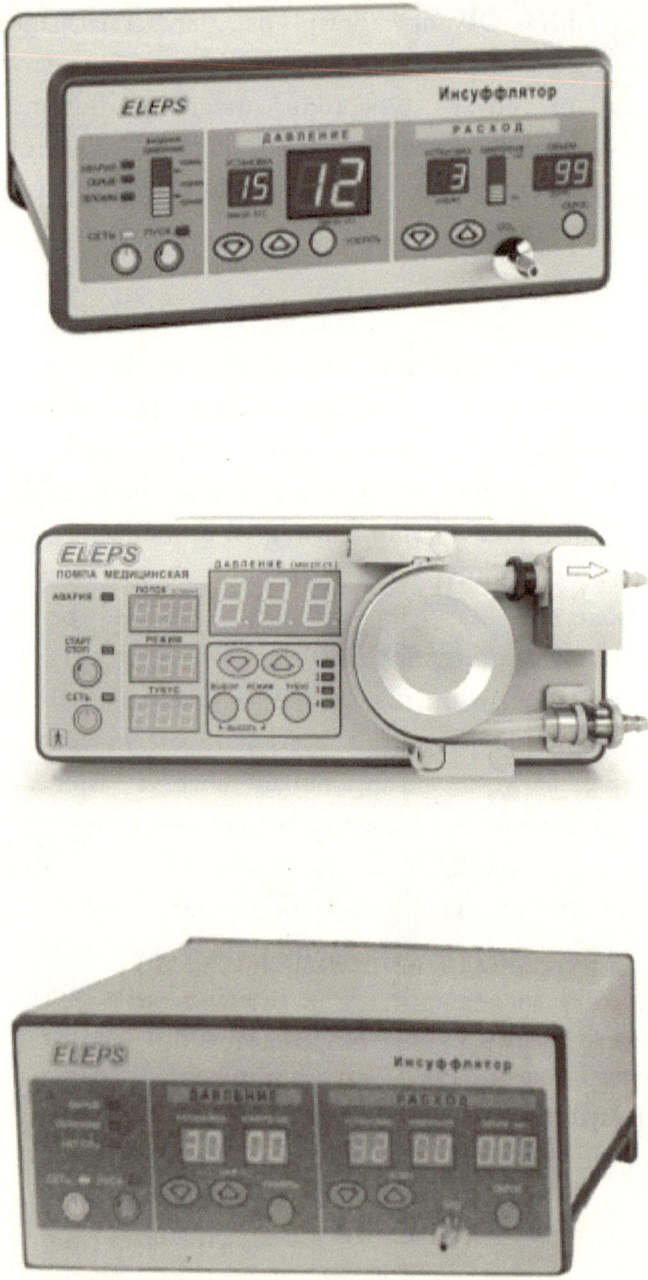
ELEPS
Инсуффлятор
ДАВЛЕНИЕ
РАСХОД
ELEPS
ПОМПА МЕДИЦИНСКАЯ
ДАВЛЕНИЕ
АВАРИЯ
СТАРТ
СТОП
СЕТЬ
РЕЖИМ
ТУБУС
ELEPS
Инсуффлятор
ДАВЛЕНИЕ
РАСХОД

a)

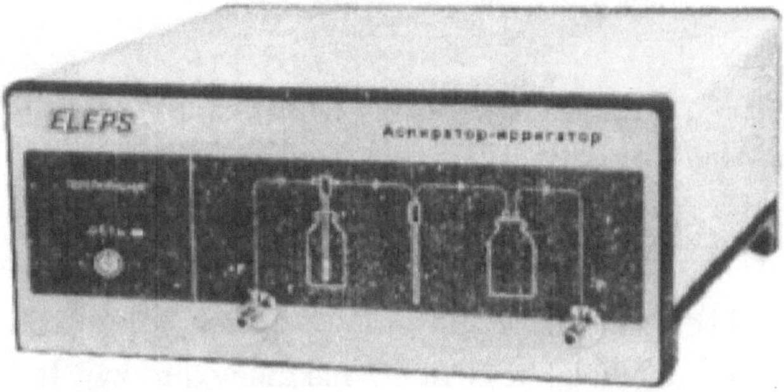
ELEPS
Аспиратор-ирригатор

b)

7-nji surat:

a – insuflýatorlar ("ELEPS"); b – akwapuratorlar ("ELEPS")

Elektrohirurgiki generator

Radiotolkunly elektrik energiýasy dünýäniň operasion bölümlerinde giňden ulanylyp, ol dokumalar kesilende ganakmany duruzyjy bolup hyzmat edýär. Ýokary tolkunly impulsy almak üçin ulanylýan gurala elektrohirurgiki generator (EHG) ýa-da elektrik gaýçysy birikdirilýär. Togy belli bir derejede emele getirmek we olaryň belli bir görnüşde dokumalara täsirini amala aşyrmak onuň esasy işidir. Elektrohirurgiýada (EH-da) ulanylýan enjamlaryň görnüşi dürli-dürlüdir: bir görnüşi uniwersal, başga bir görnüşi bolsa bölümlerde aýratynlykda ulanylýar. Elektrohirurgiki generatoryň kuwwatlylygy edilmeli işiň göwrümi bilen kesgitlenilýär. Onuň howpsuzlygyny çäklendirmek üçin halkara standart 300 Wt-a barabardyr. Şol sebäpli güýçli kuwwatly generatorlary az täsir ýetirilmeli işlerde ulanmak talabalaýyk däldir. (8-nji (a we b) suratlar). Şu wagta çenli hirurgiýada ulanylýan EHG-ler uniwersaldyr. Olary adaty açyk hem-de endohirurgiki çemeleşmelerde ulanyp bolýar. Kuwwatlylygy güýçli generatorlar, köplenç, suwuklyk bar bolan ýerlerde ulanylýar. Täsiriniň çaltlygy (çykýan kuwwatyň güýji) enjamyň ýüzündäki towlanýan, basylýan düwmejikleriň kömegi bilen amala aşyrylýar.

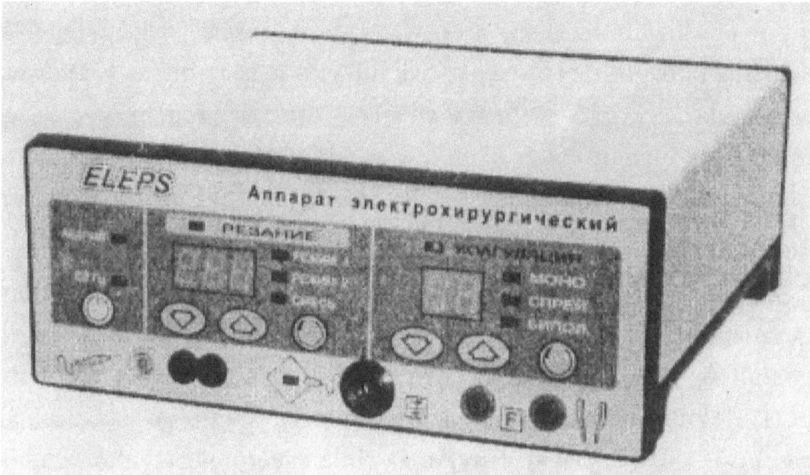

a)

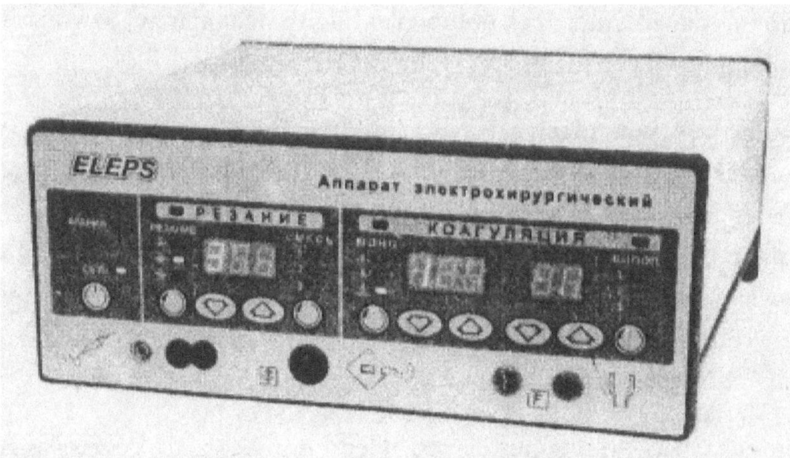

b)

8-nji surat. Elektrohirurgiki generator:

a – kuwwatlylygy 200 Wt (“ELEPS”); b – kuwwatlylygy 300 Wt (“ELEPS”)

HÄZIRKI ZAMAN ELEKTRIK pyçaklary monopolýar we bipolýar düzgünde işläp, mono- polýarda kesýär, degrip hem-de degirmän koagulirleýär we garyşyk düzgünde işläp bilýär. Operasiýa wagtynda hirurgyň we näsagyň şikes almazlygy üçin pyçak ses tolkunlary ulgamy bilen kämilleşdirilendir. Monopolýar düzgünde işledilende ses tolkunlary elektrohirurgiki enjamdan näsagyň bedenine göwrümi 100 sm^2 bolan rezin ýa-da metal plastinanyň üsti bilen geçýär. Bipolýar düzgünde işlemek üçin ýöriteleşdirilen gurallar ulanylýar. Şunuň ýaly ýagdaýda radiotolkunly elektrik energiýasy iki sany guralyň elektrodlarynyň arasyndan çykýar. Bu bolsa dokumalarda çäklenen ýerde howpsyzlygy üpjün edýär we az energiýa (50-100 Wt) harçlamak bilen ulanmaga mümkinçilik berýär.

Kesmek. Munda çuňlugy minimal ýagdaýdaky dokumalar ýanar derejede gyzýar we gemostatiki täsirli geçýär. Has amatlysy elektrod iňňe ya-da ýuka gaňyrçak bolup, olar bilen gan damarlary az saklaýan dokumalar (ýylmanak perde, ýelmeşmeler) kesilýär.

Kontaktly koagulasiýa ganakmanyň önüni almak we damarlary ýakmak üçin ulanylýar. Gurallarda, köplenç, şar görnüşli elektrod, pilçe, dissektor ýa-da gaýçy ulanylýar. Guraly gan akýan meýdana çala degirmeli, gaty basmaga ýol berilmeýar, çala degirmek ýeterlik. Beýle ýagdaýda garşylyk peselýär we bölünip çykýan energiýanyň göwrümi azalýar. Belläp geçmeli zatlaryň biri-de wena seredende galyň diwarly arteriýalar gowy koagulirlenýärler.

Fulgurasiýa – bu uçgun dessesi bilen kontaktsyz koagulýasiýa. Bu görnüş diffuz ýüzleý parenhimatoz ganakmalarda (bagyrda, bowrekde) ulanylýar. Gemostazly meýdan gandan doly arassalanan bolmaly.

Kontaktsyz koagulasiýa. Ol argon gazly gurşawda howa seredende has gowy ionizirlenýär. Şeýle ýagdaýda dokuma elektroda ýelmeşmeýär hem-de operasion meýdanda bug az bolýar. Bu görnüşli tehnologiýa ýörite argon üpjünçilik ulgamyny talap edýär.

Elektrohirurgiki enjam bilen işlenilende hökman howpsuzlygy berjaý etmeli. Hiç bir ýagdaýda daşky örtügi zeperlenen gural bilen işlemek bolmaýar, sebäbi şeýle ýagdaýda tokda näsazlyk ýüze çykyp, gapdal agzalarda elektrik ýanygynyň döremegi mümkin.

Şeýwer ulgamy. Soňky ýyllarda şeýwer ulgamy az şikesli inwaziw hirurgiýada has giňden ýaýrandyr. Ol häzirki wagtda otorinolaringologiýada, artrologiýada şeýle-de warikoz giňelmäni aýyrmakda giňden ulanylýar. Onuň ulanylmagynyň maksady flebologiýa operasiýasynyň dowamlylygyny we deride geçirilýän kesimleri azaltmakdan durýar. Bu operasiýa transillýuminasiýon flebeektomin (TIF) adyny göterýär. TIF-i giňelen warikoz damarlaryny agyrysyzlandyrman bejermekde ulanylýar (şol bir wagtyň özünde dokumanyň gidrofloriki kesimini etmek üçin hyzmat edýär). Transillýuminasiýa we şeýwer ulgamy özüniň aýlawly kesiji oturdyjysy bilen damary bozýar we sorýar. TIF-de damary görmek üçin ýörite enjam ulanylýar. Öz özünden ýagty bermek üçin optiki süýümli we subwasion gurşawa anestezirleýän suwuklygy basyşyň täsirinde goýbermek üçin kanallary saklaýar.

Şeýwer ulgamy ýa-da şeýwer dokumalary kesip aýyrmak we rezeksiýa etmek üçin niýetlenilendir.

Şeýwer enjamynyň kesiji geýdirmesi (nasadkasy) içki we daşky trubkadan ybarat. Daşky trubkanyň distal soňunda ýiti kesiji dişler bolýar. Içki trubka, oda ýiti kesiji deşikli, distal ahyrynda içki trubka aýlanýar. Kesiji geýdirme aýlanýan hem-de sorujynyň işleýän pursadynda dokuma içki trubka sorulýar we şol ýerde kesiji dişler bilen böleklenýär. Böleklenen dokuma sorujynyň kömegi bilen sordurylyp aýrylýar.

DOKUMALARY KESMEK WE GEMOSTAZY SAZLAMAK ÜÇIN ULANYLÝAN GURALLAR

Ýokary tolkunly elektrohirurgiýa (EH) laporoskopiýada dokumalary kesmekde we gemostazy sazlamakda esasy usul bolup durýar. "Açyk" hirurgiýada giňden ulanylýan usullardan daňy goýmak, gysmak, tamponada endohirurgiýada ulanylmaýar. Şonuň üçin ýokary energiýa dokumalara monopolýar we bipolýar derejede täsir edýär.

Monopolýar EH-da näsagyň bütin bedeni ýol görkeziji bolup durýar. Elektrik togy hirurgyň elektrodyndan näsagyň elektrodyna geçýär. **Bipolýar EH-da** generator 2 aktiw elektrod bilen birleşip, olar bir guralda ýerleşendir. Enjamyň uçlarynyň arasyna berkidilen tok dokumanyň uly bolmadyk böleginden geçýär. Bipolýar EH-da çylşyrymly elektrodlar ulanylýandygy üçin ol amatly däl, ýöne dokumalara ýerli täsir edýänligi üçin howpsuzdyr. Enjam diňe koagulýasiýa rejesinde işleýär. Näsagda elektrod plastinkasy ulanylmaýar.

Endoskopiki hirurgiýa operasiýasynyň aýratynlygy – ol diňe operasiýanyň tehnikasy bilen däl-de, gural üpjünçiligi bilen hem baglydyr. Onda EHG, näsagyň plastinkasy bilen işlenilýär, ýöne hirurg düýbünden başga elektrodlary ulanýar. Bu gurallar bilen işlenilende:

1. Degişli uzynlykda bolmaly (30-40 sm).
2. Troakaryň ykjam izolýasiýasy bolmaly. Ondan garyn boşlugyna gurallar salynýar.
3. Howpsuzlyk üçin talaby güýçlendirmeli.

Açyk hirurgiýada ulanylýan gaýçy we dissektor, jüpdege we gysgyja seredende, gurluşy çylşyrymly gurallar (gaýçy, dissektor).

Monopolýar elektrohirurgiki täsiri bolan gurallar. Ol guralyň esasy bölegi – diňe işleýän ýeri açyk bolup ol ýerden elektrik energiýasy bölünip çykýar. Izolýasiýa toguň ýaýramazlygyny üpjün edip, hirurgyň howpsuzlygyny goraýar. Gynansak-da, häzirki wagtda döwrebap, hatda keramika bilen örtülen izolýasiýa usuly hem howpsuzlyga doly jogap berip bilmeýär. Izolýasiýanyň zeperlenmegi haçan-da zyýansyzlandyrma döwri, gurallar troakaryň klapanyndan geçende hem-de operasiýa döwri elektriki näsazlyklarynyň netijesinde hem bolup bilýär.

Monopolýar gurallar 2 topara bölünýärler. Olar işleýän ýeri boýunça hereketli we hereketsiz bolýarlar.

Birinji topara Redikiň gaňyrçagy (L görnüşli elektrod), halka görnüşli, pilçe, şar we iňňe görnüşli elektrodlar we olaryň analoglary degişlidir. Bu gurallar endohirurgiýada dokumalary kesmek we koagulýasiýa etmek üçin niýetlenilendir.

Ikinji topara dissektor, gaýçy we elektron izolýasion örtükli anatomiki hem-de hirurgiki gysgyçlar degişlidir. Bu gurallar dokumalary tutmak, olary ýiti we kütek usul bilen olaryň gatlaklaryny aýyrmak hem-de şonuň bilen bir wagtda elektrohirurgiki täsiri bermek we bermezlik üçin niýetlenilendir. Gurallaryň bir we iki uçly görnüşleri tapawutlandyrylýar.

Redikiň gaňyrçagy ýa-da L görnüşli elektrod endohirurgiki gurallaryň esasy görnüşi bolup durýar. Ol dokumalary kesmek we uly bolmadyk damarlary koagulýasiýa etmek üçin niýetlenilendir. Bu gural bilen işlenilende howpsuzlygy we degişli düzgünleri doly berjaý etmelidir. Gaňyrçagy gözegçiliksiz galgatmak bolmaýar. Troakaryň içinden guralyň hereketi howpsuz bolup durýar. Başga ýagdaýlarda hirurg golaýda ýerleşen dokumalary kesmek üçin gaňyrçak bilen gapjap alýar, ony çekýär we şondan soň generatoryň pedalyna basyp, dartgynlylyk berip koagulirleýär.

A)

b)

9-njy surat:

a – Redikiň gaňyrçagy; b – L görnüşli elektrod içki kanaly bilen

Koagulýasiýa wagtynda hereketde bolmadyk guraldaky dokuma typyp düşýär. Gaňyrçakda operasion meýdany ýuwmak üçin suw geçiriji kanaly bar (14-nji surat).

Şar görnüşli elektrod parenhimatoz agzalardan (bagyrdan, ýumurtgalyklardan) gan akanda koagulýasiýa etmek üçin niýetlenilendir. Gan akýan dokumanyň meýdanyna gural seresaplyk bilen degrilende koagulýasiýa gowy netije berýär. Artykmaç basyş degýän zolagyny kemeldýär we netijeli täsirini peseldýär .

Pilçe görnüşli elektrod kütek usul bilen dokumanyň gatlaklaryny aýyrmak, ýüzüni koagulýasiýa etmek üçin niýetlenilendir. Mundan başga-da elektrodlar skalpel, ýüzük we konus görnüşinde bolýarlar (10-njy (a we b) suratlar).

a)

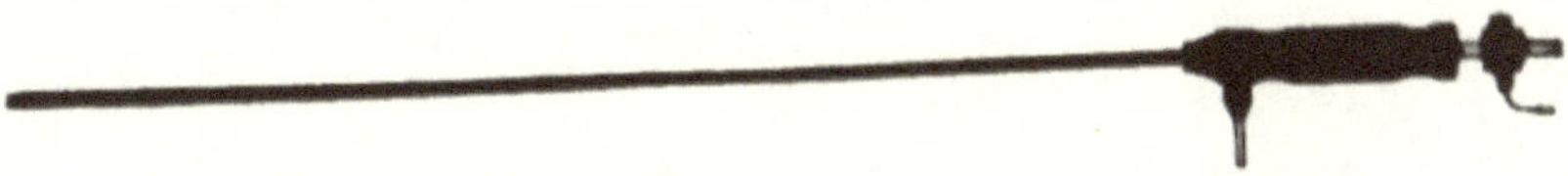

b)

10-njy surat:

a – pilçe görnüşli elektrod; b – ýüzük görnüşli elektrod

Gaýçylar garşylykly kesýän iki kesijili gurallara degişlidir. Olar dokumalary kesmek we bir wagtda koagulýasiýa etmek üçin niýetlenilendir. Gynansak-da, gaýçylar elektrod hökmünde ulanylsa, çalt kütelýär. "Açyk" hirurgiýada amatly bolşy ýaly, wertikal gyşaran kesijili gaýçylar dokumalar kesilende guralyň ujuny görmäge mümkinçilik berýär. Gurallar bir we iki uçly bolup bilýärler. Kesijiler göni hem-de gyşaran, dürli uzynlykda, ýiti we tegelenen uçly bolýarlar. Guraly saýlamak dokumanyň dykyzlygyna bagly bolýar (11-nji (a we b) suratlar).

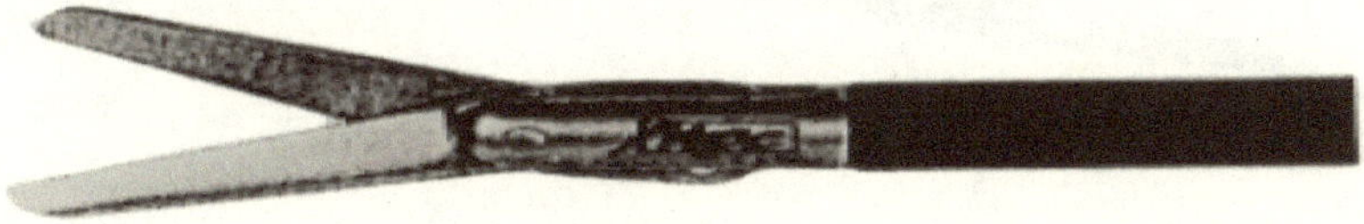

a)

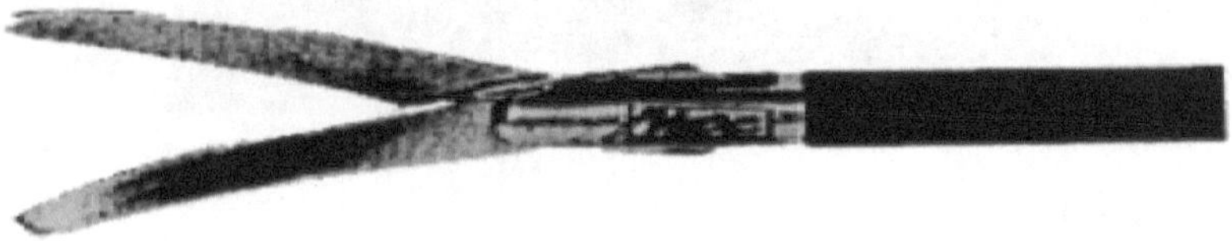

b)

11-nji surat:

a – iki uçly göni gaýçylar; b – iki uçly egrelen gaýçylar

DISSEKTOR dokumalary gatlaklaýyn aýyrmak we koagulýasiýa etmek üçin niýetlenilip, berkidiji böleksiz bolýar. Gurallar dodaklarynyň uzynlyklaryna we uçlarynyň egrimine görä tapawutlandyrylýar (12-nji (a, b we ç) suratlar). Koagulýasiýa döwri dokumany ýeňil saklamak üçin içki taraplarynda kese ýa-da tor görnüşli kesim bolýar

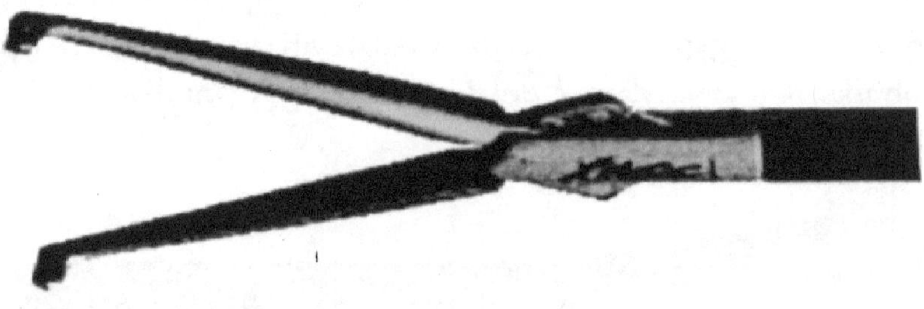

a)

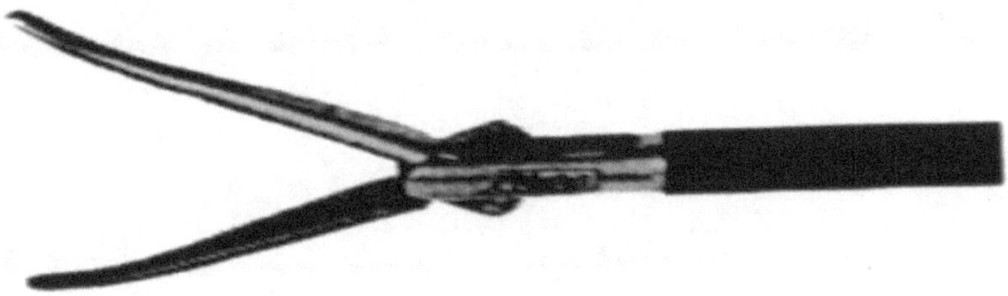

b)

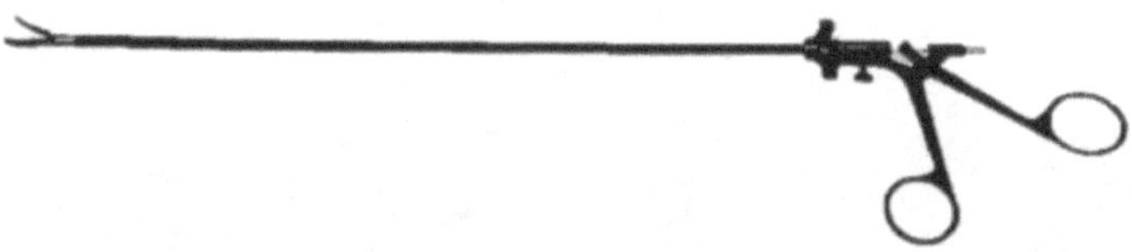

ç)

12-nji surat:

a – L görnüşli dissektor; b – endohirurgiki dissektor; ç – bipolýar dissektor

ÇUGUNOWYŇ MANIPULÝATOR çemçesi ýaşaýyş üçin wajyp bolan agzalaryň (ötakarlaryň, damarlaryň) kütek usul bilen gatlaryny sypyrmak we aýyrmak üçin niýetlenilendir.

Bipolýar gysgyçlar bipolýar rejede dokumalary koagulýasiýa etmek üçin niýetlenilendir (13-nji (a we b) suratlar). Bu guralyň uçlarynyň üsti dürli görnüşli jüpdeklerden durýar (14-nji surat). Bipolýar guralyň başga bir ýagdaýlarda onuň ornuny gaňyrçak görnüşleri tutýar. MFS ylmy-amaly şereket tarapyndan öňkülerden mese-mälim tapawutly, eksklýuziw bipolýar gural oýlanylyp tapyldy we amalyýete hödürlenildi. Ol guralyň özi gysgyja meňzeş, ýöne bir ujy hereketsiz we elektrik tarapdan beýleki bölümi bilen baglanyşykly däl. Ol gapjalyp alnan dokumany saklamaga, rotasiýa, disseksiýa we bipolýar koagulýasiýa etmäge ýardam edýär.

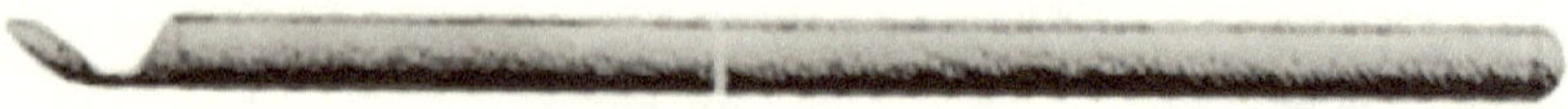

a)

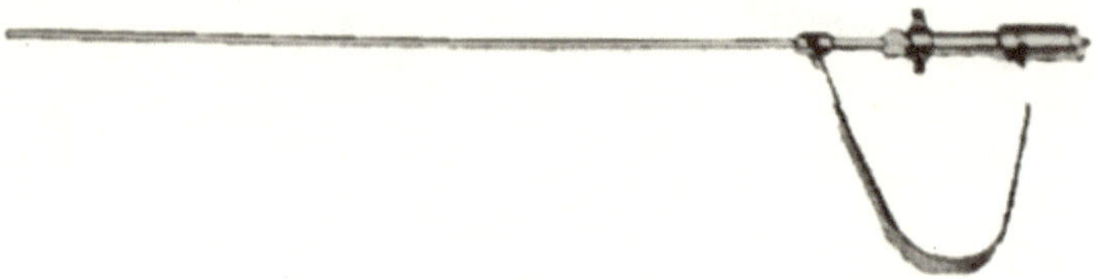

b)

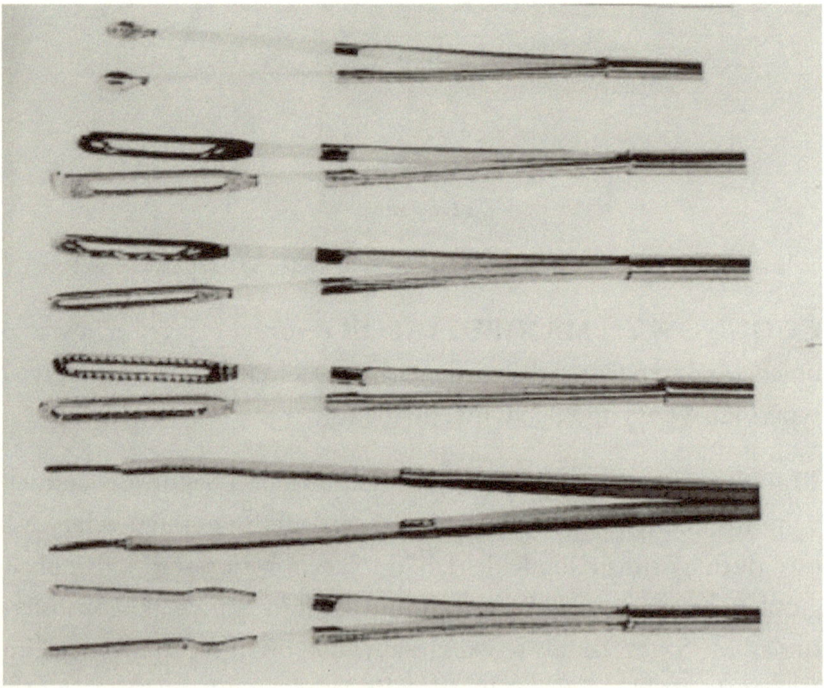

13-nji surat:

a – Çugunowyň manipulýar çemçesi; b – bipolýar gysgyç

14-nji surat. Bipolýar gysgyçlaryň uçlarynyň görnüşleri

Guralyň manipulýasiýasynyň dogry we rahat bolmagy, uçlarynyň giň açylýanlygy we enjam açylyp-ýapylanda içki meýdanynyň aýlanýan böleginiň ýoklugy bilen baglydyr. Guralyň funksional ähliltaraplaýynlygy (uniwersallygy) wagty tygşytly ulanyp, ony gysgaltmaga ýardam berýär. Bellemeli zatlaryň biri-de guralyň diňe dodaklary tok geçiriji bolup, operasiýanyň jogapkärli tapgyrynda bipolýar koagulýasiýa ulanmaga ýokary derejede howpsuzlyk döredýär. Guralyň modulýar düzümi iş ýerine ýetirilende goşmaça ýeňillik döredýär: operasiýadan soňky arassalaýyş işlerine we standart tubuslary ulanmaga mümkinçilik berýär

Biopsiýa gysgyçlary gistologik barlagda dokuma bölegini almak üçin niýetlenilendir. Guralyň izolýasion örtügi oňa ganakma ýüze çykanda koagulýasiýa ulanmaga mümkinçilik berýär (15-nji surat).

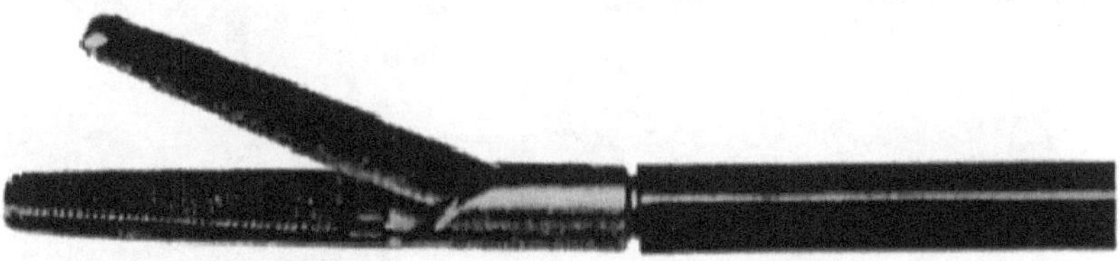

15-nji surat. Anatomiki bipolýar gysgyç

AMALYÝETDE SOŇKY WAGTDA köpfunksionally utgaşdyrylan gurallar ulanylýar. Şol sebäpli operasiýanyň bahasy peselýär we onuň dowamlylygy gysgalýar.

Stiletleriň görnüşleri

Troakoskopiki hirurgiýada ulanylýan troakara **torakoport** diýilýär.

Onuň howa beriji krany ýok, stileti bolsa kütek (16-njy surat).

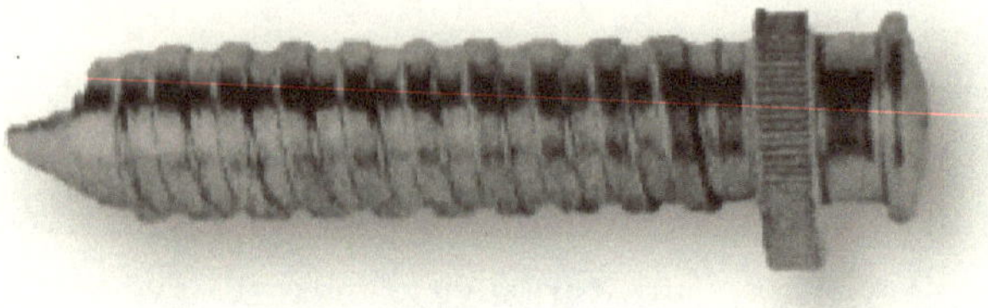

16-njy surat. 12 mm diametrli torakoport

TROAKAR. Güýjüň täsiri bilen ulanylýan troakar gaýtalanýan endohirurgiki çemeleşmelerde garnyň öňki gatlagyndan geçirilip goýulýar. Mysal üçin, peritonit bolan ýagdaýynda gilza garyn boşlugyna salynýar, sanasiýa geçirilenden soň aýrylýar.

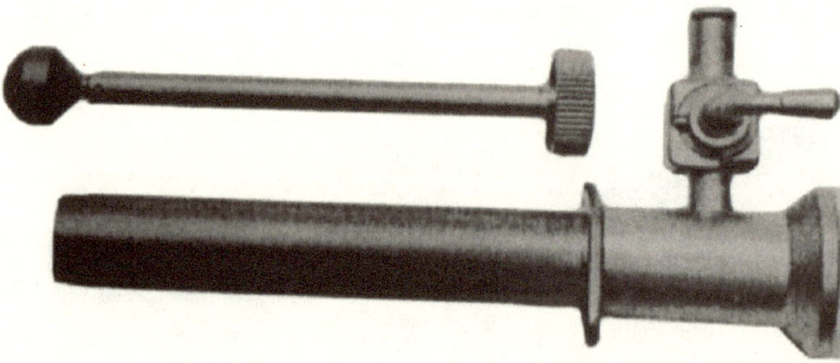

17-nji surat. Hassonyň geçirijisi

Geçirjiler uly diametrli troakarlarda, kiçi gurallary ulanmaga niýetlenilendir. Onuň esasy işi guralyň daşyny ykjam tutmak we uly troakardan garyn boşlugyndan howa goýbermezlik bolup durýar. Her bir troakaryň üstünde rezin ýa-da plastiki gabyjagy bar. Ol, öz gezeginde, howanyň garyn boşlugyndan daşyna howanyň çykmagyna päsgel berýär.

Hassonyň geçirijisi. Bu gural "açyk" laparoskopiýada ulanylýar. Ol troakarlanylýan ýarany jebislemek üçin niýetlenilendir. Şonuň üçin häzirki zaman görnüşinde onuň daşynda garyn diwaryndan "togalap"geçirmek üçin aýlawly kesimler bar (17-nji surat). Mundan başga-da 1974-nji ýylda Hasson tarapyndan oýlanyp tapylangaryn boşlugyna Weresiň iňňesini ýa-da troakary "kör" salmazlyk, ýatrogen gaýraüzülmelerini ýüze çykarmazlyk üçin niýetlenilen görnüşleri hem bar. Bu usul garyn boşlugynda "açyk" laparoskopiýa etmekde irki döwürde geçirilen operasiýada görkezildi. 2007-nji ýylda I.W.Fýodorow, I.N. Waliyllin, A.F. Aglyillin dagylar tarapyndan pnewmofiksator troakary. Hassonyň gaty geçirijisine garşylykly gural oýlanyp tapyldy we hödürlenildi. Ol gural 2 sany bir wagtda çişirilýän polietilen trubka goýberilen manžetdan ybarat bolup, 10 mm-lik troakaryň daşyndan geýdirilýär.

Pnewmofiksatoryň ulanylyşy. Uzynlygy 1,5-2 sm bolan minilaparotomiya geçirilenden soň gural ýara salynýar. Onuň manžetiniň biri aponewrozyň aşagynda ýerleşdirilýar, ýokarky manžet bolsa aponewrozyň ýokarsynda galýar (18-nji surat). Manžet çişirilýär. Ol operasiýanyň dowamynda jebis bitewiligi üpjün edýär. Hassonyň guraly bilen deňeşdirilende bu guralyň 3 sany artykmaçlygy bar:

1. Operasiýanyň dowamyndaky çemeleşmelerde bu troakar garyn boşlugynyň diwaryndan gaçmaýar.
2. Bu gural garyn boşlugynyň diwaryny gysmaýar, işemiýany ýüze çykarmaýar. Ol bolsa operasiýalardan soňky gaýraüzülmeleriň öňüni alýar.
3. Bu guralyň sada ulanylyşy bar. Ony goýmak az wagtyňy alýar.

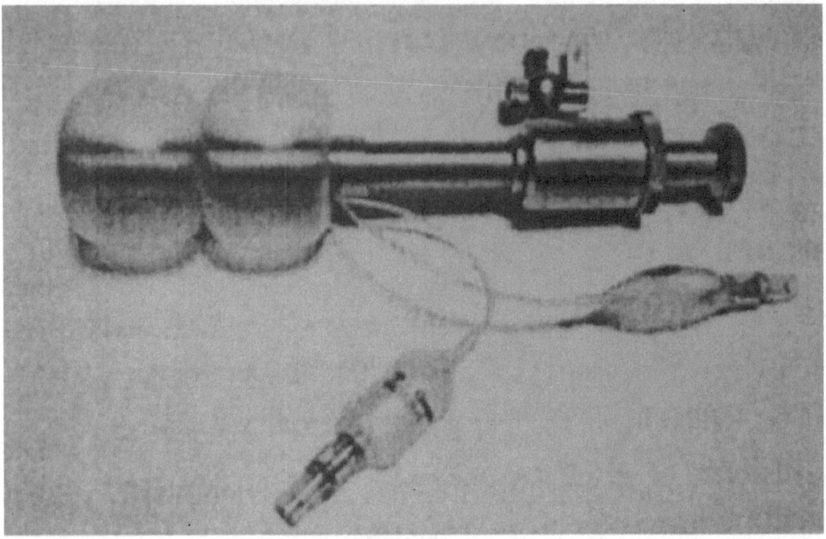

18-nji surat . Pnewmofiksirleyji troakar. Ekspozisiýany döretmek üçin gurallar

EKSPOZISIÝA dokumalara şowly barmak üçin hirurgiki çeşmeleri ýerine ýetirmekde amatly şert döredýär. Endohirurgiýada pnewmoperitoneum goýmak, näsagyň bedeniniň ýagdaýyny üýtgetmek, retroakaryň kömegi bilen başga dokumalary aýyrmak, agzany süýşürmek, görüş meýdanynda dokumany aýyrmak bilen amala aşyrylýar.

Gysgyç hirurgiki çemeleşmelerde agzany we dokumany tutmak, agzany saklamak we ony süýşürmek üçin ulanylýar. Häzirki döwürde endohirurgiýada model gurallar giňden ulanylýar. Olar 3 bölekden durýar:

1. Tutawaçlar aýlanýan mehanizmli. Bedeniň trubkasyny çalşyp bolýanlygy sebäpli, olary ulanmak amatly we arzan.

2. Gaýçylar.

3. Dissektorlar.

Laparoskopiki gurallaryň sütüniniň uzynlygy standarta laýykdyr – 30 sm-den 40 sm-e çenli. Sütüni 30 sm-den gysga bolan gurallar çaga hirurgiýasynda we torakoskopiýada, uzynlygy 40 sm-den uzyn bolan gurallar patalogik semizlikde ulanylýar. Häzirki wagtda çykýan gysgyçlaryň daşy izolýasiýa bilen örtülip dokuma elektrohirurgiki täsir etmek üçin niýetlenilen ştekeri bar. Gysgyjyň tutawajynda onuň dodaklaryny fiksirlemek üçin kremalýerler bar. Guralyň kremalýerleriniň başam, orta we külembike barmaklarda ulanmak üçin dürli görnüşleri bar, şeýle hem guraly gysgyç hökmünde hemulanyp bolýar. Guralyň tutawaçlary dürli şekilde bolup bilýär. Olaryň hirurgiki we anatomiki görnüşleri tapawutlandyrylýar. Ilki bilen, dokumany berk tutmak, olary süýşürmek we çykarmak üçin dişjagazlary bar. Hirurgiki gysgyçlar diňe aýyrmaly agza goýulýar, sebäbi gysgyçlar dokumalarda dikelmeýän üýtgemelere (işemiýa, nekroza, mynjyrama) getirýär. Anatomiki gysgyçlaryň dodaklary tekiz hem-de olaryň içki tarapynda tor bar. Onuň dişjagazlary bolmansoň dokumany berk gapjamaýar, ýöne az derejede dokumany zeperleýär. Gysgyçlar dokumany ýerinden süýşürmek, mysal üçin, içegäniň halkasyny aýrylýan agzadan aýyrmak üçin niýetlenilýär.

Retraktor dokumany usullyk bilen süýşürmek üçin ulanylýan gural.

Ol operasiýa ediljek agza açyk baryp bolar ýaly hyzmat edýär. Retraktorlar göni işçi bölegi egrelýän, Г görnüşli, tikin goýup bilýän maýyşgak topografiýa-anatomiki ýagdaýa we hirurgyň operasiýa döwri zerurlygyna (mätäçligine) görä dürli görnüşde bolýarlar.

Şu topara degişli gurallaryň köpüsi 2-nji funksiýany ýerine ýetirip bilýärler. Meselem: Г görnüşli tikin goýmak üçin ulanylýar.

Tikin goýujy enjamlar toplumyna "Endostitch" (tikin maşyny) gurallary hem degişlidir. Bu guralyň iňňesi az-owlak gyşardylan, iki tarapy hem ýiti, onuň ortasynda sapak berkidilen, iki ujunda gidýän oýjagaz bar. Olaryň hereketinde iňňe "gapjaýar", her tarapynda gezekleşip dokumadan geçenden soň iňňe yzy bilen sapagy çekýär.

"Endostitch"enjamnyň kömegi bilen düwünli we yzygiderli endoskopiki tikilişiň wagty çaltlaşýar, olaryň daňlyşy ýeňilleşýär. Onuň konfigurasiýasynyň uniwersallygy bolsa düwünleri dürli görnüşli (deňizçi, hirurgiki, typýan balykçy we ş.m) daňmaga mümkinçilik berýär. Ol enjamyň sapaklaryny birnäçe gezek çatyp bolýanlygy sebäpli hirurga saýlamaga maý berýär. Enjam üçin goýberilýän sapaklaryň galyňlygy "0"-dan "4"-e çenli, uzynlygy bolsa 18 sm-den 120 sm-e çenli bolup biler.

Ospapowyň enjamy soňky ýyllarda Omsk hirurglarynyň oýlap tapan guraly. Onuň üsti bilen laparoskopiki we "açyk" usullarda biliodegestiw, aşgazan-içege anastomozlarny goýup bolýar (19-njy surat).

Guralyň esasy hereket edýän bölegi aýlaw görnüşli klipsadyr.

Ol anastamoz goýmaly agzanyň içine salynýar, soňra bölekleýin gysylmagy we araçäkleýin kesilmegi bilen dokumalar gysylýar. Anastamoz goýulýan klipsalar kem-kemden gysylýar. Guralyň göni we egrelýän görnüşleri hem oýlanyp tapyldy.

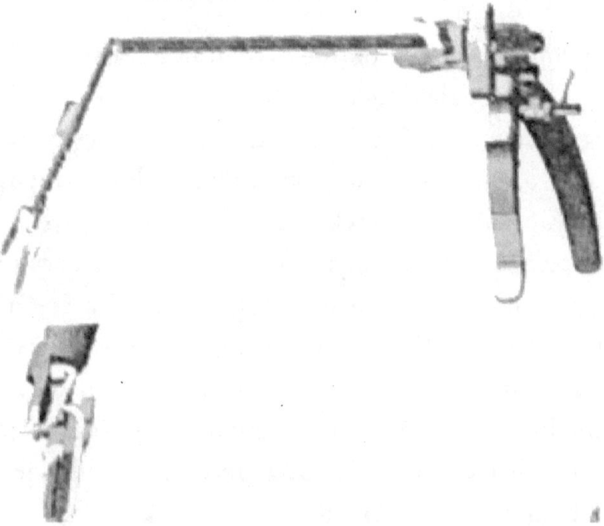

19-njy surat .Ospanowyň enjamy. Anastomoz klipsasy webilen guralyň dodagy

Endohirurgiki gurallar. Girelge üçin gurallar

BU TOPARA DEGIŞLI GURALLAR garyn, döş boşlugyna we beýleki bedeniň araçäklerine girmek, ol ýerde esasy endohirurgiki çemeleşmeleriň tapgyrlaryny ýerine ýetirmek üçin ulanylýar.

Weresiň iňňesi – bu ilkinji garnyň diwaryny deşip pnewmoperitoneum goýmak üçin ulanylýan iňňe (20-nji surat).

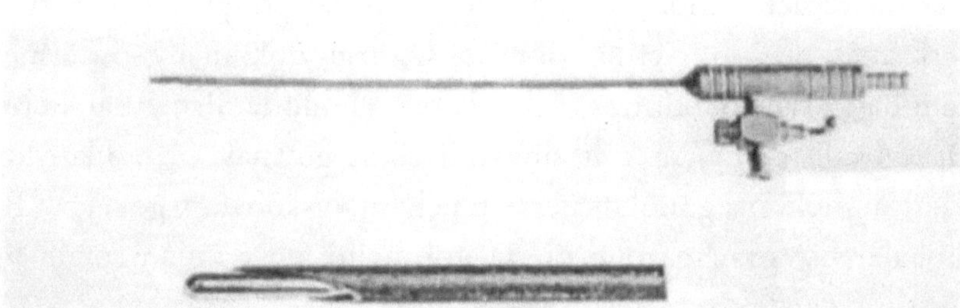

20-nji surat. Weresiň iňňesi

Weresiň iňňesi garyn boşlugyna "howa ýassygyny" we ilkinji troakary howpsuzlyk bilen salmak üçin niýetlenilendir. Oňa galyňlygy (diametri) 2-2.5 mm aralygyndaky çyzykly anastomoz goýulýar. Kesim etmezden öň tikiljek dokumanyň ýogynlygy anyklanylýar, soňra oňa gerekli bolan kasseta saýlanylýar, içegeler we damarlar tikilýär. Kassetanyň öz arasynda skobalaryň ýerleşdiriliş uzynlygyna tikilýän dokumanyň ýagdaýyna görä ýogyn ýa-da inçe görnüşi saýlanylýar. Bu enjam agzalarda endoskopiki intrakorporal rezeksiýa etmäge we jebis (mäkäm) anastomoz goýmaga mümkinçilik berýär. Ol sirkulýar gural bolup, ýogyn içegede sigma we göni bölekler laparoskopiki rezeksiýa edilende anastomoz goýmak üçin ulanylýar (21-nji surat).

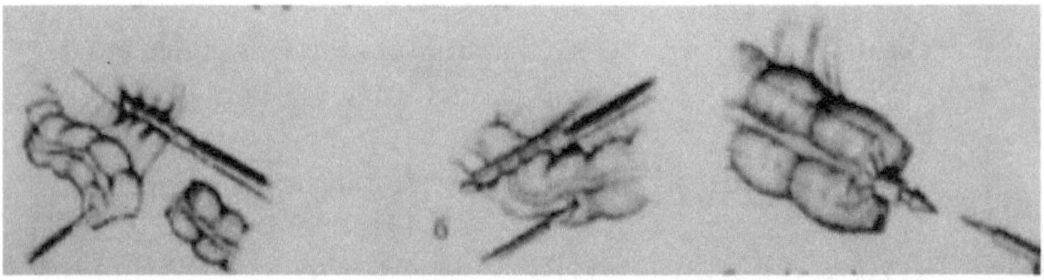

21-nji surat:

a – endohirurgiýa guraly bilen aýlawly içegäni tikmek we kesmek; b – aýlawly içegäniň çözýagyny tikmek we kesmek

Gerniostepler ilkibaşda ingi derwezesine polipropilen toruny berkitmek we şol ýerde soňra birleşdiriji dokumany ösdürmek hem-de esasyny berkitmek maksady bilen hödürlenilen gural. Soňra hirurgiýada ol enjam çalt düwünli tikin goýmak üçin ulanyldy. Tikilýän dokuma gönükdirilen ýiti uçly titan skobalary goýulýar. Bu skobalar ujy gysylmazdan öň **П** görnüşini, gysylandan soň **8-lik** görnişini emele getirýär.

Endohirurgiýanyň enjamlary

Girelge üçin gural

Bu birnäçe boşluklaryň we araçäkleriň içine girmäge hirurgiki çemeleşmeleri amala aşyrmak üçin hyzmat edýän endohirurgiki gural bolup durýar.

Iňňe tutujy. Bu gural ilkinji pnewmoperitonitde garnyň içki bardasynyň öňki diwarynyň funksiýasynda ulanylýar. Howa ýassygy, howpsuzlyk üçin döredilýär. Iňňäniň diametri 2-2.5 mm.

Troakarlar. Bu gurallar bedeniň içki agzalaryna tarap ýol açmak üçin niýetlenilip, agzalara tarap gurallaýyn kanal bolup hyzmat edýär we maýyşgaklygy üpjün edýär. Troakar operasiýa geçirilýän meýdança ýol açmak we operasiýanyň meýdançasyny giňeltmek üçin niýetlenilendir. Bu guralyň kömegi bilen garyn boşlugyna girilýär. Onuň üsti bilen dokumalary kesmek, tikmek, ganakmany saklamak, ýuwmak we sordurmak üçin dürli gurallar salynýar.

- Troakaryň stileti garyn boşlugynyň öňki diwaryny deşmek üçin.
- Troakaryň turbasy (gilza turbasy). Bu turbanyň üsti bilen gurallar garyn boşlugyna salynýar.
- Gabsa mehanizmi garyn boşlugyna gural salnanda gazyň daşyna çykmazlygyny üpjün edýär.
- Gaz beriji ganat garyn boşlugynda operasiýa döwründe pnewmoperitoneumy saklamak üçin niýetlenilendir.

Diametri boýunça troakaryň görnüşleri:

- 2-3 mm-lik troakar mini laparoskopiýada kiçi gurallary ulanmak üçin niýetlenilendir
- 5 mm-lik nusgawy (klassiki) troakar goşmaça gurallary salmak üçin we çaga hirurgiýasynda ulanylýar.

- 10 mm-lik, 11 mm-lik, 12 mm-lik adaty nusgawy troakarlar (optika, klepator, retraktor) agzalar parçalananda olaryň böleklerini çykarmak üçin ulanylýar.
- 15 mm-lik, 18 mm-lik, 20 mm-lik, 33 mm-lik uly diametrli troakarlar tikiji gurallary garyn boşlugyna modulýator geçirmek üçin ulanylýar.

DERILERI BIRLEŞDIRMEK ÜÇIN ABZALLAR

Klipsa aplikatory (klipator) togalak görnüşli düzümlerde, arteriýada, damar ötakarlarynda w.ş.m. (22-nji surat) iňňe saklaýjylardyr (23-nji (a, b we ç) suratlar).

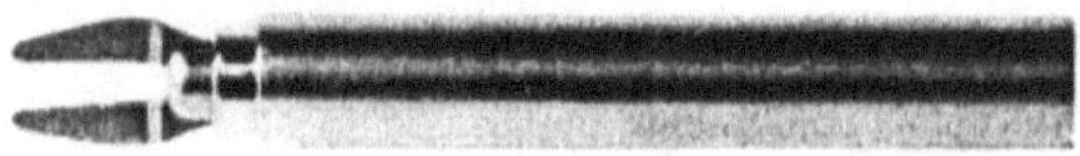

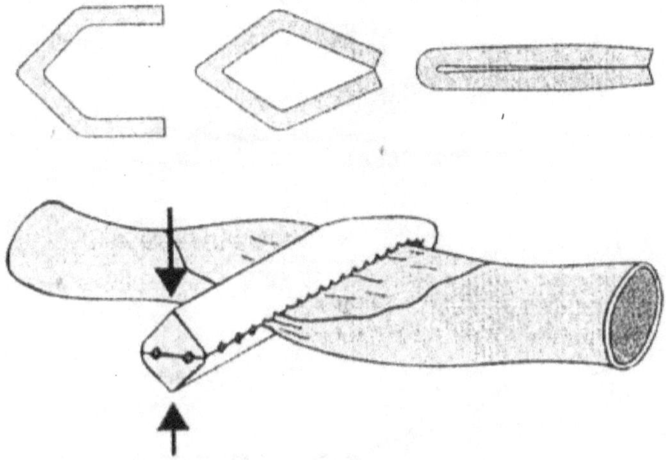

22-nji surat. Klipator Köpfunksiýaly klipator. Klipsiň goýluşy

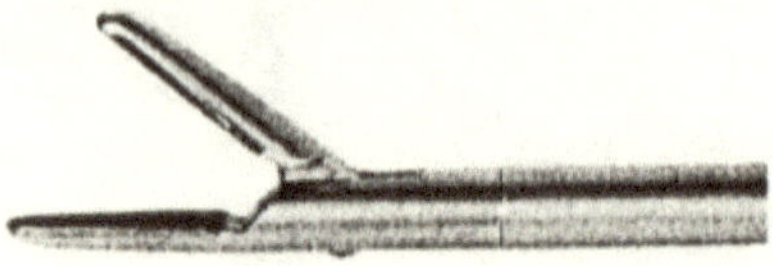

a)

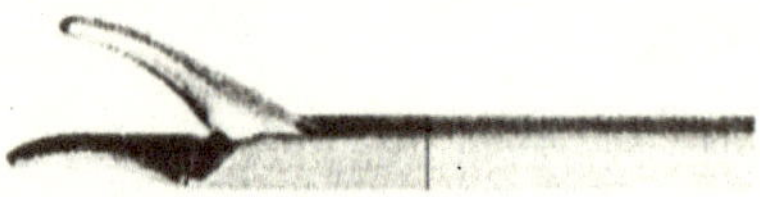

b)

çç

23-nji surat:

a – öňi branşly iňňe saklaýjy; b – egri branşly iňňe saklaýjy; ç – endohirurgiki iňňe saklaýjy

BU GURAL SAPAKLY IŇŇÄNI belli bir derejede saklamak üçin tutawaç bilen üpjün edilendir. Ol iňňäni sapak bilen tapmak üçin ýardam berýär. Iňňe tutujy guralyň iňňesi dokumalary tikmek üçin ulanylýar.

Bu iňňe tutujydan iňňäniň yzy aýrylan wagty onuň sypmazlygy üçin gerek. Iňňäni kabul edýän abzalyň kremalýeri bolmaýar we jüpdek ýoly bilen işleýär.

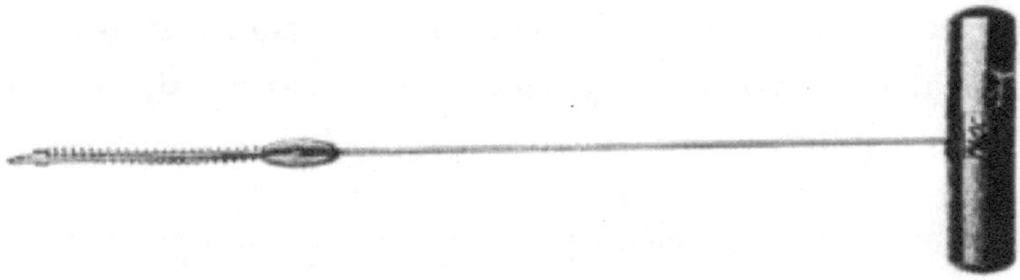

Troakar şikeslerini tikmek üçin iňňe – 10 mm we ondan hem uly deşikleri tikmek üçin ulanylýar. (24-nji (a we b) suratlar).

a)

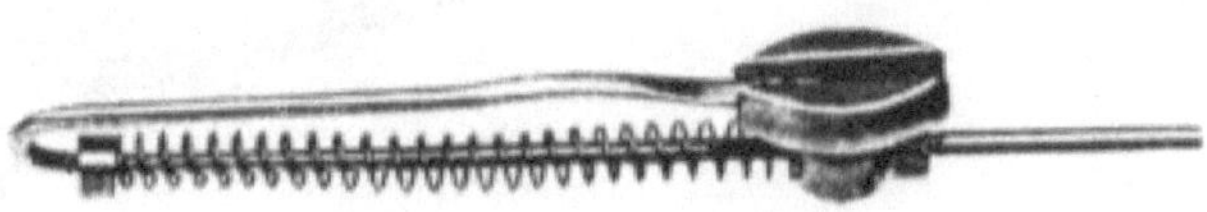

b)

24-nji surat:

a – troakar şikeslernii tikmek üçin iňňe; b – iňňäniň ýüzleý bölegi

DERINIŇ ÄHLI GATLAKLARYNY umumy hirurgiki şertde tikmek tehniki taýdan örän kyndyr, sebäbi deşilen ýeriň göwrümi kiçi we çuň, 10 mm-e çenli. Ondan uly troakar şikeslerini ýapmak endohirurgiki operasiýa üçin wajyp tapgyrdyr, sebäbi doly tikmezlik operasiýadan soňky ingä getirip bilýär. Mundan başga-da troakar garyn diwaryndaky damarlara şikes ýetiren ýagdaýynda derini ýapmak hökman ýüze çykyp bilýär.

Aspirator-irrigator boşlukdan suwuklygy sordurmak hem-de goýbermek üçin niýetlenilendir. Onuň diametri 5-10 mm bolýar. Bu iş plunzer, klapan ýa-da çarh bilen dolandyrylýar.

Brýusan Mallowyň abzaly peritonitiň, abssiň, gematomanyň we bilomyň suwuklygyny irrigirlemek hem-de aspirasiýa etmek üçin niýetlenilendir.

Üç ýaprak şikes giňeldiji preparaty garyn boşlugyndan aýyrmak üçin niýetlenilendir (25-nji surat).

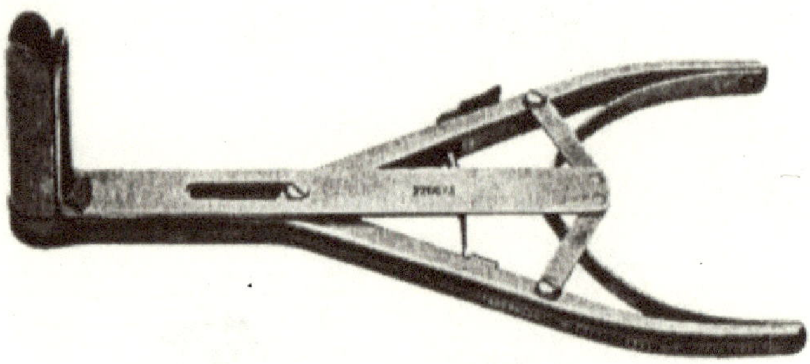

Surat. 25. Üç ýaprak şikes giňeldiji

25-nji surat. Üç ýaprak şikes giňeldiji

Bu gural troakaryň deşigini giňeltmäge kömek edýär. Onuň üçin şu şertler ulanylýar: troakara 10 mm-lik gysyjy berkidilýär we ol aýryljak preparaty alýar, soňky garyn diwaryna çekdirilýär. Troakar boyunça üç ýapraklу şikes giňeldiji garyn boşlugyna doly goýberilmeýär. Ol troakaryň deşigini 1,5-2 esse ulaltmaga mümkinçilik berýär. Abzal gysyjy bilen daşyna çykarylýar we deşik tikilýär.

Belli bir beden agzasyny aýyrmak üçin halta özünde aýrylan preparaty saklamak hem-de daşyna çykarmak üçin niýetlenilendir. Halta onkologik we iriňli gaýnaglama kesellerinde öňki garnyň diwary bilen aýrylmaly agzanyň galtaşmagynyň öňüni alýar.

Kalipator üçin troakar guraly ýatgy ýollarynyň arka tarapyny saklamak we garyn boşlugyndan dokumany almak üçin gural (26-njy surat).

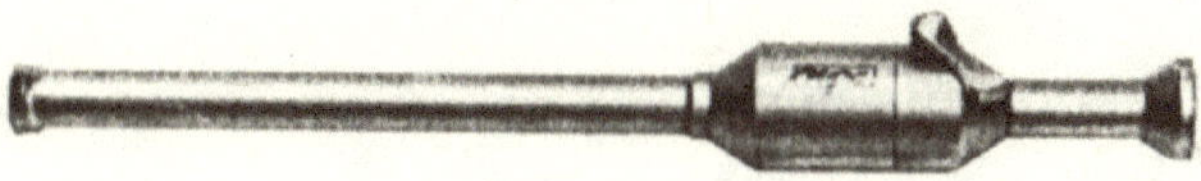

26-njy surat. Kalipator üçin troakar

TROAKAR 10 MM-LIK DYRNAKLY gysgyç bilen bilelikde ulanylýar. Aýrylýan dokumanyň ululygy 7-8 sm-den uly bolmaly däldir.

Bu gural dokumalary parçalamak üçin endoskopiki ulanylýan gural.

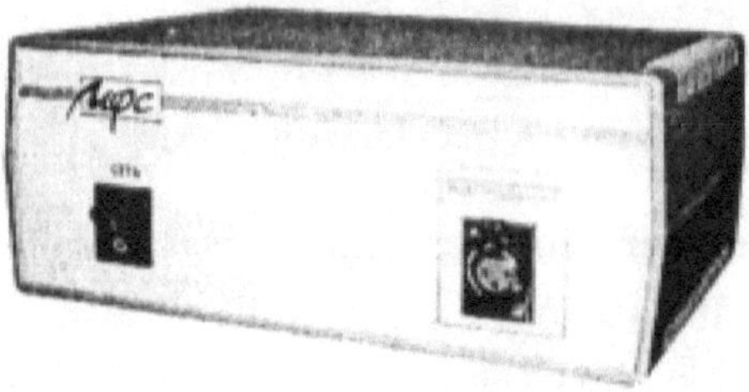

27-nji surat. Elektromehaniki morsilýator

Endoskopiki hirurgiýada **morsilýatorlar** ulanylýar (27-nji surat). Bu gurallar ginekologiýada, mioektomiýada ýa-da ýatgynyň amputasiýasynda hem ulanylýar. Gural laparoskopiki skleroektomiýada, adrenalektomiýada, nefroektomiýada, şeýle hem hirurgiýada ulanmak üçin peýdaly bolup biler.

Ol amaly operasion ýaranyň giňeldilmegi üçin ulanylýar.

Kömek ediji gurallar

Punksion iňňe deri punksiýa edilenden soň, oňa suwuklyk goýbermek üçin ulanylýar (28-nji surat).

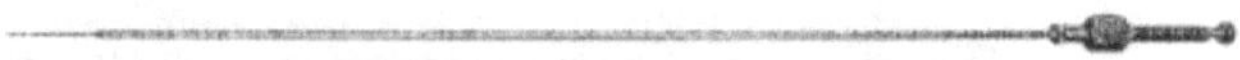

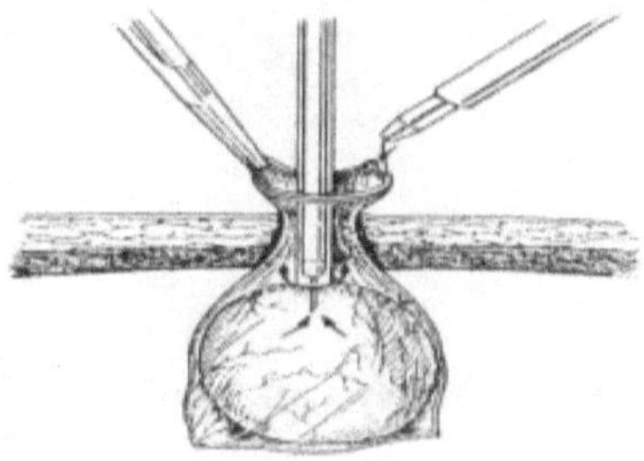

28-nji surat. Punksion iňňe. Polietilenli konteýnerde ýumurtgajygyň kistasynyň punksiýasy

Ýatgynyň kanýulasy indikokarmini ýatgynyň içki boşlugyna goýbermek we ýatgy turbasyndan geçirilişini görkezmek üçin ulanylýar.

Böwrekýany ýerleşýän ýagly dokumany gatlaklara bölýän guraldan peýdalanylanda sapakda widioperitanoskop operasiýasyny ýerine ýetirmek üçin balon-gidrodessektor ulanylýar. Ol böwrekler we peşew ýollary böleklenilende operatiw bejergi geçirmek üçin araçäklik döredýär. Böwrekýany ýag gatlagyny gatlaga bölmek üçin ulanylýar (29-njy surat).

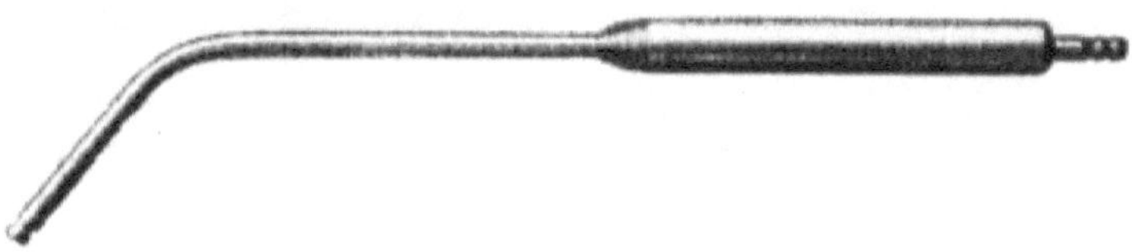

29-njy surat. Böwrekýany ýag gatlagyny gatlara bölmek üçin gural

ENDOSKOPIKI PLASTIKI hirurgiýa üçin gurallar (30-njy (a we b) suratlar). Bu gurallaryň topary diňe endohirurgiki plastiki operasiýalary ýerine ýetirmek üçin ulanylýar. Bu topar guralyň aýratyn tarapy – hirurgiýanyň talaby boýunça egrelýän elewatorlar (31-nji surat).

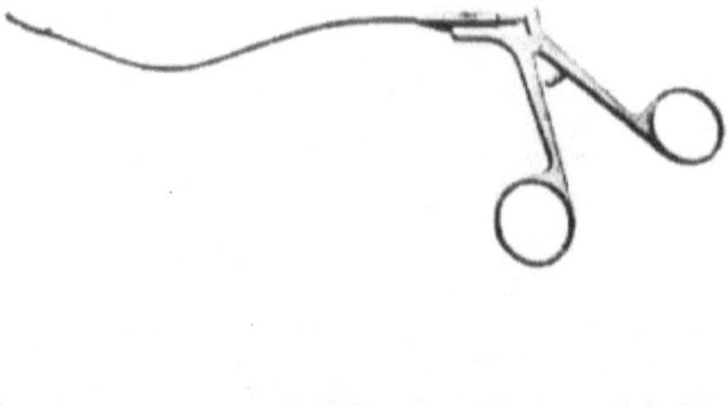

a)

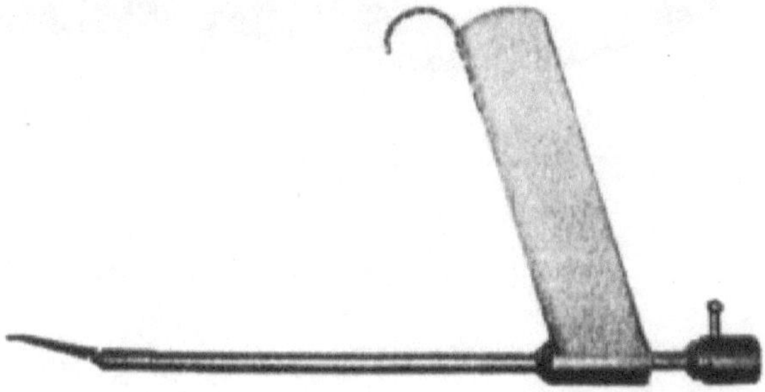

b)

30-njy surat:

a – plastiki hirurgiýa üçin egrelýän gural; b – plastiki hirurgiýa üçin retraktor galdyryjy

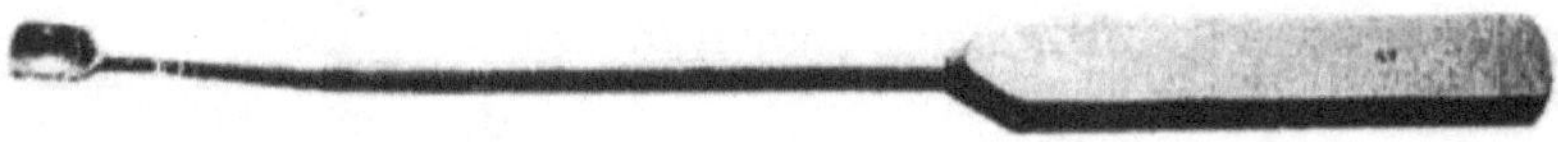

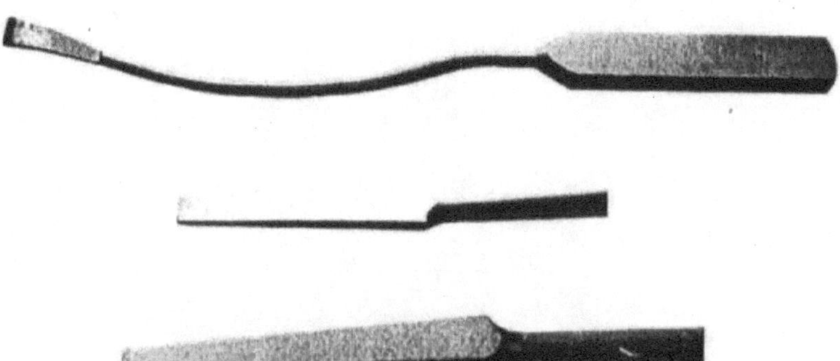

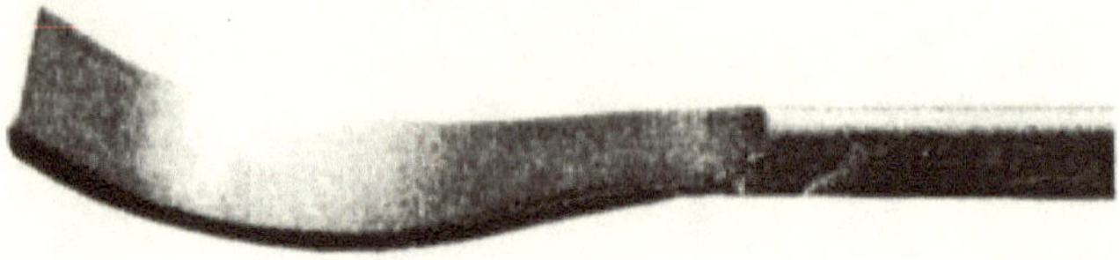

31-nji surat. Elewatorlar

KIÇI INWAZIW HIRURGIÝANYŇ ýüze çykmagy tutanýerli we täze gurallaryň, enjamlaryň hem-de abzallaryň işlenilip düzülmegini talap etdi. Şu gün kiçi inwaziw we endoskopiki hirurgiýa ähli hünärlerde diýen ýaly: aşgazan-içege ýollarynyň agzalarynyň laparoskopiýasynda, ginekologiýanyň laparoskopiýasynda, torakoskopiýada, endokrinologiýanyň endohirurgiýasynda, gistrorezektoskopiýada, endoskopiki neýrohirurgiýada, artro- we rinoskopiýada, urologiýada, flebologiýanyň endohirurgiýasynda, plastiki we estetiki hirurgiýada ulanylýar.

III BAP

AŞGAZANYŇ WE ONIKIBARMAK IÇEGÄNIŇ ÝARA-BAŞ KESELINIŇ ENDOSKOPIKI BEJERILIŞI

Aşgazanyň we onikibarmak içegäniň ýara-baş keseli

Epidemiologiýa. Aşgazanyň we onikibarmak içegäniň baş keseli giňden ýaýran kesel bolup durýar. Ýewropa döwletleriniň halkynyň 1-2%-i baş keselinden ejir çekýär. Ýaponiýada her 5-nji adam, Hindistanda her 4-nji adam baş keseli bilen keselleýär. Moskwa şäherinde her 100 müň adamdan 5 adamda, Sankt-Peterburgda her 100 müň adamdan 10 adamda gaýtalanýan başlar gabat gelýär. Onikibarmak içegäniň baş keseli köplenç 20-40 ýaşlarynda, aşgazanyň baş keseli, köplen, 40-60 ýaşlarda gabat gelýär.

Etiologiýasy we patogenezi. Aşgazanyň we onikibarmak içegäniň baş keseli polietiologik we polipatogenetik kesel bolmak bilen, beterlemegi, hroniki häsiýete geçmegi we ýygy-ýygydan gaýtalanyp durmagy bilen häsiýetlendirilýär. Nerw regulýasiýasynyň bozulmagy netijesinde hüjüm ediji faktorlaryň artmagy bilen, goraýjylyk ukybynyň peselmegi bilen bolup geçýän aşgazanyň ýa-da onikibarmak içegäniň nemli bardasynda uzak wagtlap bitmeýän çuň şikesiň emele gelmegine **baş keseli** diýilýär.

Etiologik faktorlar taýynlaýjy we emele getiriji faktorlara bölünýärler.Taýynlaýjy faktorlara genetiki taýynlygyň bolmagy näsaglaryň 30-40%-inde gabat gelýär. Bu näsaglarda parietal we

G-öýjükleriň sany aşgazanyň nemli bardasynda köpelýär. Iýmit kabul edilende genetiki taýynlygy bolan näsaglarda jogap reaksiýasy hökmünde gastriniň artykmaç bölünip çykmagy bolup geçýär. Duodenal başlar, köplenç, 0(I) gan toparly, aşgazanyň başy A(II) gan toparly adamlarda köp gabat gelýär. Psihologik şikesleriň yzygider bolmagy, psiho-emosional dartgynlylyklar 60-70% näsaglarda başyň döremegine getirýär. Başyň emele gelmegini düşündirýän nazaryýetler bar. olar: mehaniki, turşy peptiki, newrogen, damar we kortiko-wisterýalar we ş.m.. Kortiko-wisterýal, infeksion nazaryýetlerde baş keseliniň döremeginiň sebäplerini awtorlaryň hersi özüçe düşündirýärler. Bularyň hemmesi nerw-regulýasiýasynyň bozulmak nazaryýetinde jemlenýär. Hemme nazaryýetleri iki topara bölmek bolýar:

1. I topar nazaryýet aşgazanda we onikibarmak içegede döreýän ýerli özgerişleri göz öňünde tutýar.
2. 2. II topar nazaryýetiň tarapdarlary aşgazanda we onikibarmak içegede başyň döremegine bütin bedeniň ulgamlaýyn keseliniň ýerli ýüze çykmagynyň sebäp bolýandygyny tassyklaýarlar.

1. Şikeslenme nazaryýeti. Aşgazanda we onikibarmak içegede başyň döremegi dürli şikesleriň netijesi diýip hasaplanylýar. Olar mehaniki, termiki we himiki faktorlaryň agzanyň nemli bardasyna zeper ýetirmegi diýip düşündirilýär. Muňa gowy çeýnelmedik iýmitler, başga jisimler (metal we daş bilen işleýän adamlarda), çendenaşa gyzgyn iýmitiň iýilmegi, alkogol, çilim, kofeni köp içmek we ş.m.

2. Aşoffyň mehaniki ýa-da anatomo-funksional nasaryýeti. Bu nasaryýetiň tarapdarlary baş keselini nemli bardanyň birsyhly köp gaýtalanýan şikesleriniň netijesi diýip hasaplaýarlar.

Başyň, köplenç, kiçi aýlawda we onikibarmak içegede döreýänligi – bu ýerde nerw mehanizmleriniň iň köp ýeri bolup, gyjyndyryjy faktorlaryň köp täsir edýän ýeri hökmünde tassyklanylýar.

3. **Gan-damar nasaryýeti** başyň döremegine trombuň we emboliýanyň döreýän ýerinde gan aýlanyşynyň bozulmagynyň netijesi hökmünde garaýar. Haçan-da aşgazanyň gan damarlarynda gan aýlanyşygy bozulyp, aşgazanyň diwarlarynyň belli bir ýerinde gan üpjünçiligi peselse, ol ýerde infarkt, çäklenen gemorragiki infiltrat döreýär. Ol ýeri aşgazanyň şiresi bişirýär. Şondan soň eroziýa we baş emele gelýär.

4. **Çiş nasaryýeti.** Bu nasaryýetiň tarapdarlary baş keseliniň netijesinde kesilip aýrylan materiallaryň gistologiýasyny öwrenip: "Olaryň hemmesinde çişiň alamatlary bar, şonuň üçin öňürti çiş, soňra baş döreýär" diýip tassyklaýarlar. Birnäçe awtorlar (Gauzer, Geýrowskiý, Lange we başg.) baş keseliniň hemme görnüşlerinde gastritiki özgerişleri tapypdyrlar.

5. **Peptiki nasaryýet.** Bu nasaryýete laýyklykda baş aşgazan şiresiniň aşgazanyň belli bir ýerini bişirmegi bilen bagly diýlip tassyklanylýar, emma kliniki syn edilende bu nasaryýeti doly tassyklamak mümkin däl.

A. Birnäçe näsaglar köp wagtyň dowamynda gastrit bilen keselleýärler, turşulygy ýokary bolsa-da, olarda baş döremeýär.

B. Baş keseli turşulygy pes adamlarda hem bolýar.

6. **Newrogen nasaryýet.**

7. **Nerw regulýasiýasynyň bozulmak nasaryýeti.** Munda baş keseliniň döremegi n.vagus-yň tonusynyň ýokary galmagy bilen baglanyşdyrylýar.

. Bu nasaryýet ýene bir ýakyn nasaryýetleriň biri. Wegetatiw nerw ulgamynyň disgormoniýasy.

8. Nerw-trofiki nasaryýet. Şifer 1845-nji ýylda kelle beýnisiniň belli bir ýerine zeper ýetirip, tejribä goýulýan haýwanlaryň aşgazanynyň nemli bardasynda gemorragiýanyň we başyň emele gelýändigini belläpdir.

Daşky we içki gurşawdan täsir edýän ähli aşa gyjyndyryjy faktorlar, ilki bilen, beýniniň gabygyna täsir edýärler. Soňra gipotalamusyň öňki böleginde azaşan nerwiň ýadrosynda, azaşan nerwiň sütüninde tonus güýçlenýär, aşgazandaky nerw damarlarynyň mediatory bolan asetilholiniň çykarylyşy güýçlenýär. Asetilholin parietal öýjükleriň giperplaziýasyny, **G** öýjükleriniň gastrine duýujylygyny we aşgazanyň motorikasyny ýokarlandyrýar. Asetilholin aşgazanyň nemli bardasyna gönüden-göni gyjyndyryjy hökmünde täsir edýär. Şol bir wagtda aşa gyjyndyryjy faktorlar ikilenji ýagny gipotalamusyň yzky böleginde ýerleşýän gipofiziň işini ýokarlandyrýar. Adrenokortikotrop gormonlarynyň mukdary köpelýär. Bu gormonlar böwreküsti mäziň glýukokortikoid gormonlarynyň (prednizolonyň) çykarylyşyny ýokarlandyrýarlar. Bu gormonlar aşgazanyň nemli bardasynda fibroblastlarda ýerleşýän glikopolisahoridleriň sintezini azaldýarlar. Mineralakortikoidleriň işjeňliginiň peselmegi simpatiki nerw-regulýasiýasynyň mediatory noradrenaliniň çykarylyşyny azaldýar. Noradrenalin aşgazanyň nemli bardasynda prostaglandinleriň sintezini azaldýar. Prostglandinler aşgazanyň nemli bardasynda goraýyş neminiň çykarylyşyny sazlaýar. Netijede, aşa gyjyndyryjy impulslaryň täsiri hüjüm ediji faktorlary ýokarlandyrýar. Aşgazanyň we onikibarmak içegäniň goraýjylyk ukybyny peseldýär. Bu bolsa başyň döremegine getirýär. Aýratyn hem yzygiderli alkogol serişdelerini bidüzgün içmek, çilimkeşlik we çişiň garşysyna ulanylýan nesteroid derman serişdeleri aşgazanyň we onikibarmak içegäniň nemli bikarbonat gatlagynyň goraýjylyk ukybyny peseldýär.

9. Infeksion nasaryýeti. Gastro-enterologlaryň köpüsi baş keseliniň mikrob faktorynyň (Helikobakter pilory) bakteriýasynyň uly ähmiýetiniň bardygny belleýärler. Helikobakter pilory **S** görnüşli gramotrisatel bakteriýalardyr. Bu bakteriýa ureaza, proteaza, maltaza fermentlerini we nemiň şepbeşikligini peseldiji sitostatiki zäherleri öndürýär. Bu bakteriýa aşgazanyň we onikibarmak içegäniň epitelial gatlagynyň bitewüligini bozýar.

Olar ulserogen we ulserogen däl ýönekeý ştammlary boýunça tapawutlandyrylýar. Helikobakter pilory zeperlenen nemli barda täsir edýär. Onuň bölüp çykarýan sitotoksinleri çiş mediatorlarynyň boşamagyny we epiteliýalaryň destruksiýasyny döredýärler.

Toparlandyrma. Ýerleşişi, kliniki ýüze çykyşy, bejeriş aýratynlyklary boýunça baş keseli dört görnüşe bölünýär (Jonson boýunça):

1. Başyň subkardial we aşgazanyň göwresindäki ýerleşişi.
2. Onikibarmak içegedäki we aşgazandaky baş keseli.
3. Aşgazanyň prepiloriki bölümindäki baş keseli.
4. Onikibarmak içegedäki baş.

Kliniki geçişi

1.Ýiti baş nemli barda we ondan hem çuňda ýerleşýän gatlaga ýaýraýar.

2.Dowamly (hroniki) baş.

Kliniki alamatlary. Baş keseliniň esasy subýektiw alamatlarynyň biri keseliň ýitileşen döwründe agyrynyň peýda bolmagy bolup durýar. Onuň döreýän wagty ýaranyň ýerleşýän ýerini görkezip bilýär. Nahardan soň döreýän irki agyry aşgazanyň giçki, gijeki we aç agyrylary onikibarmak içegäniň ýarasyna mahsus bolup durýar. Agyrynyň güýji, ýaranyň çuňlugyna, ýaýraýan ýerine, alawlama hadysasynyň derejesine baglydyr. Kiçi egremde ýerleşýän ýara-başdaky agyry köp halatda sepirjekde duýulýar, aşgazanyň kardial bölüminde dörän ýarada agyry gylyç şekilli ösüntginiň töwereginde, pilorobulbar ýaralarda öňki orta çyzykdan sagrakda we göbegiň üstünden 5-7 sm ýokarda ýerleşýär. Aşgazanyň ýokarky bölümlerinde ýara dörände agyry döş süňküniň arka tarapyna ýaýraýar. Ýara-baş aşgazanyň çykyş bölegindе we onikibarmak içegäniň soganjygynda dörän wagty agyryny sag gapyrga ýaýynyň aşagyna berýär. Garny basanyňda ýerli myşsa agyrysy döreýär. Perkussiýada çuň palpasiýada zeperlenmäniň ýerleşişine görä ýerli agyry döreýär. Bu keselde sarygaýnama we turşy gägirme hem ýüze çykýar. Ýürekbulanma we porsy gägirme, gaýtarma ýara-baş keseliniň gaýraüzülmeleri ýok wagtynda az duş gelýär. Bu alamatlar aşgazanyň çykaryş ukybynyň bozulmagyny aňladýar. Ol aşgazanyň çykyş derwezesiniň uzaga çeken aýdyň alawlamasyny we daralmagyny aňladýar. Bu alamat remissiýada saklanyp galsa, onda ol aşgazanyň çykyş böleginiň bertikmeli daralmagyny aňladýar. Ýara-baş keselinde gusmak agyrynyň güýçlenen wagty ýüze çykýar. Ol holesistitdäki we pankreatitdäki gusmadan tapawutlylykda näsaga ýeňilleşmäni getirýär. Köp näsaglarda keseliň ýitileşen wagty içi gataýar, ol köp halatda ýogyn içegäniň spastiki diskineziýasy sebäpli döreýär. Käbir näsaglarda uly täretiň saklanmagy ýara-baş keseliniň ýitileşmegini aňladýar. Baş keseliniň gaýraüzülmeleri döremedik wagtynda näsagyň işdäsi adaty ýagdaýda bolýar – peselenok, käbir ýagdaýda köpelýär, esasan hem, duodenal ýara-başlarda açlygyň agyryly duýgusy peýda bolýar. Kesel ýitileşen wagty näsagyň umumy ýagdaýy beterleşýär, ýadawlyk, ysgynsyzlyk, derlemek işe ukyplylygyny peseldýär, näsaglar horlanýar (sitotabiýa – ýara-baş keselli näsaglarda beterlän dowründe agyrydan gorkup horlanmak), ýöne bejerişiň dowamynda olaryň agramy çalt kadalaşýar.

Aşgazanyň we onikibarmak içegäniň baş keseliniň klinikasy

Subýektiw alamatlar. Baş keseliniň esasy alamatlarynyň (simptomlarynyň) biri agyry. Ýara-baş keselinde dörän agyrynyň 7 sany aýratynlygy bar:

1.Ýerleşýän ýerine baglylykdaky agyry – epigastralgiýa. Eger-de baş piloro-duodenal bölümde bolsa agyry ak çyzygyň sag tarapynda bolýar. Käwagtlar agyry diňe arka tarapynda bolýar, sag ýa-da çep bykynda döreýän agyry has seýrek duşýar. Baş aşgazanyň ýokary böleginde, kiçi egremçede bolsa agyry ýüregiň töwereginde we döş kapasasynyň sepirjik süňkünde hem bolup biler, ýöne kesellide epigastral bölümde ýaýran agyry hem seýrek bolmaýar.

2. Iýmit iýilmegi bilen baglylykdaky agyry:

a) irki agyry – iýmit iýilenden soň 15-20 minutdan 1 sagada çenli aralykda;

b) giçki agyry iýmit iýilenden 1-2-3-4 sagat geçenden soň ýa-da näsag gaty ajygansoň, ýarygije peýda bolýar.

3. Iýmitiň möçberi we hili bilen baglylykdaky agyry. Ýara-baş keselinde agyry iýmitiň fiziki we himiki häsiýetleri bilen bagly bolýar.

4. Günüň dowamymda belli bir wagt bilen baglylygy. Bu hem baş keseliniň esasy alamatlarnyň biri bolup, birbada aşgazanyň iýmitden dolulygy bilen bagly ýaly, emma agyry, köplenç, belli bir wagtda - ilkagşam ýa-da giç, gije ýüze çykýar. Günüň beýleki wagtynda agyrmaýar ýa-da agyry pes bolýar.

5.Sodofagiýa. Näsag soda içenden soň agyry azalýar ýa-da aýrylýar.

6. Agyrynyň güýçlüligi we irradiasiýasy. Köplenç, agyry güýçli bolýar. Agyrynyň soryan, basýan, kesýän, ýakýan, deşýän ýa-da tutgaýly häsiýetleri bar, ýöne käbir näsaglarda agyrynyň bolmaýan

wagty hem bolýar. Agyry ýuwaş-ýuwaşdan güýçlenip, şeýle ýagdaýda hem pese düşýär. Iýmit iýlenden, suw, soda içilenden soň, näsag gusandan soň agyry azalýar.

7. Agyry güýçli bolanda näsaglar mädesiniň üstüni eliniň aýasy bilen basýarlar ýa-da şol ýerde gyzgynlyk goýýarlar.

- Dispeptiki alamatlar. Agyry döränden soň dispeptiki alamatlar baş keseliniň klinikasynyň üstüni doldurýar.
- Sarygaýnama – dispeptiki hadysalaryň köp duş gelýänleriniň biri (60-80%). Ol hem irki, giçki, näsag ajygan wagty we gijeki (sodofagiýa) bolýar . Adatça, sarygaýnama näsag soda içse ýeňleýär ýa-da aýrylýar.
- Gusmak (70-75%). Adatça, gusmak agyry güýçlenip ýokary derejä ýetende başlaýar.
- Içegäniň işiniň bozulmagy (50%). Näsaglaryň içiniň gatamagynyň, iç ýöremezligiň, esasan, 2 sebäbi bar:

a) wegetatiw nerw ulgamynyň distonikasy netijesinde ýogyn içegäniň diwarynyň girtdirmegi;

b) iýmitiň hili – iýmitde şlaklaryň azlygy.

- Içgeçme (14%) seýrek duşýar. Ol, köplenç, uzaga çeken iç ýöremezlikden soň gabat gelýär.
- Bagyr we öthalta. Keselliň ýagdaýy agyrlaşsa, bagyr azowlak çişýär, gowulaşsa kiçelýär.

Anyklanylyşy. Derňew barlaglary uly täretde gizlin gan ýüze çykarylanda we ganda retikulositoz bolan ýagdaýynda ganap duran ýaranyň bardygyny tassyklaýar. Rentgen barlagynda ýüze çykýan "nişa" alamaty esasy rentgenologik alamat bolup durýar. Onuň daşynda uly ýa-da kiçi möçberde ýagtylyk bolup, ol ýara-başyň daşyndaky alawlama aýlawyny aňladýar. Onuň daşynda hem nemli bardanyň eplenmeleriniň konwergensiýasy emele gelýär. Göni rentgenologik alamatlaryň ýok wagtynda goşmaça alamatlar göz öňünde tutulýar. Olar: aşgazanda bariniň 6 sagatdan köp saklanmagy, uly egremde we kiçi egremde regionar gysylmalar. Konweriniň halka alamatlary: spastiki ýygrylmak, prestaltikanyň, inçe içegäninň sekresiýasynyň güýçlenmegi, aşgazanyň çykyş derwezesiniň diş-diş görnüşli açylyp durmagy, aşgazanyň giposekresiýasy.

Ezofagogastroduodenoskopiýa aşgazanyň we onikibarmak içegäniň keselini bilmek üçin esasy usullaryň biridir. Ondan başga-da bu usul gastrobiopsiýa etmäge mümkinçilik berýär. Bejeriş ähmiýeti gan akýan damarlary termokoagulýasiýa etmek we ş.m.

Fibrogastroskopiýada keseliň ýitileşmegi, köplenç, ýara defekti we nemli bardanyň alawlamasy bilen häsiýetlendirilýär. Ýara, köplenç, tegelek, gyralary beýik, dogry, anyk çyzylan bolýar. Ýaranyň töwereginiň nemli bardasy çişen we doluganly, ýokary galyp duran aýlaw görnüşinde bolup, köplenç, agymtyl ýa-da sary-melemtil örtük bilen örtülendir (8-nji (a, b we ç) suratlar).

Rentgen barlagy funksional özgerişleri, patologiýa ojagynyň ýerleşişini bilmek üçin ulanylýar. Umumy barlagdan soň näsaga sulfat bariýniň suw ergini içirilip barlanylýar. Kada-da berlen kontrast jisim 1, 1/2 - 2 sagatdan soň aşgazandan doly çykýar.

Fibroskopiýa barlagy bilen nemli bardadan gistologik we sitologik barlaglara material hem alynýar.

Aşgazan sekresiýasynyň barlagy aşgazanyň işjeňliginiň bozulmalaryny ýüze çykarýar. Aşgazan sekresiýasynyň esasy görkezijileri aşgazan şiresiniň göwrümini, turşulygyny we pepsini barlamakdan duryar. Aşgazanyň sekresiýasy ýaranyň nirede ýerleşýänine baglylykda üýtgeýär: bulbar we pilorik ýara-başlarda turşulyk köpelýär.

Helikobakter piloriniň toplumyny ýüze çykarmagyň usullary

I. Endoskopiki usul.

1. Biopsiýa materialyny ulanmak.

2.Bakteriologik ekim-kulturany ösdürmek we mikrobiologik barlaglar: bakteriýalary anyklamakda materialy Gimze we gematoksilin-eozin bilen reňklemek usullary ulanylýar.

II. Biohimiki usul "ureaza testini" geçirmäge esaslanan. Helikobacter pilori (HP) köp mukdarda ureaza fermentini bölüp çykarýar, ýagny suwuklygyň (suwuň) – moçewinanyň bolmagy bilen olar ammiaga we kömürturşy gazyna öwrülýär.

1. Sary reňkli ýarymsuwuklykly gurşaw taýýarlanylýar. Oll öz düzüminde moçewinany we pH indikator maddasyny saklaýar. Moçewinanyň ureaza bilen birleşmesi gyzyl reňk berýär. Ol bolsa indikator kagyzyny reňkleýär.

2. Näsagyň dem goýberendäki howasynyň düzümi anyklanylýar. Kömürturşy gazynyň (CO_2-niň) sag adamlara garanda köp saklanmagy, ureazanyň we HP-nyň barlygyny anyklaýar.

III. Serologik usul.

IV. Immunologik anyklaýyş.

Bejerilişi. Berhiz tutmaly – ýiti naharlary iýmeli däl, kofe, alkogol içmeli däl, çilimi taşlamaly. Aşgazanyň turşulyk işläp çykarýan işjeňligini peseldýän dermanlary (H_2 - reseptorlary blokirleýän simetidini ýa-da ranitidini, kwamateli we ş.m.), M_2 – holinoblokatorlary - gastrosepini, antasidleri, nemli bardanyň özüni goramagyna täsir edýän dermanlary (almagel, de-nol), sedatiw serişdeleri kadaly ulanmaly.

Ýara-baş konserwatiw bejergi netijesinde gaýtalap dursa, operasiýa etmäge şu aşakdakylar otnositel esas hökmünde hyzmat edýär:

1. Birnäçe gezek konserwatiw ýol bilen bejerilenden soň gaýtalanýan baş.

2. Konserwatiw usul bilen bejerip bolmaýan (rezistent) we kliniki simptomlary durnukly (agyry, gusmak, gizlin gan akmak) ýara-baş keseli.

3. Anamnezinde birnäçe gezek gaýtalanýan gan akmak.

4. 6 aýyň dowamynda käwagt geçirilýän konserwatiw bejergiden soň bitmeýän kallýoz we goňşy agzalary penetrirleýän ýara-başlar, aşgazan baş keseli.

5. Perforasiýadan soň tikilen başyň gaýtalanmagy.

6. Başyň köp bolup, aşgazanyň güýçli turşulygy bilen gabat gelmegi.

Dermansyz we umumy bejergiler:

1. Berhiz.

2. Doly we dogry iýmitlenmek.

3. Günuň dowamynda 6 gezek az mukdarda ýygy-ýygydan iýmitlenmek.

4. Nahary mehaniki we himiki gyjyndyryjylardan çäklendirmeli, aşgazanyň

bölüp çykaryş işjeňligini sazlaýan maddalary uzak wagt ulanmakdan saklanmaly.

1. Aşa gyzgyn we aşa sowuk naharlary iýmeli däl.

Aşgazanyň we onikibarmak içegäniň ýara-baş keseliniň bejergisinde esasy antihelikobakterial serişdeleri bellemek zerurdyr. Olar: metronidozol (tinidozol), klaritromisin, amoksisillin, tetrasiklin, de-nol we ş.m.

Proton pompasynyň ingibitorlary :

1. Omeprazol (omez,omeprol, losek, zerosid,nolpaza) 20 mg-dan 2 wagtyna (1 aý).
2. Lanzoprazol (lansap) 30 mg-dan 2 wagtyna (10 gün).
3. Pantoprazol (kontrolok) 40 mg-dan 2 wagtyna (20 gün).
4. Rabeprazol (pariet) 20 mg-dan 2wagtyna (10 gün).

ANTASIDLER WE OLARYŇ gije-gündizlik möçberi:

1. Natriý gidrokorbanaty, magniý okisi (magneziýa) çökündili kalsiý karbonaty (hek,çökündili) - 0,5-1 g nahardan 1 ýa-da 3 sagat geçenden soň we gijesine; renni (magniý karbonaty bolan kalsiý karbonaty) - günde 3 wagtyna 1-2 gerdejikden nahardan 1 sagat geçenden soň we gijesine (1 aý).

2. Almagel günde 3 gezek 1 möçberlendirilen çemçe boýunça nahardan we

uklamazdan ozal,

3. Maaloks günde 3 wagtyna nahardan we uklamazdan l sagat ozal

1-2 gerdejikden ýa-da 1-2 paketden (20 gün).

4. Fosfolýugel günde 3 wagtyna 1-2 paketden nahardan 1,5-2 sagat öň we soň,

gijesine (1gün).

5. Gastal günde 4-6 wagtyna 1-2 gerdejikden (10 gün) nahardan bir sagat geçenden soň.

6. Gelýusil-lak 1 gerdejikden ýa-da 1 paketden nahardan1,5-2 sagat geçenden soň

we gijesine (10 gün).

Adsorbirleýji (wismut düzümli serişdeler):

1. Wikalin, wikair-1-2 gerdejikden günde 3 wagtyna nahardan soň öňünden 2 stakan suwda eretmek bilen (2 hepde).
2. De-nol (kolloid wismut substraty), wentrisol (wismutokisi) 120 mg günde 3 wagtyna nahardan 1 sagat öň we gijesine (2 hepde).

Gastrositoprotektorlar:

1. Mizoprostol, 200 mkg-dan günde 3 wagtyna naharyň yzýany we gijesine (1 hepde).
2. Enprostil, 35 mg-dan günde 3 wagtyna naharyň yzýany we gijesine (1 hepde).
3. De-nol, standart möçberlerde (1 hepde).
4. Wenter, 0,5-1 g günde 3 wagtyna nahardan 1-2 sagat öň we ýatmazdan ozal (1hepde).

Esasy antisekretor serişdeler (AS) :

A. Holinolitikler :

Selektiw däl – 0,1%-li atropin sulfaty, 5-8 damja günde 3 wagtyna (1 hepde).

Selektiw – gastrosepin, günde 2 wagtyna 25 mg ýa-da 50 mg (1 hepde).

A. H-2 blokatorlar (bu serişdeleriň 5 nesli bar):

1. Simetidin (zyýanly täsirleriniň köpdügi sebäpli, seýrek ulanylýar).
2. Ranitidin (zantak, ranisan), 150 mg 2 wagtyna (1 hepde).
3. Famotidin (ulfamid, gastorsidin,pepsid,lesi-dil, kwamatel), 20 ýa-da 40 mg 2 wagtyna (1 aý).
4. Nizatidin (aksid), 150 mg 2 wagtyna (1 aý).

5. Roksatidin, 150 mg 2 wagtyna gezek(1 aý).

1. Fitoterapiýa: ýapon saforasy, tozganyň güli, atgulak, ajy narpyz, şirguýruk,

sarygül.

2. Fizioterapiýa bejergisi. Näsaglaryň ýagdaýlary gowulaşan döwründe:

elektroforez nowokain bilen, dikain, platifilin, gyzdyryjy, parafin, ozokerit, applikasiýa, diadinamiki, sinusoidal modulirlenen toklar keseliň klinikasyny peseldýär, aşgazanyň sekresiýasyny, hereketini, gan aýlanyşyny gowulaşdyrýar, sowuklamany aýyrýar, endamyň kesele garşy goraýjylyk ukybyny ýokarlandyrýar.

3. Bejeriş bedenterbiýesi. Bejeriş gimnastikasynyň dowamlylygy, takmynan, 25-30 minut. Ölçegli dartgynly güýçdäki maşklary ulanmaly, fiziki agram dürli muskul toparlaryna deň we yzygiderli düşmeli, olary dem alyş maşklary bilen gezekleşdirmeli. Garyşyk,

asylma maşklary, gimnastika diwarlaryna daýanyp edilýän, garşylyk bilen edilýän maşklary, sagaldyş boluny (topuny) zyňmak we başga enjamlar bilen edilýän maşklary ulanmak maksadalaýykdyr.

4. Sypahana bejergisi. Möwç almaýan (remissiýa) döwründe şypahanalarda

bejergi almak maslahat berilýär. Türkmenistanda "Berzeňňi", "Arçman„ ýaly mineral suwly şypahanalar bar. "Arçman" şypahanasyna iberilýär. "Aşgabat" mineral suwy bilen içgi gömüşinde bejergi almak hem maslahat berilýär.

Hirurgiki bejergi. Aşgazan "Bilrot-I", "Bilrot-II" usullary bilen rezeksiýa edilende başy, aşgazanyň antral bölümini aýyrmak bilen birlikde gastriniň çykarylmasy kesilýär we aşgazanyň ep-esli böleginiň aýrylmagy bilen duz turşulygyny çykarýan ýaplanan öýjükleriň zolagy azalýar. Aşgazanyň turşulygy näçe güýçli bolsa, şonça-da aşgazanyň uly bölegi kesilip aýrylýar.

Onikibarmak içegäniň baş keseli gaty ýokary derejeli duz turşulygynyň sekresiýasy bilen, dekompensasiýaly stenozda baş bir wagtyň özünde onikibarmak içegede we aşgazanda bolanda ony bejermek üçin antrumektomiýa sütünli wagotomiýa bilen bile edilýär.

Häzirki döwürde rezeksiýa edilmeýän (agza bitewüligini saklayjy), turşulyk çykarylyşyny azaldýan operasiýalardan wagotomiýa usuly ulanylýar. Kliniki tejribede sütün wagotomiýasy bilen piloroplastikaly we piloroplastikasyz (daralmasy bolmasa) selektiw proksimal wagotomiýa ýa-da piloroplastika (daralmasy bolsa) giňden ulanylýar.

Sütünleýin we selektiw wagotomiýa edilenden soň aşgazanyň sekretor hem-de motor işjenligi peselýär.

Selektiw proksimal wagotomiýa ýerine ýetirilende azaşan nerwiň aşgazanyň göwresini we turşulyk işläp çykarýan ýaplanan öýjüklerini sazlaýan şahajyklary kesilýär.

Aşgazanyň antral bölüminiň we priwratnigiň hereket işjenligini ýerine ýetirýän Laterje aşgazan şahalary kesilmeýär, sebäbi olar aşgazanyň kadaly motor hem-de ewakuator işjenligini ýerine ýetirýärler. Şonuň üçin piloroplastikany etmeseň hem bolýar.

Geýneke-Mikuliçiň usuly boýunça piloroplastika edilende priwratnigiň proksimal hem-de distal taraplaryndan aşgazanyň we onikibarmak içegäniň diwarlary uzynlygyna kesilýär hem-de olaryň gyralary keseligine tikilýär.

Finneý boýunça piloroplastika edilende, ilki bilen, aşgazanyň antral böleginiň onikibarmak içegäniň öňki diwarlary seroza muskul tikini bilen tikilýär. Ondan soňra priwratnigiň üstünden ýaý şekilli aşgazan we onikibarmak içege kesilýär. Soňra anastomoz goýulýar.

Žabuleniň usuly bilen gastroduodenastomiýa edilende aşgazanyň antral bölümi bilen onikibarmak içegäniň distal bölüminiň arasynda gapdal-gapdala birigýän anastomoz emele getirilýär.

Aşgazanyň we onikibarmak içegäniň ýara-baş keseliniň çylşyrymlaşmalary: ýara-başyň ganamagy (5-10%), ýara-başyň deşilmegi (10%), aşgazanyň çykalgasynyň daralmagy (pilorostenoz) (10-40%), başyň penetrasiýasy, malignizasiýasy.

Aşgazan-içege gan akmasy

Gastroduodenal gan akmalarynyň 60-70%-i aşgazanyň we onikibarmak içegäniň baş keseli sebäpli bolýar. Bu çylşyrymlaşmalarda ölümçilik 2-8%-e ýetýär. Ýara-baş näçe çuň bolsa, şonça-da has uly damar zeperlenýär we ganakma has güýçli bolýar. Gizlin ganakmalar hroniki ýagdaýda kapillýarlaryň zeperlenmegi sebäpli bolýar. Bu, köplenç, demir ýetmezçilikli ganazlyk, umumy gowşaklyk we ganyň düzüminde gemoglobiniň, eritrositleriň azalmagy bilen utgaşýar.

Ganakmada döreýän esasy özgerişler

1. Aşgazan-içege ganakmasy sebäpli döreýän gipowolemiki şok.

2. Böwregiň süzüjiliginiň peselmegi we parenhimasynyň gipoksiýasy netijesinde döreýän böwrek ýetmezçiligi.

3. Bagryň gan aýlanyşygynyň peselmegi netijesinde döreýän dokumalaryň gipoksiýasy zerarly ýüze çykýan bagyr ýetmezçiligi.

4. Kislorod ýetmezçiligi netijesinde döreýän miokardyň infarkty.

5. Beýniniň gipoksiýasy we çişi.

6. Umumy zäherlenmäniň alamatlary.

Gan ýitirmegiň dört derejesi tapawutlandyrylýar.

1. **I dereje.** Dowamly gizlin ganakma, ganyň düzüminde gemoglobiniň görkezijisi az-kem peselen, gemodinamikanyň bozulma alamatlary ýok.
2. **II dereje.** Ýiti köp bolmadyk ganakma, ýüregiň ýygrylmagy we AGB kadaly, gemoglobin 100 g/l ýa-da ondan hem köpräk;
3. **III dereje.** Ýiti ganakma orta agyrlykda. (tahikardiýa, AGB-niň az-kem peselmegi gemoglobin 80 g/l-den az).
4. **IV dereje.** Agyr ganakma (AGB 80 mm.sim.süt.). PS 1 minutda 120 gezekden ýokary. Gemoglobin 60 g/l-den pes gemotokrit 30%-den pes, oligouriýa diurez 40 ml/s-den az.

Endoskopiki barlagyň netijesine esaslanyp aşgazanyň we onikibarmak içegäniň başynyň ganamagynyň Forrest boýunça üç derejesi tapawutlandyrylýar. Bu derejeleri bilmegiň bejeriş usulyny saýlamakda uly ähmiýeti bardyr.

1. **I dereje.** Aýdyň ganaýan baş.
2. **II dereje.** Täze ýüze çykan ganakmanyň duran alamatlary, başyň düýbünde trombirlenen damar görünýär, ganyň lagtasy başyň ýüzüni örtýär, aşgazanda we onikibarmak içegede ganyň galyndysy bolýar.
3. **III dereje.** Ganakmanyň aýdyň bildirýän alamatlarynyň bolmazlygy.

Käwagtlar görkezilen derejelerden **Forrest 1,2,3** diýip görkezilýär.

Berejilişi. Bejergi usuly saýlanylanda endoskopiki barlagyň netijesini göz öňünde tutmaly. Ganakmanyň güýçlüligini, dowamlylygyny, gaýtalanmasyny, näsagyň umumy ýagdaýyny we ýaşyny hasaba almaly.

Ganaýan başlaryň hirurgiki bejerilişi. Aýdyň ganakma endoskopiki we beýleki usullar bilen gan akmany duruzyp bolmaýan halatynda gyssagly operasiýa görkezme bolýar.

Ýerli gemostaz. Ganaýan başyň golaýynda nemasty gatlaga gemostatiki serişdeler goýberilýär. Olar: suwuklandyrylan fibrinogen, disinon, lukmançylyk ýelimi ýa-da trombiniň applikasiýasy, ganaýan damaryň koagulýasiýasy. Ýiti ganakmalaryň 90%-ine golaýy konserwatiw çäreler arkaly duruzylýar.

Ýerli gemostaz üçin etopsisklerol ulanylanda 80-90% ýagdaýda gowy netije gazanylýar. Çuň başlarda güýçli ganakmalar bu usullary geçirmäge garşy görkezme bolýar, sebäbi başyň deşilmegi ýa-da ganakmanyň güýçlenmegi ýaly çylşyrymlaşmalara getirmegi mümkin.

Angiografiýa barlagy astynda ganaýan damaryň başlanýan ulgamyna endoskopiki kateteriň kömegi bilen selektiw embolizasiýa geçirilýär.

Netijeli ýerli gemostazdan ýa-da konserwatiw bejergiden, näsagyň ýagdaýy gowulanandan soň gutarnykly bejeriş usuly kesgitlenilýär. Başyň häli-şindi gaýtadan ganamagy, anamnezinde başyň deşilip tikilmegi, pilorostenoz, penetrirleýji başlar, kallýoz, başlar malignizasiýa guman edilse, 3-4 aýyň dowamynda geçirilen konserwatiw bejergi netije bermese, meýilleşdirilen operasiýa görkezme bolýar.

Iň gowy netije berýän operasiýanyň radikal görnüşi aşgazanyň rezeksiýasydyr. Agyr näsaglarda arassa ýerli gemostaz ganaýan damary tikmek ýa-da onikibarmak içegäniň başynda ýerli gemostaz wagotomiýa bilen utgaşdyrylyp geçirilýär.

PILORODUODENAL STENOZ

Stenozirleýän başlar, aşgazan – onikibarmak içegäniň daralmagy. Bu hadysa, köplenç, aşgazanyň ýa-da onikibarmak içegäniň başlanýan ýerinde we aşgazanyň kardial bölüminde baş dörände ýüze çykýar.

Piloroduodenal gysylma üç döwre bölünýär:

1. Kompensasiýa döwri.

2. Subkompensasiýa döwri.

3. Dekompensasiýa döwri.

Kompensasiýa döwründe aşgazanyň muskullarynyň gipertrofiýasynyň we peristaltikanyň güýçlenmegi sebäpli aşgazanyň ewakuasiýasy bolýar.

Subkompensasiýa döwründe aşgazanyň ewakuasiýasy kynlaşýar, ýöne bu ýerde hem gipertrofiýanyň we peristaltikanyň hasabyna iýmit geçýär.

Dekompensasiýa döwründe aşgazanyň diwarlarynyň atoniýasy we onuň göwrüminiň giňemegi sebäpli iýmitiň onikibarmak içegä tarap geçirilişi kynlaşýar. Şol sebäpli näsaglaryň güýçli horlanmagy we madda çalşygnyň ähli görnüşleriniň aýdyň bozulmak alamatlary ýüze çykýar.

Kliniki alamatlary. Stenozyň kompensasiýa döwründe aşgazanyň ewakuasiýasy 4-6 sagatda, subkompensasiýa döwründe 8-24 sagatda gutarýar, dekompensasiýa döwürde bariý sulfaty aşgazanda 24-72 sagatdan soňam saklanýar.

Bejerilişi. Kompensasiýa döwründe bejeriş-anyklaýyş usuly geçirilenden soň spazmolitikleriň, başyň garşysyna toplumlaýyn bejergini, köşeşdiriji serişdeleri, iýmitiň berhizini berjaý etmeli.

Pilorodoudenal büzülmäniň II-we III derejelerinde hirurgiki bejeriş usuly maslahat berilýär. Piloroduodenal büzülmede esasy bejeriş usuly aşgazanyň rezeksiýasy – "Bilrot-II" ýa-da "Bilrot-I" usulydyr. Has agyr näsaglara aşgazanyň geçirijiligini dikeltmek üçin gastroenteroanastomoz goýmak maslahat berilýär.

Kähalatda, aýratyn hem, kompensasiýa döwründe hirurgiki bejerişi wagotomiýa pileroplastikanyň görnüşlerini ulanmak bilen geçirmek maslahat berilýär.

Başyň deşilmegi (perforasiýasy)

Başyň deşilmegi – başyň beterlemegi netijesinde aşgazanyň ýa-da onikibarmak içegäniň diwarynyň ähli gatlaklarynyň zeperlenmegi we içindäki ýokundylaryň garyn boşlugyna dökülmegi bilen häsiýetlendirilýär.

Aşgazanyň we onikibarmak içegäniň başynyň deşilmeginiň üç görnüşi tapawutlandyrylýar:

1. Başyň erkin garyn boşlugyna deşilmegi.

2. Başyň deşilip ýapylmagy.

3. Başyň mahsus däl deşilmegi.

Kähalatlarda başyň deşilmegi öň keseliň hiç hili alamatlary bolmadyk ýagdaýynda hem duşýar. Oňa **"lal başyň deşilmegi"** diýilýär (bu 20% ýagdaýda duşýar).

Aşgazandaky ýa-da onikibarmak içegedäki ýokary turşulygy bolan suwuklyklaryň, öt ýokundylarynyň garyn boşlugyna düşüp, garyn perdesine örän ýiti gyjyndyryjy täsir edýänligi sebäpli, garyn perdesinde reflektor üýtgeşmeler we agyry reaksiýasy emele gelýär. Ýuwaş-ýuwaşdan garyn perdesiniň nerw reseptorlarynyň paralitiki ysmazlygy ýüze çykýar. Eger-de öz wagtynda operatiw bejergi geçirilmese, ýaýran peritonit emele gelýär. Peritonitiň güýjemegi, bedeniň güýçli zäherlenmegi ähli ulgamlaryň we agzalaryň zeperlenmegine, madda çalşygynyň ähli görnüşleriniň bozulmagyna getirýär. Netijede, poliorgan ýetmezçiligi döräp, näsagyň ölmegi hem mümkin.

Bu çylşyrymlaşmanyň geçişiniň dört döwri tapawutlandyrylýar:

I döwür. Ilkinji şok döwri 1-6 sagat dowam edýär. Munuň esasynda nerw reseptor bozulmalar güýçli agyry bilen utgaşýar.

II döwür. Ýalandan rahatlanýan döwri. Başyň deşilmeginden 6-12 sagatdan soň başlanýar. Garnyň perdesiniň iriňli çişmegi netijesinde ekssudasiýa peýda bolup, agyry birneme köşeşýär.

III döwür. Bu başyň deşilmeginden 10-12 sagatdan soň başlanýar we 3-4 güne çenli dowam edýär. Güýçli intoksikasiýa ýaýran peritonitiň klinikasyna gabat gelýär.

IV terminal döwri. Bu başyň deşilmeginden 4 günden soň başlanýar. Güýçli intoksikasiýanyň netijesinde madda çalşygynyň ähli görnüşleriniň bozulmagy, soňra poliorgan ýetmezçiligi bilen häsiýetlendirilýär.

Klinikasy. Başyň deşilmegi bilen ilkinji döwürde epigastral sebitde örän güýçli pyçak sanjylan ýaly agyry döreýär. Onuň sebäbi turşy suwuklyklaryň garyn boşlugyna düşmegi bilen bagly. Näsaglary uly täretiň bolmazlygy, ýeliň çykmazlygy bimaza edýär. Kähalatlarda huşundan gidýär, şok reaksiýasy aýdyň ýüze çykýar.

Dik duruzylan ýagdaýda rentgenoskopiýa geçirilende bagyr bilen diafragma gümmeziniň aralygynda orak şekilli howa kölegesi kesgitlenilýär.

Eger-de rentgenoskopiýa barlagynda howa bolmasa, keseliň kesgidini doly tassyklamak üçin aşgazana zond goýup howa goýbermeli (1 litr) goýbermeli. Şondan soň, eger deşilen bolsa, rentgen barlagynda howa kölegesi ýüze çykarylýar.

Başyň deşilmeginden 4 sagatdan 8-12 sagada çenli wagtda kliniki suraty düýbünden üýtgeýär.

Aşgazanyň yzky diwarynyň deşilmegi. Aşgazanyň içindäki zatlar içýag horjunyna dökülýär. Garnyň ýokarky böleginde döreýän ýiti agyry başyň garyn boşlugyna deşilmesindäki ýaly güýçli däl. Garnyň muskullarynyň dartgynlylygy bildirýär. Barlanylanda garyn boşlugynda erkin suwuklyk tapylmaýar, bagyr kütekligi kesgitlenilýär. Garyn boşlugynda howa bildirmeýär. Kesel wagtynda anyklanylmasa, içýag horjunynda absses emele gelip, tiz wagtyň içinde ol ýarylyp iriň garyn boşlugyna akýar we örän agyr geçýän peritonite getirýär.

Bejerilişi. Başyň deşilmeginiň bejerilişinde diňe operatiw usul ulanylýar. Operatiw bejergi näçe ir geçirilse, şonça-da näsaglar basym sagalýar. Operaiýa haýsy hem bolsa näbelli sebäplere görä gijikdirilse, ölümçilige getirip bilýär. Ilkinji 6 sagadyň dowamynda geçirilse ölümçilik bolmaýar. Başyň deşilmeginden 24 sagat geçenden soň operasiýa geçirilse, ölümçilik 8-10%-e ýetýär, eger operatiw bejergi 3 günden gijikdirilse, ölümçilik 30%-den geçýär.

Operasiýanyň maksady garyn boşlugyny aşgazandan ýa-da onikibarmak içegeden düşen suwuklyklardan mäkäm arassalamakdan, emele gelen peritonitiň bejergisini geçirmekden, peritonitiň esasy sebäbini aýyrmakdan durýar. Has amatly gowy netije berýän (radikal) operasiýa aşgazanyň rezeksiýasydyr, ýöne köp halatlarda deşilen deşik tikilýär, uly içýagyň iýmitlenýän bölegi bilen peritonizasiýa edilýär.

Penetrasiýa. Penetrirleýji başlar – aşgazanyň ýa-da onikibarmak içegäniň dowamly başynyň goňşy agzalara ýaýramagy.

Aşgazanyň we onikibarmak içegäniň baş keseliniň iň bir agyr we howply çylşyrymlaşmalarynyň biri goňşy agzalara penetrasiýasydyr. Başyň goňşy agzalara penetrasiýasy atipiki geçýänligi, alamatlarynyň köpdürlüligi we konserwatiw bejerginiň netijesizligi bilen tapawutlanýar.

Anyklanylyşy. Endoskopiki barlagda çuň baş gyralarynda we düýbünde çüýrüntgili örtükleri bilen bolýar. Şol ýerde başyň töweregindäki aşgazanyň ýa-da onikibarmak içegäniň diwarlarynyň hereketiniň çäklenmesi (diwaryň berkeme alamaty) bar. Howa goýberilende başyň ýerleşýän ýerinden başga diwarlary ýazylýar.

Bejerilişi. Penetrirleýji başlar diňe hirurgiki usul bilen bejerilýär. Operaiýa, köplenç, aşgazanyň baş bilen kesilip aýrylmagy bilen geçirilýär. Ilkibaşda aşgazanyň ýa-da onikibarmak içegäniň penetrasiýa bolan ýeri onuň ýelmeşen agzasyndan aýrylýar. Ondan soň aşgazanyň ýa-da onikibarmak içegäniň diwarynda aýdyň deşik (defekt) emele gelýär. Käbir ýagdaýlarda aşgazanyň ýa-da onikibarmak içegäniň penetrasiýa bolan ýeri ýelmeşen agzasyndan aýrylandan soň başly deşik kesilip aýrylýar we tikilýär, soňra wagotomiýa drenirleýji operasiýa bilen ýerine ýetirilýär.

11.5. Kallýozly başlar

Başyň uzak wagtlap dowam etmegi netijesinde başyň gyralary we düýbi birleşdiriji dokuma bilen galňaýar. Muňa häsiýetli mydamalyk agyrynyň bolmagy, agyr geçmegi, pasyllaýynlygyň bolmazlygy, başyň birleşdiriji dokuma bilen galňan ýerinde nemli bardanyň regenerasiýa ukybynyň bolmazlygy netijesinde başyň garşysyna geçirilen bejerginiň netijesizligi mahsusdyr.

Bejerilişi. Kollýozly başlaryň bejergisi diňe hirurgiki ýol bilen amala aşyrylýar. Onuň sebäbi-de täze döremä geçmek howplulygy göz öňünde tutulýar. Esasy baş bilen bilelikde aşgazanyň rezeksiýasy amala aşyrylýar. Beden bitewüligini saklaýan operasiýalar diňe başdan biopsiýa alnan materialda atipiki öýjükler bolmadyk ýagdaýynda geçirilýär.

Malignizasiýa.Başyň çäklenmedik täze döremä öwrülmegi

Baş keselli näsaglaryň 54%-inde bu çylşyrymlaşma ýüze çykýar. Bu, aýratyn hem, aşgazanyň başynda köp gabat gelýär. Seýrek ýagdaýlarda onikibarmak içegäniň baş keseliniň täze döremä öwrülmegi hem bolup bilýär.

Ýuwaş-ýuwaşdan pasyllaýynlyk aýrylýar. Agyry, ýürekbulanma, gaýtarmak mydamalyk häsiýete geçýär we gaty güýçli bolmaýar.

Aşgazanyň täze döremä häsiýetli az alamatlarynyň toplumy: sebäpsiz horlanmak, işdäsiniň kemelmegi, aýratyn hem, et önümlerine ýigrenç döremegi, fiziki taýdan gowşaklyk, durmuşa bolan höwesiniň gaçmagy, asteno-newrotiki sindromyň ýüze çykmagy. Ganyň umumy derňewinde EÇT ýokarlanýar. Aşgazanyň şire bölüp çykaryşy, turşulygy aýdyň peselýär.

Gutarnykly kesel kesgidi rentgen we FGDS barlaglarynyň netijesinden soň goýulýar. Rentgen barlagynda başdan dörän nişa ýasylanan. Ol gaty çuň däl, gyralary gataňsy, käwagt güberýär. Atipiki öýjükler we çäklenmedik täze döremä mahsus alamatlar tapylandan soň kesel kesgidi gutarnykly tassyklanylýar.

Wagtynda geçirilen operasiýa näsaglaryň düýpli sagalmaklaryna getirýär. Ölümçilik 3-5%-e deň. Giçki netijeleri onko hadysanyň geçişine, häsiýetine we operasiýanyň geçirilişine bagly.

LAPAROSKOPIKI BEJERILIŞ

Az şikesli laparoskopiki operasiýalaryň girizilmegi açyk geçirilýän hirurgiki operasiýalara alternatiw usul bolmak bilen, baş keseliniň hirurgiki bejerilişinde esasy orny eýeleýär.

R.Goh we **S.Kim** 1992-nji ýylda dünýäde ilkinji bolup aşgazanyň rezeksiýasyny laparoskopiki usulda geçirdiler. Soňky ýyllarda dünýäniň belli hirurgiki merkezlerinde laparoskopiki wagotomiýanyň görnüşleri giňden girizilip başlandy. Tehniki taýdan geçirip bolýan we gowy netijesi bolan operasiýa I.I.Hilliň, G.I.Borkeriň modifisirlenen öňki selektiw we yzky sütünleýin wagotomiýasy hasap edilýär.

Laparoskopiki operasiýalaryň (beden bitewiligini saklaýan wagotomiýa we rezeksiýa görnüşleriniň) geçirilmegi – bu ynamly maddy-tehniki üpjünçiligiň ýeterlik derejeli we hünärmenleriň ýokary derejeli bolmagynyň alamatydyr (32-nji surat).

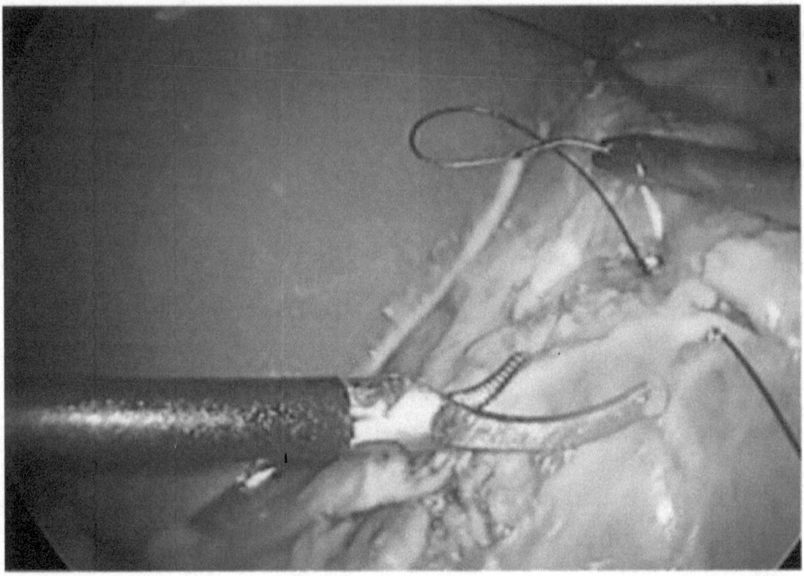

32-nji surat. Aşgazanyň perforatiw başynyň laparoskopiki tikilmegi

PEPTIKI BAŞLARYŇ DÖREMEGI 1799-njy ýylda ýazylan hem bolsa, ol XX asyryň keseli hasaplanyar. Bu kesel 1900-nji ýyla çenli giňden ýaýrandy, şol sebäpden eýýäm şol dowürde başyň garşysyna konserwatiw we operatiw bejeriş usullary doredilipdi we özleşdirilipdi. Ilkinji tapylan serişdeler turşulyk çykarýan pariýetal öýjükleriň işini togtatmaga bagyşlanýar. Duz turşusynyň çykarylyşynyň azaşan nerwiň işiniň sazlaşygy netijesinde bolýandygyny göz öňünde tutup, has amatly (selektiw) hirurgiki operasiýa hökmünde sütünleýin wagotomiýa maslahat berilyär (33-nji surat). 1943-nji ýylda sütünleýin wagotomiýanyň girizilmegi şol döwürde peptiki başlaryň bejerilişinde giňden ýaýran aşgazanyň rezeksiýasy edilip bejeriş usulynyň ep-esli azalmagyna getirýqr. 1983-nji ýylda **Marşall** we **Warren** tarapyndan Helikobakter-pilory mikroorganizminiň baş keseliniň etiologiýasynda uly ornunyň bardygy bilnenden soň, peptikini başlaryň bejerilişinde uly özgertmeleriň bolmagyna getirdi. Aşgazanyň turşulyk çykaryşyny peseltmek we Helikobakter-pilory mikrobyny ýok etmek üçin ýokary netijeli derman serişdeleriniň ýüze çykmagy dermanlar bilen bejerginiň çylşyrymlaşmadyk peptiki başlarda has öňe saýlanmagyna we operatiw bejeriş usulynyň geçirilişiniň azalmagyna getirdi.

Soňky ýyllarda peptiki baş keselinde geçirilýän meýilleşdirilen operasiýalaryň azalandygyna garamazdan, klinikalara baş keseliniň agyr çylşyrymlaşmalary bilen düşýänleriň sanynyň köpelmegine getirdi. Operatiw bejeriş usuly baş keseliniň agyr çylşyrymlaşmalary bilen düşýän näsaglarda esasy bejeriş usuly bolup durýar. Aýratyn hem, ganakmalarda, başyň deşilmeginde, penetirleýji başlarda we pilorostenozda ähmiýetli bolup durýar. Soňky onýyllyklaryň içinde baş keseliniň agyr çylşyrymlaşmalary bilen düşen näsaglarda gaýragoýulmasyz şertlerde operatiw usullaryň geçirilmegi, bularda ölümçiligiň sanynyň has artmagyna getirdi. Şol sebäpli we ählumumy geçirilýän operatiw bejeriş usullarynyň az şikesli usullara ýykgyn edilmegi aşgazanyň baş keselinde laparoskopiki hirurgiya usulynyň ýaýbanlanmagyna getirdi. Laparoskopiki wagotomiýa (aýratyn hem, ýokary selektiw) we onikibarmak içegäniň deşilen başlaryny tikmek, açyk usullar bilen geçirilýän operasiýalaryň netijeleri bilen deňeşdirilende operasiýadan soňky dikeldiş döwrüniň mese-mälim yeňil we çalt dikelmegine we deň netijeleriň gazanylmagyna getiryär. Anatomiýasy. Azaşan nerwiň sag we çep süýümleri aşgazanyň parasimpatiki innerwasiýasyny we aşgazan-içege ýollarynyň galan bölümlerini üpjün edyär. Diafragmal deşigiň töwereginde gyzylödegiň daşky diwary bilen golaý baglanyşygy bolup, sag we çep sütünler embrional içegeleriň ýokarky böleginiň aýlanýan (rotasiýa) ugruny aňladýar. Azaşdyryjy nerwiň sag sütüni gabat gelenine görä yzky bölege geçyär, çep sütün öňe tarap egrelyär. Gyzylödek aşgazan geçelgesine barmanka yzky sütün ikä bölünýär, guş çyrmaşmalaryna öz şahasyny ugradyar. Öňki sütün bölünyär, bir şahasyny bagra tarap ugradýar. Yzky we öňki aşgazan sütünleri (Laterze nerw damarlary) kiçi egremçäniň ugry boýunça bölünip, has ownuk şahalar bilen aşgazanyň diwaryna çykyarlar. Ilkinji çykýan şahalary "guş" aýajyklarynda "gutarýar, priwratnigiň innerwasiýasyny amala aşyrýar we aşgazanyň dowamy onuň boşamagynyň regulýasiýasyny amala aşyryar.

Patofiziologiýa. Pariýetal öýjükler tarapyndan duz turşusynyň çykarylyşynyň regulýasiýasy çylşyrymly gormonal we neýronal signallar tarapyndan amala aşyrylyar. Duz turşusynyň çykarylyşy gönüden-göni wagus innerwasiýasynyň, ýagny enterohromaffin öýjükleri tarapyndan parakrin gistaminiň çykmagy antral **G** öýjükleriniň gatnaşmagynda . Aşgazanyň nemli bardasy bikarbonatlara baý bolan prostoglandinleriň çykarylyşyny sazlaýan nem gatlagy bilen goralandyr. Peptiki başlaryň ýüze çykmagy iki sany faktora bagly: Helikobakter pilori we çişiň garşysyna ulanylýan nesteroid derman serişdeleriniň netijesinde ýuze çykýar. Çişiň garşysyna ulanylýan (nesteroid dermanlary aşgazanyň nem gatlagynyň prostoglandin çykarylyşyna päsgel beryär we yzygiderli gyjyndyrylmagyna we başyň döremegine getiryär. Çişiň garşysyna ulanylýan nesteroid dermanlarynyň yzygiderli ulanylmagy gastrointestonal gaýraüzülmeleriň ýüze çykmak howpuny döredyär. Muňa, aýratyn hem, goşmaça faktorlar Helikobakter pilori infeksiýasy, nasaglaryň ýaşynyň uly bolmagy, goşmaça keselleriň bolmagy, çilimkeşlik we ş.m. täsir edýär. Eger baş keseli ýygy-ýygydan gaýtalanan ýa-da başyň konserwatiw bejergisiniň netijeliligi pes bolan ýagdaýynda nasaglaryň nesteroid derman serişdelerini gizlin ulanmaýanlygyna hökman göz ýetirmeli.

Helikobakter pilori ilkinji gezek 80-95% duodenal başly näsaglarda ýüze çykaryldy, 65-95% näsaglarda aşgazanyň başy bilen ýüze çykaryldy. Soňky ýyllarda birnäçe ösen döwletlerde baş keseliniň ýüze çykmagy 90% ýagdaýlarda Helikobakter pilory infeksiýasy bilen baglanyşykly diýip hasap edilýär. Helikobakter pilory başyň döremeginde aşgazanyň ýa-da onikibarmak içegäniň nemli bardasynda birnäçe üýtgeşmeleri ýüze çykarýar: turşulygyň çykarylyşy güýçlenýär, duodenal şiresinde bikarbonatlaryň çykarylyşy azalýar. Soňky ýyllarda aşgazanyň ýa-da onikibarmak içegäniň baş keseliniň çylşyrymlaşmalary sebäpli operasiýa taýýarlanylanda, Helikobakter pilory infeksiýasynyň garşysyna doly bejergi geçirenligi hakyndaky tassyklanylan maglumaty bolmaly. Helikobakter terapiýasy, köplenç, turşulyk çykarylyşyny azaldýan derman serişdeleri antibiotikler bilen utgaşdyrylsa, gowy netijeleler gazanylýar (amoksillin we metronadizol iki hepdäniň dowamynda).

Klinikasy. Baş keseliniň ýüze çykmagy epigastral sebitde çydap bolmaýan güýçli agyry bilen başlanýar. Onikibarmak içegede ýerleşen başlarda güýçli agyry bolman hem biler. Käbir ýagdaýlarda konserwatiw bejergä boýun egmeýän başlaryň görnüşleri gabat gelýär. 8-12 hepdäniň dowamynda geçirilen derman serişdeleri bilen bejergiden soň bitmeýär (prepiloriki başlar). Soňky ýyllarda derman serişdeleri bilen bejerginiň netijesinde gazanylan üstünlikler peptiki başlaryň we hirurgiki operasiýalaryň azalmagyna getirdi. Operatiw bejergä bolan görkezmelere degişli baş keseliniň gaýraüzülmeleri; pilorostenoz, başdan ganakmalar, başyň deşilmegi, goňşy agzalara penetrasiýasy ýa-da näsaglaryň uzak wagtlap derman serişdeleri bilen bejergiden saklanmaklary degişli bolýar. Çylşyrymlaşmadyk başlarda we käbir konserwatiw bejergä boýun bolmaýan (prepiloriki baş) baş keseliniň görnüşlerinde proksimal selektiw wagotomiýa iň oňaýly saýlanyp alynýan hirurgiki bejergi hasaplanylýar. Umuman, wagotamiýa operasiýasynyň geçişi beýleki radikal geçirilýän operasiýalar bilen deňeşdirilende agyr bolmaýar, operasiýadan soňky çylşyrymlaşmalar öran seýrek gabat gelýär. Klinikada näsaglaryň gysga möhletde bolmaklary we ölümçiligiň düýbünden bolmazlygy gazanylýar. Umumy kabul edilen selektiw wagotomiýa geçirilenden soň bu nasaglaryň 10%-inde başyň gaýtalanmagy bolup biler. Sütünleýin wagotomiýa we antrumektamiýa operasiýasy geçirilenden soň, baş keseliniň gaýtalanmasy öran seýrek duşýar, ýöne mundan soň, köplenç, diareýanyň hem-de demping sindromynyň ýüze çykmagy köp duşýär. Soňky 10 ýylyň içinde baş keseliniň çylşyrymlaşan görnüşlerinde laparoskopiki bejeriş usullary ulanylyp başlandy. Baş keseliniň çylşyrymlaşan görnüşlerinde laparoskopiki geçirilýän görnüşleri howpsuz we amatly hasaplanylýar. Laparoskopiki girelgeleriň artykmaçlygy: näsaglar üçin örän amatlydygy hem-de önki ýagdaýyna basym we çalt gelip bilýänligi, munda ölümçiligiň düýpden bolmaýanlygy düşündirilýär (33-nji surat).

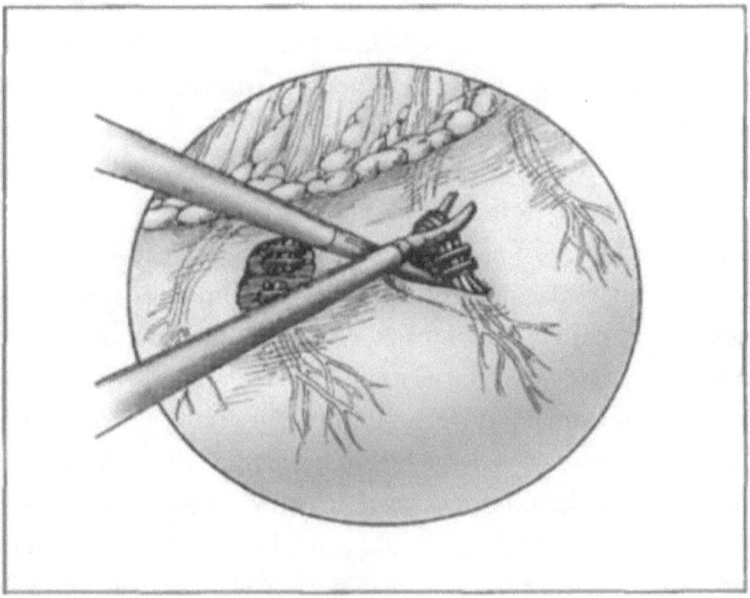

33-nji surat. Aşgazanyň wagotomiýasy

IV BAP

INÇE WE ÝOGYN IÇEGÄNIŇ KESELLERINIŇ ENDOSKOPIKI BEJERILIŞI

Proktologiki keselli näsaglary barlamagyň usullary

1. Göni içegäniň barmak barlagy ýörite usullaryň arasynda birinji bilen we hökmany suratda geçirilmelidir. Bu barlag usuly diňe şu aşakdaky ýagdaýlarda garşy görkezilendir: göni içegäniň aşaky böleginiň daralmalary (strikturalary), şeýle hem ýiti paraproktitler, anal jaýryklary, babasyl düwünleriniň ýiti trombozy we şol zerarly ýüze çykýan güýçli agyrylar.

2. Rektoskopiýa wagtynda rektoskop mandren bilen birlikde göni içegäniň jümmüşine 6-7 sm töweregi goýberilýär. Soňra mandren aýrylýar we rektoskopyň hereketlendirilmegi görüş arkaly sazlanylýar.

3. Anoskopiýa usuly ýörite anoskop arkaly geçirilip, ol esasy göni içegäniň, aýratyn hem, sigma görnüşli içegäniň kesellerini ýüze çykarmakda uly ähmiýete eýedir.

4. Rektoromanoskopiýa. Rektoromanoskopiýa hem proktologa ýüz tutan näsaglarda hökmany geçirilmeli barlag usuly bolup, ol barmak barlagyndan soňra, kolonoskopiýadan we ýogyn içegäniň rentgenologik barlaglaryndan öňürti geçirilmelidir.

5. Kolonoskopiýa soňky döwürlerde has giňden peýdalanylýar. Bu usul bilen ýogyn içegäniň 20 sm-den 100 sm-e çenli bolan çuňlugynda barlag geçirmek mümkindir.

Ýogyn içegäniň doga dörän keselleri

Keseliň sebäbi henize çenli anyklanylmadyk. Birnäçe çaklamalara görä, enesiniň içinde ösüş döwründe çaganyň içegeleri garyn boşlugynyň çep ýa-da sag böleginde ýerleşip galan bolmagy mümkindir, kähalatlarda köriçegäniň diňe özüniň bagryň aşagynda ýerleşip galýan wagtlary hem bolýar. Içegeleriň hemme ulgamlarynyň birlikde uzalan ýagdaýyna hem duş gelinýär, Muňa lukmançylyk dilinde **dolihokoliýa** diýilýär ýa-da diňe içegäniň aýratyn bir ulgamy uzalan bolýar. Oňa sigma görnüşli içege mysal bolup biler. Lukmançylyk dilinde muňa **dolihosigma** diýilýär. Ine, şunuň ýaly halatlarda içegäniň hereket etdiriji we onuň içindäki tezege öwrülen maddalary öňe sürüji (ewakuirlemek) alamatlary bozulýar.

Gaty seýrek ýagdaýda tutuş ýogyn içegede "goşa atar tüpeňiň nili" ýaly goşalanan ýogyn içegä duş gelinyär.

Girşprungyň keseli

Ýogyn içegäniň çakdanaşa giňelip, onuň hereket etdiriji we onuň içindäki tezege öwrülen maddalaryny öňe sürüji alamatlarynyň bozulmagyna **Girşprungyň keseli** diýilýär. Bu kesel adamyň içini çişirip, içiniň ýöremezligine eltýär.

Girşprungyň keseli ýogyn içegäniň doga dörän kesellerine degişlidir. Bu ýaş we mekdep ýaşly çagalarda köp duş gelýär, uly ýaşly adamlarda bolsa örän seýrek gabat gelýär.

Birnäçe ylmy çeşmeleriň netijesinde Girşprungyň keseliniň döremeginiň düýp sebäbi wegetatiw nerw ulgamlarynyň bozulmagy, ýagny anomal ýa-da awtonom nerw ulgamynyň bozulmagy bolup durýar. Esasan, kadaly ösmedik düwne degişli (ganglionar) muskullaryň arasyndaky nerw şahajyklarynyň (Auerbah) ýa-da içegäniň nemli bardasynyň (Meýsner) nerw süýümleriniň birleşýän ýeri doly ösmedik ýagdaýynda döreýär.

Içegäniň haýsy hem bolsa bir ulgamynda nerw düwni ýok ýagdaýynda içege yzygiderli we elmydamalyk gysylyp guruşmak bilen hereketden galýar. Netijede, şol gysylan ulgamlardan ýokardaky içege iýmit jisimlerini wagtly-wagtynda geçirip bilmän, kadaly ýagdaýyny ýitirip, kem-kemden halta ýaly giňelip galýar.

Klinikasy. Keseliň taryhyndan hem-de näsagyň arzlaryndan başga-da wajyp mesele – näsaga seredip görmeli, esasan hem, durnukly dowamda näsagyň içiniň ýöremezligi sebäpli, onuň garnynyň ulalandygyny anyklamaly. Garyn ellenilip görlende içege ulgamlarynyň gazdan doly bolmagy bilen, onuň böwen ýaly çişenini, kähalatlarda bolsa gatan tezeklere eliň degýänini bilýäris.

Rektoromanoskopiýa edilen wagtynda göni içegäniň çakdanaşa gurşanlygy sebäpli, rektoskop kynlyk bilen geçýär, haçan-da ýuwaşlyk bilen çykarylan pursadynda "derýanyň kenarynyň opurylyşy ýaly" içegäniň diwarlary çogup, içegäniň giňelen ulgamyny tiz doldurýar, özi-de şol ýerdäki içegäniň ulgamy elmydama uly täretden doly bolýar.

Bejerilişi. Hirurgiki operasiýa usuly bilen bejerilýär. Konserwatiw bejergi diňe operasiýa taýýarlamak üçin ulanylýar.

Ýogyn içegäniň mahsus däl baş keseli

Bu kesel özboluşly, özi-de hroniki çişli ýogyn aýlawly we göni içegäniň içki diwaryny çüýrediji baş keselini döredýär. Ol lukmanlaryň amaly işinde köp duş gelýär.

Etiologiýasy doly öwrenilmedik. Ylmy we amaly gözegçiligiň maglumatlaryna görä, ýagny mahsus mikroblar ýa-da wiruslar sebäp bolaýmasyn diýilýän çaklamalar bar. Keseliň döremeginde köp halatlarda allergiýanyň wajyp orny bar diýlip çaklanylýar.

Şu keseliň döremegine ýardam berýän zadyň sebäbiniň ýene-de biri, ol hem adamyň bedenindäki, has dogrusy, ganyň düzümindäki tebigy biologik mikroblara garşy göreşiji ukybyň bozulmagy bilen ýogyn içegä mahsus bolmadyk baş keseli döräp biler diýilýän çaklama bar.

Kliniki alamatlary. Ýogyn içegäniň mahsus bolmadyk baş keselinde onuň kliniki alamatlary bu keseliň görnüşlerine: ötüşenmi ýa-da ötüşmedik ýagdaýy bilen gönüden-göni baglydyr.

Ýogyn içegäniň mahsus bolmadyk baş keseliniň ýiti görnüşleri köp ýagdaýlarda näsagy gaty erbet agyrlaşma eltýär. Ol çakdanaşa gan akmak, ýogyn içegäniň deşilmegi, zäheriň derdinden içegäniň halta ýaly giňemegi, ýyldyrym tizligi görnüşinde bolsa näsagy ilkinji günlerinde ýa-da ilkinji aýlarynda näsagy ölüme sezewar edýär. Bu görnüşdäki keselden ölümçilik, takmynan, 20%-i tutýar.

Ýogyn içegäniň mahsus bolmadyk baş keseli kähalatlarda birden ýiti ýa-da ýagdaýy gowulaşman, kem-kemden basmarlap näsagyň ýagdaýy ýuwaş-ýuwaşdan agyrlaşyp başlaýar. Muňa **ýogyn içegäniň mahsus bolmadyk baş keseliniň dowamly görnüşi** diýlip at berilýär, özi-de keselli adamlaryň 35-40%-inde duş gelýär.

Ýogyn içegäniň diwarynyň gurluşy bozulsa, näsagy örän howply gaýraüzülmelere eltýär – ganakma 5-6%-e, içege deşilmesi 3-4%-e, zäheriň täsiri bilen içegäniň giňelmegi (içegäniň toksiki dilýatasiýasy) 2-6%-e, her hili görnüşli ýogyn içegä mahsus bolmadyk baş keselleriniň arasynda ýiti görnüşli keseller 10-20%-e çenli duş gelýär. Içege daralmasy, howply çiş keseline geçişi 7-10 esse köp gabat gelýär.

Bejerilişi. Örän kyn we dowamlydyr. Munuň sebäbi keseliň bejerilenden soň hem ýene-de gaýtalanmagydyr ýa-da ýerli we umumy häsiýetdäki gaýraüzülmegidir.

Konserwatiw bejergi. Ýogyn içegäniň mahsus bolmadyk baş keselinde konserwatiw bejergi wajyp usuldyr. Dürli witaminler, etazol, ftalozol, sulgin, enteroseptol dermanlary bejeriş serişdesi görnüşinde ulanylmalydyr.

Hirurgiki bejerilişi. Näsagyň ýagdaýy bihal bolup, örän ir howply gaýraüzülmelerde, onuň ömrüne howp salan ýagdaýynda operasiýa ulanylýar. Kähalatlarda bu kesel tiz tizden gaýtalanyp dursa, ýiti çişli hadysa yzygiderli köpe çekse ýa-da howply gaty çişiň döremegine howp salsa, hirurgiki bejergi bilen bejerilýär. Eger zäheriň täsiri bilen ýogyn içege halta ýaly giňelen bolsa, onda inçe ýa-da ýogyn içegäni garyn boşlugyndan daşyna çykaryp, täze täret ýoluny açmaly. Galan ýagdaýlarda içegäniň zaýalanan ulgamyny kesip aýyrmaly we ondan soň inçe içegäni deriden ýokaryk çykaryp, täze täret ýoluny açmaly (ileostomiýa).

Ýogyn içegäniň diwertikulasy we diwertikulýozy

Bu keseller köp ýagdaýlarda doga dörän bolup bilýär, ýagny turuwbaşdan ýatgydaky çaga düwünçeginiň gistogeneziniň alyş-çalşygy bozulan ýagdaýlarynda döräp bilýär. Ine, şulara hakyky **diwertikul** we **diwertikulýoz** diýilýär, ýöne welin kähalatlarda olar gaty seýrek, özi-de çaga doglandan soňky döwürlerde hem döräp bilýärler.

Bu kesel köplenç halatlarda 40 ýaşdan ýokary adamlarda gabat gelýär. Adamyň ýaşy näçe ýokary gitdigiçe, şonça-da bu kesel köp duş gelýär.

Içegäniň diwarynda döreýän içi boş diwertikulanyň boýnunyň uzynlygy 3-5 mm we göwresiniň uzynlygy 0,5-1,5 sm. Köplenç halatlarda (68%) şol içi boş diwertikul aşak gaýdýan aýlawly ýogyn içegede we sigma görnüşli içegeleriň ulgamynda köp duş gelýär.

Kliniki alamatlarynyň döreýşi. Içi boş diwertikulyň ýiti çişiniň güýçlenmegi sebäpli, näsagyň garnynyň aşaky sebitlerinde agyry peýda bolýar, uly täreti bozulyp başlaýar, kähalatlarda içi gatap, käwagtlar hem içgeçme peýda bolýar. Näsagyň ýüregi bulanýar, seýrek ýagdaýlarda ögeýär.

Kliniki alamatlary. Kliniki alamatlary edil ýiti köriçegäniňki ýalydyr, ýöne welin hemme alamatlary näsagyň garyn boşlugynyň çep tarapynda döreýär. Içegäniň diwarynda döreýän boş diwertikulda ýiti çişiň güýjemegi sebäpli, takmynan, 2-27%-e çenli näsaglarda şol boş diwertikulyň diwary garyn boşlugyna tarap deşilip, peritonite ýazmagy mümkindir. Eger-de ol garyn boşlugynyň arka tarapynda deşilse, näsagyň ýanbaş zolaklaryndaky ýumşak dokumalarda ýiti hem-de ýaýraň iriňli çişi döredýär (retroperitoneal flegmona) döredýär.

Näsaglarda irki gaýraüzülmäniň ýene-de bir sebäbi – haçan-da şol boş diwertikulda ýiti çiş güýçlense, özi-de ýerleşýän boşlugynda gabawly ýagdaýda bolsa, ol ýerde iriňli boşluk döredýär. Şol iriňli boşluk içegäniň içine ýarylan ýagdaýynda näsag sagalyp gidýär. Eger-de ol iriňli boşluk garyn boşlugyna ýarylyp ýaýran ýagdaýynda peritonite eltýär.

Keseli anyklamak. Näsagyň keseliniň taryhy kolonoskopiýa we rentgen şöhlesi bilen barlaglaryň netijesine salgylanmalydyr, ýöne welin şol boş emzijekde ýiti çiş dörän ýagdaýynda rentgen şöhlesiniň we kolonoskopiýanyň kömegi bilen barlamak howpludyr, sebäbi şol barlagy geçirip durkaň onuň deşilmegi ahmaldyr.

Bejerilişi. Konserwatiw bejerişler (berhiz, spazmolitikler, antibiotikler, sulfanilamid dermanlary, antiseptiki erginli jisimleriň ýyly görnüşindäki klizmalary we ş.m.).

Hirurgiki usuly bilen bejerilýän ýagdaýlary şu aşakdakylardyr: eger-de şol boş diwertikul deşilen ýagdaýynda ýiti içege geçirmezligi, peýda bolsa, güýçli içege ganakmasyna konsrewatiw bejeriş kömek bermän, gaýtam keseli tiz-tizden gozgap dursa we ş.m.

Ýogyn içegedäki polipler hem-de polipozlar

Polipler adamyň teninde döreýän howpsuz çişlere degişlidir, ýöne welin kähalatlarda olaryň howply gaty çişlere ýazmagy hem mümkindir. Hemme proktologiki keselleriň arasynda polip keseli adamlaryň, takmynan 10-12%-inde duş gelýär. Aýal maşgalalar bilen deňeşdirilende, erkek adamlarda bu kesel 2-3 esse köp duş gelýär.

Poliplere içegäniň diwarlarynda ýekelikde-de, köplükde-de, kähalatlarda bolsa içegäniň diwary suwalan ýaly görnüşde hem duş gelmek bolýar. Olaryň göwrümlei 0,5-2 sm, seýrek ýagdaýda 3-5 sm, hatda ondan hem ulurak bolmagy mümkin. Polipiň käbir görnüşleriniň sapagy (aýajygy) bolup, içegäniň içki diwarjygyndan sallanyp durýar, seýrek ýagdaýda bolsa köki (sapajygy) ýaýran görnüşde bolup, olar ýelmeşip durýarlar. Olar şu aşakdaky görnüşlere bölünýärler: ýaş görnüşli; ulalan; mäz görnüşli; mäzli tüýjümek polipler; tüýjümek nemli çişli, hakyky ýa-da täzeden dörän **Keseliň anyklanylyşy.** Kliniki alamatlaryndan we keseliň taryhyndan başga-da wajyp ähmiýetlisi, ol hem rekto we kolonoskopiýa hem-de suwuk bariý ergini bilen, rentgen şöhlesiniň kömegi arkaly ýogyn we göni içegäniň ulgamlaryny barlap gözden geçirmekdir.

Bejerilişi. Ýogyn içegedäki polipleriň ýa-da utgaşma polipozlarynyň bejeriliş usulyny saýlajak bolsaň, olaryň her haýsysyna aýratynlykda çemeleşmelidir, ýagny ýekebara polipleri elektroik we lazerli koagulýator enjamlarynyň kömegi bilen, ýagny rektoskop ýa-da kolonoskop enjamlaryny birleşdirip daglamak hem bolýar.

Soňky ýyllarda laparoskopiki hirurgiýa tehnologiýasynyň laparoskopiki operasiýa geçirýän hirurglaryň tejribesiniň artmagy bilen inçe içegede geçirilýän operasiýalarda laparoskopiki operasiýalara bolan görkezmeleriň diapazony giňedi. Häzirki döwürde inçe içegäniň keselleriniň aýry-aýry görnüşlerinde: içege geçirmezliginde, Mekkeleniň diwertikulasynda, içegäniň deşilmeginde, del bedenler bolanda.laparoskopiki usullar ulanylýar. Aýry-aýry patologik hadysalar bolanlygyna garamazdan, bularyň esasy bejergisi inçe içegäniň rezeksiýasy bolup durýar. Inçe içegäniň rezeksiyasynyň laparoskopiki usulda geçirilişiniň tehnikasy soňky 10 yylyň içinde has depginli özleşdirildi. Ilkibaşda inçe içegäni aňsat daşyna çykaryp, ekstrakorporal inçe içegäniň rezeksiýasy geçirilip entro – entroanastomoz goýulýar we garyn boşlugyna salynýar, laparoskopiki özi tikýän gurallaryň oýlanyp tapylmagy, şonuň ýaly hem koagulýasiya we kesmek üçin elektrohirurgiki enjamlaryň energiýanyň esasynda döredilmegi şol bir bellenilen görnüşde introkorporal anastomoz goýmaga mümkinçilik beryär. Bu bolümde inçe içegäniň rezeksiyasynyň tehnologiyasy we anastomozyň goýluşy görkezilyär. Inçe içege onikibarmak içegeden, hor içegeden we ýanbaş içegelerinden ybarat bolup durýar. Onuň uzynlygy 7 m, onikibarmak içegeniň uzynlygy 25 sm **C** görnüşli turba meňzeş, priwratnikden treýtsin baglaýjysyna çenli ýetýär. Onikibarmak içege 4 bölümden duryar: ýokarky, kellejigi, retroperitonial ýerleşýän aşak gidýän bölümi hem-de aşgazanasty mäziň we öt ýollarynyň akarlaryny kabul edýän, retroperitoneal gorizontal ýerleşen bölegi, ýokarky çözýag damarlaryny kesip geçyän, soňky ýokarlygyna hor içegä tarap gidyän bölegi. Duodenual geçelgä Treýtsin baglaýjysynyň hasabyna asylyp durýar. Şol ýerden hem inçe içegäniň intraperitonal ýerleşen bölegi başlaýar. Hor içege we bykyn içegeleri garyn diwarynyň yzky bolegine çözýaglaryň kömegi arkaly berkidilen, çözýaglardan gan damarlary geçýär hem-de derweze damaryna barýan şahalar **limfa damarlary** we **wegetatiw** hem-de **somatiki nerw ulgamy** diýlip atlandyrylýar. (Mekkeleniň diwertikulasynyň embriologiyasy). Mekkeleniň diwertikulasy nemes anatomy **Çoganna Fridrih Mekkeleniň** adyny göterýär. Ol galomezenterial akaryň gestasiyasynyň irki döwründe obliterasiýa bolup yetişmedik galyndysy (hakyky diwertikula). Inçe içegäniň çözýagynyň gabadynda ýerleşýär. Goşulan sarybeden arteriýasy omfalomezenterial akaryň ýanynda sarybeden haltasyny, sag sary beden arteriýasy ýokarky çözýag arteriyasyny emele getirýär, çetki arteriýanyň bolsa gestasiýanyň 7-nji hepdesinde inwolýusiýasy bolýar. Mekkeleniň diwertikulasynyň daş tarapyndaky arteriýa damary **sag sarybeden arteriýasynyň patologik rudimenti** diýlip atlandyrylýar.

Patofiziologiýa. Mekkeleniň diwertikulasy 2% ýagdaýda gabat gelyär. Köplenç, iliosekal burçdan 70 sm daşlykda ýerleşýär. Nemli bardanyň aşgazan we pankreatiki görnüşleri bar. Mekkeleniň diwertikulasy, köplenç, aşgazan-içege ýollarynyň dogabitdi anomaliýasy hasap edilyär. Onuň bolmagy 6% ýagdaýda içege geçirmezligi, inwaginasiýa, diwertikulit, ganakma ýaly gaýraüzülmelere getirip biler.

Klinikasy. Mekkeleniň diwertikulasynyň iň köp gabat gelyän kliniki alamatlary: ganakma, içege geçirmezligi we diwertikulit (ganakmalar). Mekkeleniň diwertikulasynyň, adatça, aýdyň kliniki alamatlary bolmaýar. Ol, koplenç operasiýa wagty ýa-da başga kesel sebäpli aşgazan-içege ýollarynyň rentgen barlagy geçirilýän wagtynda ýüze çykarylýar.

Koloproktologik laparoskopiki operasiyalar

Laparoskopiki tehnologiýanyň ýogyn içegäniň operasiýalarynda ulanylyş diapazony ýyl-ýyldan giňeýär. Şol sebäpli köp meselelerde, açyk hirurgiýa bilen deňeşdirIlende artykmaçlyklara eýe bolýar. Ýogyn içeganiň keselleri: ýogyn içegäniň çäkli we çäksiz döremeleri, dowamly koprostaz, göni içegäniň daşyna çykarylmagy, diwertikullýoz keseli, Krona keseli, başly kolit. **Dikeldiş-rekonstruktiw operasiýalar edilýär.**

Koloproktologiýada laparoskopiki geçirilýän operasiýalara görkezmeler Umumy garşy görkezmeler: ýogyn içegäniň operasiýalarynda edil beýleki garyn boşlugynda ýerleşýän agzalara gabat gelýär. Operasiýanyň uzaga çekýänligini göz öňünde tutup, näsaglaryň seçip alnyş kriterilerine düýpli seredilýär. Muňa öýken keselli näsaglar, dem ýetmezçiligi bolan näsaglar degişli, sebäbi uzak wagtlap pnewmoperitoneum geçirilmegi bu topardaky näsaglarda gaz çalşygynyň bozulmagyna, janyna howp salýan gaýraüzülmelere getirmegi mümkin. Bu gaýraüzülmeler ýerli garşy görkezmelere degişli içege geçirmezligi sebäpli içegeleriň çendenaşa giňelmegi, anamezinde operasiýa geçirenligi ýa-da başga keseller sebäpli ýaýran ýelmeşme keseli, semizlik, içegäniň çözýagynyň juda galyň bolmagy.

Koloproktologiki hirurgiýada laparoskopiki operasiýalaryň tehniki düzgünleri. Ýogyn içegäniň laparoskopiki hirurgiki bejeriş usullary esasy 3 sany operatiw görnüşde jemlenilýär:

1. Laparoskopiki operasiýalaryň “ideal geçirilýän görnüşleri”

2. Laparoskopiki assistent.

3. Laparoskopiki operasiýalar goşmaça hirurg lukmanlarynyň gatnaşmagy bilen geçirilýär.

Operasiýadan öňki taýynlyk:

1.Içegäniň doly arassalanmagy:

- arassalaýjy klizma geçirmek;

- iç ýumşadyjy dermanlary kabul etmek.

Anesteziologiki goşulmalar. Operasiýa umumy agyrysyzlandyrylmanyň (emeli dem alyş we intubasion narkoz) kömegi bilen geçirilýär. Köplenç, goşmaça peridural anesteziýa bilen hem agyrysyzlandyrylýar. Näsaga zond goýulýar we peşewhalta uretral kateter goýulýar. Sagtaraplaýyn gemikolonektomiýa görkezme bolýar: Ol ýogyn içegäniň sag tarapynda ýüze çykan döremelerde, Krona keselinde, seýrek ýagdaýlarda diwertikulalarda. Näsag arkan ýatyrylýar, aýaklary galdyrylan ýagdaýynda bolýar. Göbekden ýokarda d=10 mm troakar garyn boşlugyna salnandan soň garyn boşlugynyň barlagy geçirilýär. Eger tikilýän gurallary ýa-da endoskopiki ultrasesli datçik salynmaly bolsa, ikinji nokatdan d=12 mm-lik troakar goýulýar, agzada №3 d=10 mm-lik troakar goýulýar. dördünji, bäşinji nokatlardan d=5 mm-lik troakary portdan goýmagam ýeterlik bolýär. Operasion stolda inçe içegäniň halkalary süýşürilen ýaly çepe gyşardylýar. Ilkibaşda ileosekal burçuň mobilizasiýasy geçirilende, kelle tarapy goşmaça aşak düşürilýär. Operasiýanyň ikinji tapgyrynda ýogyn içegäniň ýokarky bagyr burçundaky egrelýän ýeriniň we kiçi aýlaw ýogyn içegäniň mobilizasiýasy geçirilende hirurg bilen birinji kömekçi (assistent) ýerlerini çalyşsalar maksadalaýyk bolýar. Munda nasagyň ýatyşyny Wofler ýagdaýyna geçirmeli (aýaklaryny aşak düşürmeli). Ýogyn içegäniň sag böleginiň mobilizasiýasynyň geçirlişiniň yzygiderliligi tapylan patologik hadysa hem-de operasiýanyň geçişine bagly. Eger howply döreme sebäpli bolsa, onda Ileosekal burç tapylýar we daňlyp kesilýär. Munuň üçin kömekçi inçe içegäniň halkalaryny ýokaryk we çepe tarap süýşürýär. Ileosekal burç açylýar we atrawmatiki gysgyjyň kömegi bilen gysylyp, içege damarlarynyň ýerleşýän proýesksiýasynda pariýetal perde galdyrylýar. Ileosekal arteriýa we wenoz damarlary mobilizasiýa edilip klipirlenilýär hem-de kesilýär. Klipirlemek bilen damarlaryň goşmaça aýdyňlaşdyrylmagy abzalynyň kömegi bilen amala aşyrylýar. Pariýetal perdäniň dikligine kesimi dowam etdirilip, yokarky çözýag arteriýasynyň ugry boýunça sag we orta ýogyn içege arteriýasynyň mobilizasiýasy geçirilýär. Bu damarlar arassalanylandan soň klipirlenilýär we kesilýär. Ýogyn içegäniň sag tarapyny iýmitlendirýän kesilenden soň, Bebkokkyň gysgyjynyň komegi bilen köriçege ýokaryk we medial tarapa süýşürilip, sag gapdal kanal boýunça ýokarlygyna garnyň içki bardasy kesilýär. Retroperitoneal ýelmeşmeler kütek usul bilen ýa-da elektrokoagulýasiýanyň kömegi bilen aýrylýar. Operasiýanyň bu tapgyryna hökman sag tarapky peşew akalgasynyň wizual görülmegi üçin ony zeperlendirmez ýaly lateral tarapa süýşürmeli. Ondan soň içege gysgyjy bilen ýogyn içegäniň bagyr burçundaky egrelýän ýerinden tutup, onuň medial we aşaklygyna traksiýasy geçirilýär. Bu ýerde uly içýagyň we pariýetal içki bardanyň (garnyň) çekdirilmegi amala aşyrylýar. Tutujynyň ýa-da koagulýatoryň kömegi bilen pariýetal içki bardany (garnyň) we uly içýagy bagyr burçunyň gyşarýan ýerinden kesilýär. Käbir halatlarda uly içýagyň damarlarynyň (koagulýatoryň komegi bilen ýa-da klipirleme usuly bilen emeli gemostasiýany geçirmeli bolýar). Ýogyn içegäniň bagyr burçundaky egrelýän ýeriniň mobilizasiýasy geçirilende hökman onikibarmak içegäniň wizual görülmegini gazanmaly. Munuň üçin kese aýlaw ýogyn içegäniň we uly içýagyň kesilip aýrylýan proeksiýasyna çenli mobilizasiýa geçirmeli.

Eger-de operasiýa howply döreme sebapli bolmasa, onda ýogyn içegäniň sag böleginiň mobilizasiýasy gapdal kanalyň ýylmanak perdesini kesmekden başlansa göwnejaý bolýar. Boşadylan içege garnyň öňki diwaryna tarap çekilýär, ondan soň ýogyn içegäniň sag "çözýagy" ondaky geçýän damarlary bilen kesilýär. Operasiýanyň gutaryş tapgyry iliotranswerzoanastamoz goýmak. Ol introkorporal usul bilen, ýagny özi tikýän enjamlary ulanmak arkaly ýa-da intrakorporal hirurgyň nusgawy el tehnikasy bilen geçirilýär. Içege introkorporal anastamozy 6-8 sm minilaparotomiýa kesinini geçirmek arkaly ýerine ýetirilýär. Mobilizirlenen içege garnyň daşyna çykarylýar. Eger laparoskopiki hemme magistral damarlar doly daňylmadyk bolsa, bu işler operasiýanyň şu tapgyrynda amala aşyrylýar. Içegäniň bölegi kesilip aýrylýar, özi tikýan abzallaryň kömegi bilen ýa-da hirurgyň elde tikmek nusgawy usuly bilen ileotranswerzoanastomoz goýulýar. Anastamoz goýlandan soň içege garyn boşlugyna salynýar we ýara laparatom tikilýar. Pnewmoperitonum dikeldilýär. Çözýagyň boşlugy tikilip daňylýar. Garyn boşlugynyň sanasiýasy we gemostaza barlagy geçirilýär, garyn boşlugy wizual görmek arkaly drenirlenilýär, şondan soň troakarlar çykarylýar.

Çeptaraplaýyn gemikolektomiýanyň we sigma görnüşli içegäniň laparoskopiki kesilip aýrylyşy – rezeksiýasy

Näsag arkan, aýaklary galdyrylan we arasy açylan ýagdaýda ýatyrylýar. Troakaryň birinji nokady d=10 mm-lik troakar laparoskopy saklamak üçin göbegiň ýokarsyndan goýulýar. Ikinji we uçünji nokatlarda d=10 mm-lik ýa-da 12 mm-lik troakarlar, dördünji, bäşinji nokatlarda d=5 mm-lik troakar goýulýar. Kanallarda çeptaraplaýyn gemikolektomiýa geçirilende çep we sag gapyrgalaryň astynda goşmaça d=5 mm-lik troakary goýmak zerurlygy ýüze çykýar. Operasion toparyň ýerleşişi görkezilen käbir ýagdaýlarda birinji kömekçi näsagyň çepinde durup işleýär. Çeptaraplaýyn gemikolektomiýanyň we sigma görnüşli içegäniň rezeksiýasy geçirilende tapawudy – munda ikinji ýagdaýda ýogyn içegäniň çep dalak burçunyň egrelýän ýeriniň we kese aýlaw ýogyn içegäniň mobilizasiýasy geçirilmeýär.

Ýogyn içegäniň çep böleginiň mobilizasiýasy aşaky çöz arteriýasynyň ortadan bölünip alynýan proýeksiýasyndan pariýetal içki barda (garnyň) kesilip başlanýar. Soňra kesilen içki bardanyň gyrasyndan çepe we ýokaryk çekip, aşaky çöz damarlarynyň üsti açylýar, olaryň mobilizasiýasy geçirilip klipirlenýär we kesilýär, soň kesilen damarlar garnyň öňki diwaryna tarap galdyrylyp, sigma görnüşli içegäniň çözüniň lateral tarapa çep peşew akalgasyna çenli skletizasiýasy geçirilýär. Munda çep böwrek akalgasynyň we testikulýar damarlaryň wizual görülmegini düşürmeli dal. Olaryň zeperlenmezligi üçin arka tarapa süýşürilýär.

Sigma görnüşli içegäniň çözi böwrekýany fassiýadan boşadylandan soň, sigma görnüşli içegäniň we ýogyn içegäniň aşak gaýdýan böleginiň mobilizasiýasy çep gapdal kanal boýunça bölünýär. Munuň üçin Bebkokkuň gysgyjy bilen sigma görnüşli içege medial tarapa süýşürilýär. Garnyň içki bardasynyň kesilişi çep ýanbaş süňküniň öňki ýumrusyndan az-kem ýokardan başlanýar. Onuň aşagynda ýatan böwrek akalga elementleri we testikulýar damarlar (owarial) ýerleşýär. Ýogyn içegäniň çep böleginiň mobilizasiýasy içegäniň dalak burçuna gyşarýan ýerine çenli geçirilýär, fassial ýelmeşmeler kesilip, ýogyn içege böwrekýany fassiýalardan doly boşadylýar.

Kese aýlaw ýogyn içegäniň döremelerinde ýa-da dalak burçunda egrelýän ýerinde ýerleşýän çişler aýrylanda içegäniň kesilip aýrylmagy uly içýag bilen bilelikde amala aşyrylýar. Munda mobilizasiýa aşgazanyň uly egremçesi bilen kese aýlaw ýogyn içegäniň arasynda uly iç-ýag horjunyny açmakdan başlanylsa maksadalaýyk bolýar.

Munda arteriýa we wena koliki gan damarlaryny has düýpräkden daňmaly hem-de kesmeli, bu damarlaryň limfa düwünlerini aýyrmak maksady bilen, döremeler ýogyn içegäniň başga ýerlerinde ýerleşen halatynda ýa-da howply döremelere degişli bolmadyk ýagdaýynda, onda uly içýaga degmezden kese aýlaw ýogyn içegäniň diňe özi kesilip aýrylýar. Munuň üçin uly içýag diafragmanyň aşagyna tarap süýşürilip, içege diwarynyň ugry boýunça damarsyzrak ýerinden koagulýatoryň komegi bilen kesilip aýrylýar.

Bu ýagdaýda arteriýa we wena kolika medianyny kesmegiň zerurlygy ýok. Ýogyn içegäniň aşak gidýän bölegi aşaklygyna we medial tarapa çekilýär. Bu prosesi örän seresaplylyk bilen ýerine ýetirmeli, sebäbi dalagyň kapsulasynyň zeperlenmegi mümkin. Ýogyn içegäniň çep egremini dalakdan aýyrmaly. Ýogyn içegäniň çep bölegi doly boşadylandan soň ony aýyrmak we anastomoz goýmak üçin (ekstrakorporal tehnika ulanylsa) uly bolmadyk laparotom kesim geçirilýär. Bu kesim onuň ýerleşýän ýerine we uzynlygyna hususy çemeleşmek arkaly amala aşyrylýar. Kesimleriň görnüşleri bar.

Minilaporotom kesimler

Intrakorporal tehnika bilen içegäniň zeperlenen ýerini aýyrmak we anastamoz goýmak üçin kesilip aýrylan içegäniň proksimal (bölegine) düýbüne sirkulýar özi tikýän abzal bilen niýetlenilen ýerine çümdürilýär, distal düýbi bolsa stepleriň kömegi bilen elde tikilýär. Soňra içegäniň anastomoz goýlan ýeri garyn boşlugyna salynýar, laparotom açylan ýeri gatlaklaýyn tikilýär we pnewmoperitoneum dikeldilýär. Anastomoz soňky agzalan usulda goýulýar. Mümkin boldugyndan, çözýagda emele gelen boşluk tikilýär.

Total we subtotal kolektomiýanyň laparoskopiki geçirilişi

Bu operatiw usula görkezme bolan kesellere: mahsus däl ýara-başly kolite, Krona keseline, diffuz – maşgala polipozyna we dowamly koprostaz dekompensasiýa derejesindäki kesele degişlidir. Kesellerde laparoskopiki tehnika ulanylanda kanallarda çylşyrymlaşmalaryň ýüze çykmagy bu usulyň ulanylyşyny çäklendirýär (içegeleriň deşilmegi, peritonitiň ýüze çykmagy bilen utgaşma, içegeleriň diwarlarynyň ýeňil ýaralanmagy, içegeleriň diametriniň giňelmegi, aýratyn hem, içege geçirmezligi ýa-da içegeleriň toksiki dilýatasiýasy).

Kolektomiýanyň tehniki ýerine ýetirilişi sag we çep taraplaýyn gemikolektomiýa geçirmegi bilen amala aşyrylýar.

Häzirki döwürde köp awtorlaryň pikirine göra, ýogyn içegäniň mobilizasiýasyny çep böleginden başlamak maksadalaýyk hasap edilýär. Has takygy, aşaky çözýag damarlarynyň mobilizasiýasyny geçirmekden durýar. Ondan soň ýogyn içegäniň çep böleginiň mobilizasiýasyny ýokarda aýdylan usul boýunça geçirmeli. Soňra ýogyn içegäniň sag böleginiň mobilizasiýasyny köriçegeden başlap geçirmeli. Ýogyn içegäniň hem bölekleriniň mobilizasiýasyndan soň aşaky orta tarapdan kesim geçirilýär. Içege daşyna çykarylýar we kesilip alynýar. Operasiýanyň gutardyş tapgyry tapylan patologik hadysa göz öňünde tutulyp geçirilýär.

V BAP

LAPAROSKOPIKI APPENDEKTOMIÝA

Gurçuk şekilli ösüntginiň mahsus däl iriňli çişmesine **ýiti appendisit** diýilýär. Ol garyn boşlugynyň agzalarynyň ýiti hirurgiýa kesselleriniň arasynda birinji orny eýeleýär. Her ýyl ilatyň 200-250 adamdan biri ýiti appendisit bilen keselleýär. Bu kesel bilen aýal maşgalalar erkeklerden 2-3 esse köp keselleýärler.

Gurçuk şekilli ösüntgi köriçegäniň yzky-içki diwarlaryndan, onuň myşsalarynyň üç zolagynyň birleşýän ýerinden aýrylyp gaýdýar. Onuň uzynlygy 6-13 sm-e, ini 6-8 mm-e golaý bolup, silindr görnüşine eýedir. Gurçuk şekilli ösüntgi köriçegäniň içine kiçijik deşik bilen açylýar. Kähalatda onuň öňüni nemli bardanyň ýarymaý şekilli epini – Gerlahyň perdejigi tutýar. Gurçuk şekilli ösüntginiň lokalizasiýasy: retrosekal, retroperotoneal, bagyrasty, kiçi çanaklykda, medial, lateral, intramural. Içegäniň ýanbaş-köriçege böleginiň arteriýa gany bilen üpjünçiligi ýanbaş ýogyn içege arteriýasy (a.ileocolica) arkaly amala aşyrylýar. Bu arteriýa ýokarky mezenterial arteriýadan aýrylyp gaýdýar. Gan yzyna tarap appendikullýar wenadan bykyn-ýogyn içege wenasy boýunça akyp gidip, ýokarky çözýag wenasyna (v. Mesentericae superior) guýýar.

Etiologiýasy we patogenezi. Appendisit adamyň bedeni bilen mikrofloranyň arabaglanyşygynyň bozulmagy esasynda döreýär. Infeksiýa faktory hökmünde stafilokokklar, gatyşyk we anaerob floralar, içege taýajyklary gatnaşýarlar. Gurçuk şekilli ösüntginiň içinde bu mikroblar hemişe bar. Olar appendisitiň diwarynyň dokumalaryna girip ýerli iriňli çiş döredýärler. Ol şertler şu aşakdakylar:

1. Nemli bardanyň infeksiýa garşy durmagynyň peselmegi.

2. Mikroblaryň ýaşaýyş şertleriniň we olaryň wiruslyk häsiýetiniň güýçlenmegi.

Oňa ýardam berýän şertler:

1. Appendiksiň turba şekilli bolmagy we onuň bir ujunyň ýapyklygy.

2. Çendenaşa egrelmegi we towlanmagy (sebäplei: appendiksiň çözýagynyň doga gysgalygy; appendiksiň resessus subsekalise düşüp egrelmegi).

3. Appendiksiň içinde çişden soň döran ýaralaryň bitmegi netijesinde onuň belli-belli ýeriniň daralmagy.

4. Appendiksiň içinde täret daşlarynyň, del jisimleriň bir ýerde durup ýara etmegi we başgalar.

Toparlandyrylyşy (W.I.Kolesow)

1. Appendikulýar sanjy.
2. Ýönekeý (ýüzleý, kataral) appendisit.
3. Destruktiw appendisit: flegmanoz, gangrenoz, perforatiw.
4. Çylşyrymlaşan appendisit: appendikulýar infiltrat, appendikulýar absses, pileflebit, ýaýran iriňli peritonit, sepsis we ş.m.

Nasaryýetler

1. Durgunlyk nasaryýeti.
2. Ýapyk boşluklaryň nasaryýeti (Dielafow 1896).
3. Gurçuk ýokanç nasaryýei (Reindorfy).
4. Rikkeriň angionewrotiki nasaryýeti.
5. Aşowyň infeksion nasaryýeti (1908 .).
6. Tonzillit bilen ýiti appendisitiň meňzeşligi nasaryýeti. (Loven, И.А. Давидовский 1938 ý.).

7. Aşgazanyň piloriki böleginiň we baugin membrananyň funksional baglylyk nasaryýeti.
8. Nerw-regulýasiýasynyň bozulmak nasaryýeti (Шамов В.Н).

Patalogik anatomiýasy. Appendiksiň ýönekeý görnüşinde garyn boşlugynda dury seroz suwuklyk bar. Appendiks biraz ýognan, diwarlary gataňsy, seroz gatlagy gyzaran, nemli bardasy galňan, çişen we gyzaran. Flegmanoz appendisitde ösüntgi mese-mälim ýognan, diwarlary galňan, gyzaran we fibrin örtügi bilen örtülen.

Gistologiýa barlagynda appendiksiň diwarlarynyň sudury bozulýar, leýkositar infiltrasiýa bolýar, nemli bardasynda başlaryň bardygy anyklanylýar. Appendiksiň diwarlarynyň bir bölegi ýa-da tutuşlaýyn ölýär. Iriňli çiş appendiksiň töweregine-de ýaýraýar. Sag bykyny örtýän garyn perdesinde gan öýme, fibrin örtügi görünýär. Ol ýerde içýagyň ýelmeşýän wagtlary hem bolýar. Gangrenoz appendisit diňe bir flegmanoz appendisitiň dowamy bolman, eýsem iriňli çiş ýok ýagdaýynda-da döräp bilýär, ýagny gan damarlarynyň uzak wagtlap gysylmagy (spazmy) ýa-da olaryň trombozy bolanda, çiş hadysalar döräp ýetişmänkä onuň diwarlarynyň gangrenasy döreýär.

Keseliň alamatlary we anyklanylyşy. Ilkibaşda ýiti appendisit garnyň ýokarky böleginde (epigastralgiýa) ýa-da göbegiň töwereginde agyrynyň peýda bolmagy bilen ýüze çykýar. Kesel dowam etdigiçe agyry sag bykyna süýşýär (Koher-Wolkowiçiň alamaty). Kähalatda kesel ilki başlanda agyry sag bykynda döreýär. Haçan-da çiş appendiksiň töweregine ýaýranda agyry anyk bir ýerde ýerleşmän, eýsem tutuş garyn boşlugyny gurşap alýar.

Appendisitiň ýene bir alamaty agyry başlandan soň näsagda ýürekbulanmanyň, gusmagyň ýüze çykmagydyr. Gusmak iki, üç sapar bolýar, emma näsaga ýeňillik getirmeýär. Keseliň ilki başlan döwründe içegäniň pareziniň ýüze çykmagy sebäpli uly täret bolmaýar, onuň içi gataýar. ysgynsyzlyk, işdäsiniň kemelmegi, diliniň guramagy, bedeniniň gyzgynynyň 37,8°C-ä çenli ýokarlanmagy, näsagyň damar urgusynyň (pulsunyň) çaltlaşmagy ýaly alamatlar döreýär.

Garyn diwaryna we garyn boşlugyna degişli alamatlar. Garny palpasiýa etmek usuly bilen myşsalaryň dartgynlylygy, agyrynyň ýerleşýän ýeri kesgitlenilýär. Lukman çep elini näsagyň köýneginiň etegini çekip çanaklyk süňküniň üstünde saklaýar. Sag eliniň barmaklarynyň ujy bilen epigastriýadan sag bykyna tarap syranda agyrynyň güýjemegine **Woskresenskiniň alamaty** diýilýär. Başgaça oňa **"köýnek" ýa-da "typma" alamaty** hem diýilýär. Haçan-da sag bykyna barmaklaryň ujy arkaly ýuwaşlyk bilen garyn boşlugyna çuňlaşyp, eliňi birden aýran wagtyňda agyry güýçlenýär. Muňa **Şýotkin-Blýumbergiň alamaty** diýilýär.

Garyn diwary perkussiýa edilende sag bykynda agyry güýçlenýär. Muňa **Razdolskiniň alamaty** diýilýär. Çep eliň barmaklarynyň ujy bilen çep bykyn çuňňur basylýar, sigma şekilli içegäniň aşaky bölegi yzky garyn diwaryna basylýar. Çep bykyna tolkun şekilli basylanda sag bykynda agyrynyň döremegi çiş hadysasynyň baugin epinine ýaýrandygyny aňladýar. Muňa **Rowzingiň alamaty** diýilýär. Ýiti appendisitli näsag arkan ýatan ýerinden çep gapdalyna öwrülende sag bykynda agyrynyň güýçlenmegine **Sitkowskiniň alamaty** diýilýär. Çep gapdalynda ýatan näsagyň sag bykyny palpasiýa edilende agyrynyň güýçlenmegine **Bartomýe-Mihelsonyň alamaty** diýilýär. Lukman näsagyň sag bykynyny çuňňur palpasiýa eden wagtynda onuň sag aýagyny dyz bognuny epmezden, takmynan, 30°-dan ýokaryk galdyranda agyrynyň güýçlenmegine Obrazsowyň **alamaty** diýilýär. Ganyň umumy barlagynda leýkositleriň düzüminiň çepe "süýşendigini", hatda ýaş leýkosit öýjükleriň peýda bolandygyny hem görmek bolýar.

Ýiti appendisitiň çagalarda geçişi. Çagalarda ýiti appendisitiň gurçuk şekilli ösüntgisinde destruktiw üýtgeşmeleriň çalt döreýänligi we çalt çylşyrymlaşýandygy bilen häsiýetlendirilýär.

Gartaşan we garry adamlarda appendisitiň geçişi. Olaryň bedeniniň immunitet ukybynyň ýoklugy ýa-da pesligi we şol bir wagtda özünde başga-da utgaşan agyr kesellerin bolýanlygy sebäpli, ýiti appendisit adaty däl görnüşde geçýär.

Göwreli aýallarda appendisitiň geçişi. Göwrede çaga galan döwrüň birinji ýarymynda ýiti appendisitiň alamatlary onuň beýleki näsaglarda adaty geçişinden hiç hili tapawutlanmaýar. Zenanlarda göwreliligiň ikinji ýarymynda köriçegäniň we gurçuk şekilli ösüntginiň ulalan ýatgynyň täsiri bilen ýokary süýşmegi netijesinde agyrynyň ýerleşişi üýtgeýär. Bu näsagyň hassahana giç ýerleşdirilmegine we gijigip operasiýa edilmegine getirýär. Ýiti appendisit bilen näsaglan ähli göwreli zenanlary tiz operasiýa etmek zerurdyr.

Differensial anyklanylyşy

1. Aşgazanyň we onikibarmak içegäniň başynyň garyn boşlugyna deşilmegi (perforasiýa).
2. Ýiti holesistit.
3. Ýiti pankreatit.
4. Kronyň keseliniň we Mekkeleniň diwertikulynyň iriňli çişmesi.
5. Ýiti içege geçirmezligi.
6. Inwaginasiýa.
7. Ýiti adneksitden tapawutlandyrmak.
8. Ýatgydan daşky göwrelilik.
9. Ýumurtganyň apopleksiýasy.
10. Peşew-daş keselleri.
11. Mezenterial limfodenit.
12. Pnewmoniýa. Plewropnewmoniýa we plewrit.
13. Miokardyň infarkty.
14. Ýiti gastroenterit we dizenteriýa.
15. Gemorragiki waskulit (Şenleýn-Genohyň) keseli.
16. Ýiti appendisitiň çylşyrymlaşmasy.
17. Appendikulýar infiltrat.

Appendikulýar infiltratyň toparlandyrylmasy (W.A.Bondarenko, W.I.Lupalsew, 1993).

I. Ýerleşişi boýunça:

1. Bykyndaky.

2. Çanaklykdaky.

3. Gasygyň üstündaki.

4. Içege arasyndaky.

5. Bagryň astyndaky.

6. Retrosekal.

II. Infiltratyň erkin garyn boşlugyndan çäklenişi boýunça:

1. Doly çäklenen.

2. Kem-käsleýin çäklenen.

III. Gatylyk derejesi boýunça:

1. Aram gatylykda.

2. Gaty.

3. Ýumşak.

VI. Hereketlik derejesi boýunça:

1. Hereketsiz.

2. Hereketli.

V. Geçiş aýratynlygy boýunça:

1. Çalt sorulýan.

2. Haýal sorulýan.

3. Sorulmaýan.

4. Ulalýan.

5. Absses emele getirýän.

Appendikulýar infiltrat 8-12 günden, käbir ýagdaýlarda 15-16 günden yzyna sorulýar. Appendikulýar infiltrat sorulandansoň bir ýarym ýa-da iki aý geçenden soň operatiw bejergi maslahat berilýär. Appendikulýar infiltratyň yzyna sorulman **abssese** geçýän wagty hem bolýar. Ol çylşyrymlaşma **appendikulýar absses** diýilýär. Absses bejerilende onuň ýerleşýän ýerine görä kesim saýlanyp alynýar. Mümkin boldugyndan, abssesi garyn boşlugynyň daşyna akar ýaly edip kesmeli.

Ýaýran peritonit ýiti appendisitiň howply çylşyrymlaşmalarynyň biri bolup, oňa hirurgiki bejergi zerurdyr.

Appendektomiýa hirurgiýa amalyýetinde has giňden ýaýran operasiýalaryň biridir. Ýiti appendisit ýaşaýşyň dowamynda ilatyň 7%-inde ýüze çykýar. Bu keseliň çözülmedik meselelerine diňe bir keseliň giç anyklanylyp gaýraüzülmeleriniň ýüze çykmalary däl-de, eýsem onuň tersine kesel kesgidini nädogry goýmak arkaly ýersiz appendektomiýalaryň edilmekligi hem degişlidir (34-nji surat). Aýratyn hem, onuň ýygylygy çagalarda we dogrum ýaşyndaky aýallarda 20-40%-e ýetýär. Gurçuk şekilli ösüntgi üýtgemedik ýagdaýda tapylan halatynda, garyn boşlugyny doly gözden geçirmek üçin sag ýanbaş sebitiniň üsti bilen kesim geçirmek mümkin däl. Ýersiz geçirilen appendektomiýadan soň operasiýadan soňky irki we giçki döwürlerde islenilmeýän netijeler ýüze çykyp biler.

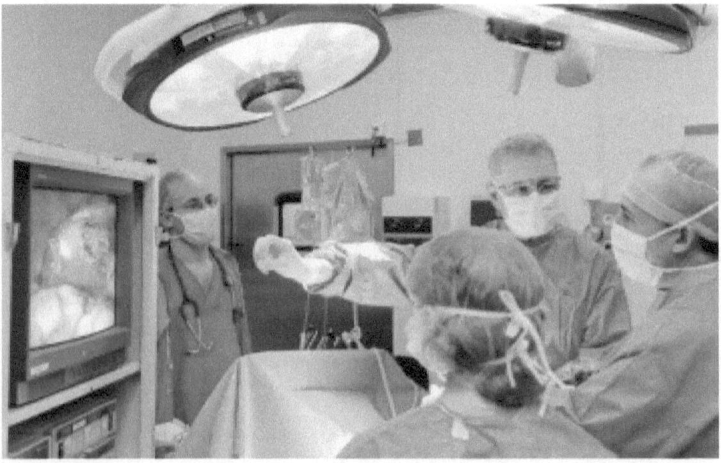

34-nji surat Laparoskopiki appendektomiýa

Olara aýallaryň ikilenç önelgesizligi, içegeleriň sepleşmegi sebäpli geçirmezligi, ingileriň emele gelmegi we ş.m. degişli. Ýiti appendisit kesel kesgidini anyk goýmaga laparoskopiýa 95-97% ýagdaýda mümkinçilik berýär. Görkezmeler bolan ýagdaýynda laparoskopiki appendektomiýa edilýär. Hirurg anyklaýyş laparoskopiýasyny ýerine ýetiren wagtynda ýiti appendisit kesel kesgidini diňe köriçegäniň ähli ýerini gözden geçireninden soň goýup bilýär. Appendiksi doly gözden geçirmek onuň ýerleşişiniň aýratynlygy ýa-da sepleşik hadysalary zerarly mümkin bolmadyk ýagdaýynda, hirurg sag ýanbaş sebitinden kesim etmäge borçludyr (35-nji surat).

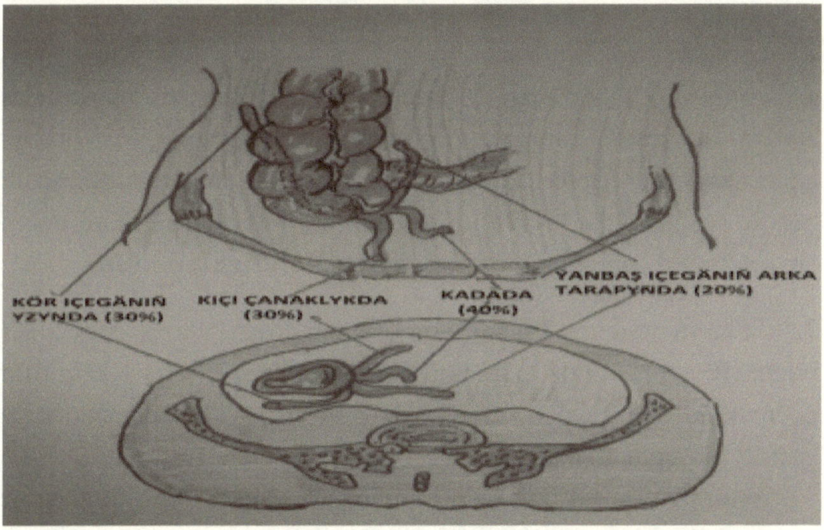

35-nji surat Gurçuk şekilli ösüntginiň ýerleşişiniň görnüşleri

Emma ýiti appendisiti bejermekde endohirurgiýanyň artykmaçlygy – öt-daş keselini bejermek ýa-da operatiw ginekologiýadaky ýaly ýokary däldir, onuň sebäpleri:

- Mahsus ýagdaýlarda appendektomiýa – garyn diwarynyň myşsalaryny kesmezden uly bolmadyk kesimler arkaly geçirilýän az şikesli operasiýa.

- Laparoskopiki appendektomiýany ýerine ýetirmek umumy agyrysyzlandyrmany talap edýär.
- Laparoskopiki appendektomiýany ýerine ýetirmek üçin gymmatbahaly enjamlar we taýýarlykly lukman gerek.
- Gaýragoýulmasyz hirurgiýanyň aýratynlygy bu operasiýlary gijelerine ýerine ýetirmegi göz öňünde tutýar.

Laparoskopiki appendektomiýany ýerine ýetirmäge bolan görkezmeler hem edil "açyk" operasiýadaky ýaly, emma soňky ýyllarda laparoskopiki appendektomiýany ýerine ýetirmegiň ähmiýeti uly bolan ýiti appendisitli näsaglaryň toparlary ýüze çykaryldy:

1. Kliniki ýagdaýda haçan-da dinamiki gözegçilikde ýiti appendisiti aradan aýyrmak mümkin bolmadyk ýagdaýynda. Anyklaýyş laparoskopiýasy kesel kesgidini aýdyňlaşdyrmaga mümkinçilik berýär we näsaglaryň 70%-inde tehniki taýdan mümkin bolan laparoskopiki appendektomiýany ýerine ýetirmäge girişilýär.

2. Aýallaryň nesil öndürmage ukyply bolan döwründe ýiti appendisit bilen ýiti ginekologik patologiýalaryň differensial kesel kesgidini goýmak kliniki taýdan kyn bolýar. Bu topar näsaglarda ýersiz geçirilýän appendektomiýanyň ýygylygy 22-47%-e (erkeklerde 7-15%-e) deňdir. Ol bolsa sepleşme (spaýka) keseliniň döremegine we ikilenji önelgesizlige getirýär. Aýratyn-da bu operasiýanyň kosmetiki ähmiýeti bardyr.

3. Bilelikde geçýän süýjüli diabet keseli bolanda ýaralaryň gaýraüzülmeleriniň ähtimallygy ýokary.

4. Semiz näsaglarda haçan-da adaty appendektomiýada deride giň kesimleri etmek talap edilende we ýaralaryň iriňläp gaýraüzülmeleriniň köp bolan ýagdaýlarynda.

5. Näsagyň islegi.

Garşy görkezmeler:

- Keseliň dowamlylygy 24 sagatdan köp bolanda.
- Dykyz appendikulýar infiltrat, periappendikulýar absses.
- Appendiksiň esasynda aýdyň infiltrat bilen ýüze çykan tiflit.
- Ýaýraň peritonit.
- Laparoskopiýa umumy garşy görkezmeler (koagulopatiýa, göwreliligiň giçki döwürleri, öýkenleriň dowamly obstruktiw keselleri, miokardyň infarkty, ýürek-damar ýetmezçilikleri).

OPERATIW TEHNIKA

Näsagyň ýagdaýy. Laparoskopiýa gorizontal ýagdaýda başlanylýar. Laparoskopiki appendektomiýany ýerine ýetirmegiň çözgüdi kabul edilen ýagdaýynda näsag çep gapdalyna öwürmek (30°) bilen Trendlenburgyň pozisiýasynda ýatyrylýar. Munuň özi içege halkalaryny we uly içýagy sag ýanbaş oýundan aýyrmaga mümkinçilik berýär.

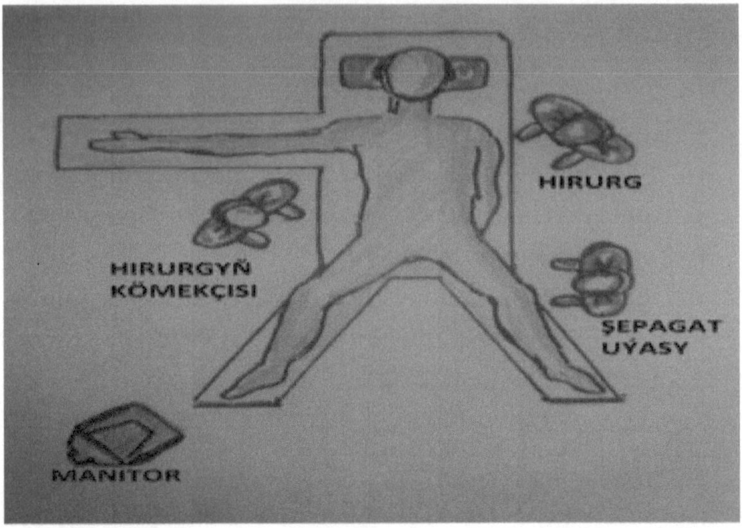

36-NJY SURAT. LAPAROSKOPIKI appendektomiýada operasion toparyň we monitoryň ýerleşişi Monitor sagda operasion stoluň aýak tarapynda ýerleşýär. Hirurg näsagyň çep tarapynda, assistent bolsa oňa garşylyklaýyn durýar (36-njy surat).

Anesteziologik gollanma. Operasiýa umumy endotraheal narkoz arkaly amala aşyrylýar. Endotraheal narkoz myşsalaryň relaksasiýasyny üpjün edýär we elektrohirurgiki çäreleriň tapgyrlarynda has howpsuz bolup durýar.

Girelgeler. Göbegiň ýokarsyndan ýarymaý şekilli kesim edilip, Weresiň iňňesi we birinji troakar paraumblikal ýaradan garyn boşlugyna salynýar. Köriçegäni, appendiksi we kiçi çanaklygyň agzalaryny jikme-jik gözden geçirmek üçin goşmaça 5 mm-lik guraly çep ýanbaş sebitinden sokmaly. Garyn boşlugynda suwuklyk bar bolsa, ony sordurmaly. Laparoskopiki appendektomiýany etmek hakynda çözgüt kabul edilende üçünji 10 mm-lik troakary göbegiň derejesinde sag mezogastral sebitden geçirmeli (37-nji surat). Käbir hirurglar dördünji 5 mm-lik troakary ulanýarlar, ony gasygyň ýokarsyndan geçirýärler. Ýiti appendisitiň destruktiw görnüşinde operasiýadan öň intraoperasion antibiotikler sanjylýar.

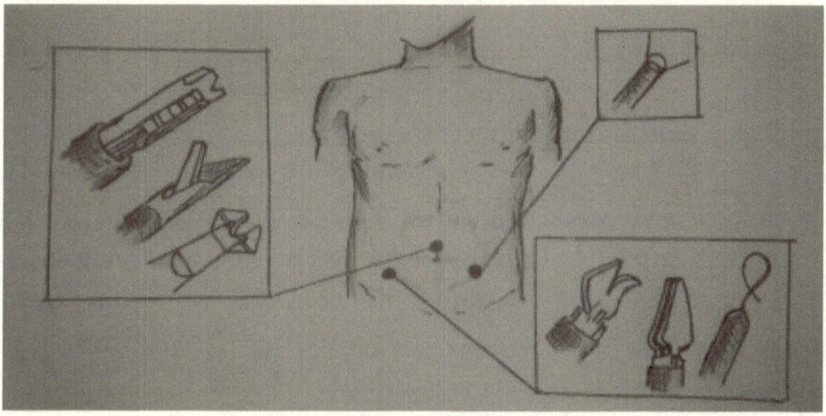

37-nji surat. Laparoskopiki appendektomiýada troakarlaryň geçirilýän nokatlary.

Laparoskopiki appendektomiýanyň görnüşleri

Laparoskopiýanyň anyklaýyş tapgyry gutarandan soňra geçiriljek operatiw çäräniň göwrümi hakynda gutarnykly çözgüt kabul edilýär. Gurçuk şekilli ösüntginiň kadada bolan ýagdaýynda gural arkaly onuň ýerini ýeňil üýtgedip bolýar. Ol bolsa boşluk içi gipertenziýanyň ýoklugyna şaýatlyk edýär. Onuň çözi açyk sary reňkli, damar şekili bolsa bozulmadyk. "Açyk" appendektomiýadaky ýaly, gurçuk şekilli ösüntginiň çözüniň we kultýasynyň taýýarlanylyşynyň esaslary birmeňzeş. Laparoskopiki appendektomiýany ýerine ýetirmegiň 3 usuly bar. Olar: ekstrakorporal, garyşyk we intrakorporal.

Ekstrakorporal usulda laparoskopiki ýol bilen kesel kesgidi anyklanylýar, appendiksiň distal ahyry tapylýar we gysgyç bilen tutulyp, soňra ol çözi bilen bilelikde №3 girelge boýunça daşyna çykarylýar. Soňra düýbi daňlyp büzülýär we „Z" görnüşli tikinleri goýmak arkaly adaty appendektomiýa geçirilýär. Garyn boşlugy ýuwulýar, guradylýar we drenirlenilýär. Bu usul köriçegäniň hereketi mümkin bolan ýagdaýynda, appendiksiň diametri uly bolmadyk we çözde infiltratiw üýtgemeler bolmadyk ýagdaýlarynda ýerine ýetirilýär. Bu usuly laparoskopiki appendektomiýany ýerine ýetirmegiň tehnikasyny özleşdirmegiň tapgyrlarynda ulanmak maslahat berlip bilner (37-nji surat).

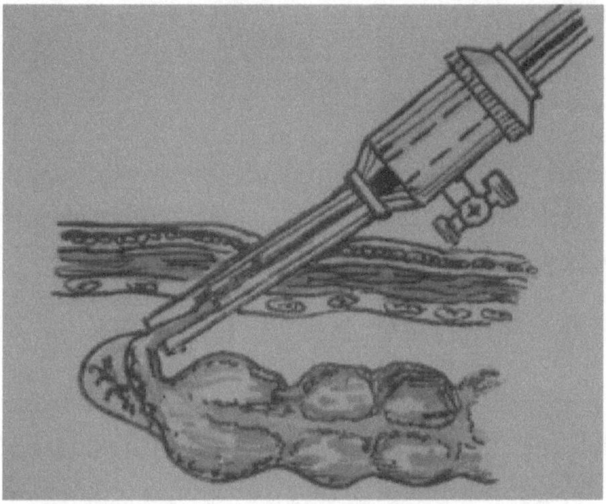

37-nji surat. Ekstrakorporal laparoskopiki appendektomiýa

GARYŞYK USUL gysga infiltrirlenen çözde ulanylýar, ýagny ol garyn boşlugynyň içinde koagulirlenilýär (38-nji surat). Hereketli appendiks daşyna çykarylýar we bejergi adaty ýol bilen ýerine ýetirilýär.

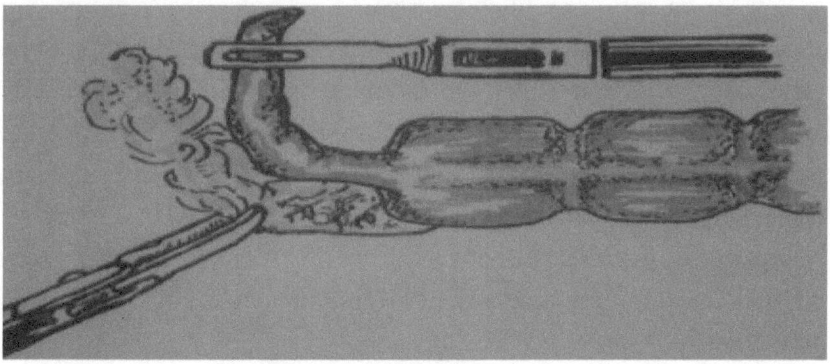

38-nji surat. Garyşyk laparoskopiki appendektomiýa. Monopolýar tertipde çözüň

koagulýasiýasy

Intrakorporal – laparoskopiki appendektomiýany ýerine ýetirmegiň umumy kabul edilen usuly. Bu usulda laparoskopiýanyň ähli tapgyrlary garyn boşlugynyň içinde ýerine ýetirilýär .

OPERASIÝANYŇ TAPGYRY

Traksiýa. Appendiksiň distal bölegini №3 port boýunça girizilen gysgyç bilen tutmaly we ony pariýetal diwara galdyrmaly. Gurçuk görnüşli ösüntginiň ýelmeşmesi aýrylýar, soňra onuň çözýagy frontal tekizlikde ýerleşdirilýär.

ÇÖZ ÝAGYNYŇ KESILIŞI 4 görnüşiniň haýsy hem bolsa birini talap edýär:

1. Elektrohirurgiki monopolýar görnüşinde №2 port boýunça gysgyç ýa-da dissektor bilen gysylýar. Kiçi bölegi çözýagynyň 2-3 mm dokumasyny gapjap we koagulýasiýa edip, appendiksiň esasyna tarap süýşýär. Esasan, köriçege tarapyna ägä bolmaly. Berk berjaý etmeli düzgünleri: dokumanyň ulurak bölegini dissektor bilen gapjap, içegeden daşlaşdyryp, ondan soň koagulýasiýa edilýär. Esasy içege halkasynyň ýakynlygyna üns bermeli. Bu usul has ýönekeý bolup, kadaly gemostazy üpjün edýär we köp wagtyňy almaýar. Daňy goýmak üçin appendiksiň töweregini hökmany ýagdaýda arassalamaly.

2. Çöz ýagyny arassalamak üçin bipolýar koagulýasiýa ulanylýar. Onda has howpsuz bolýar, ýöne ýöriteleşdirilen guraly talap edýär we wagty az-kem uzaga çekýär. Çözýagynyň infiltratiw gaýnaglamasynda bipolýar koagulýasiýa doly netije bermeýär we onuň "fragmentasiýasyny" talap edýär.

3. Çözýagyň sapak bilen daňylmagy. Gurçuk görnüşli ösüntginiň düýbünde çözýag deşilýär, ondan sapak geçirilýär we onuň iki ujy troakardan daşyna çykarylýar. Daňynyň düwni daşynda daňlyp garyn boşlugyna salynýar (39-njy surat). Çözýag gaýçy bilen kesilýär. Aýratynlykda titan klipsa goýmak, esasan hem, dokumalaryň infiltrasiýasynda belli bir derejede gymmat we ykjam bolmaýar.

4. Çözýagyň ýörite tikilýän gural bilen kesilmegi.

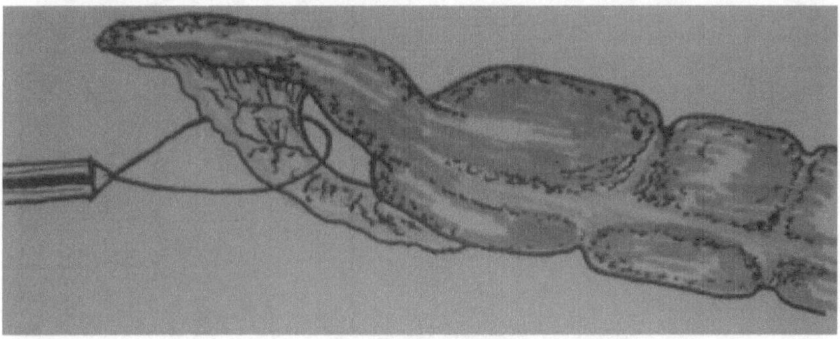

39-njy Surat . Gurçuk görnüşli ösüntginiň çözýagynyň sapak bilen daňlyşy

GURÇUK GÖRNÜŞLI ÖSÜNTGINIŇ galyndysy (kultýasy) haýsy hem bolsa 3 usulyň biri bilen ýerine ýetirilýär:

♦ **1 "Ligatur" (daňy) görnüşi** laporoskopiýada iň köp ýaýran usuldyr. Ol daşary ýurtlaryň hirurglarynyň tejribesinde iň howpsuz diýlip hasap edilýär. Çözýag kesilenden soň №3 portdan endohalka gurçuk görnüşli ösüntgä ildirilýär we onuň düýbüne çenli gysgyç bilen süýşürilýär.

Şondan soň halkanyň düýbi berk gysylýar we düýbünden ýokarky bölegi kesilip aýrylýar.

Gurçuk görnüşli ösüntgi iki gezek üsti-üstüne daňylýar. Kähalatlarda olaryň birini 8 mm klipsa bilen çalşyp bolýar. Gurçuk görnüşli ösüntginiň distal bölegi daňylýar, klipirlenýär ýa-da gysgyç goýlup kesilenden soň garyn boşlugyndan troakaryň üsti bilen daşyna çalt çykarylýar (40-njy surat).

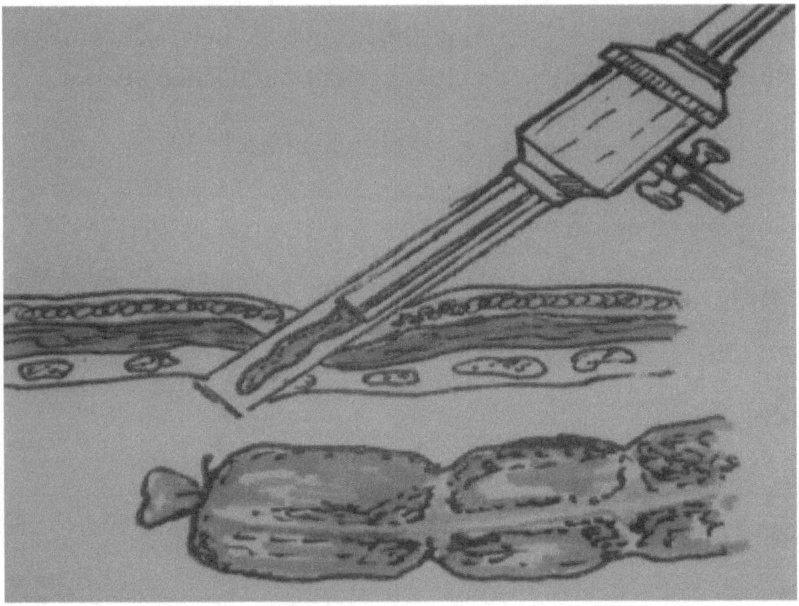

40-njy Surat. Gurçuk görnüşli ösüntginiň kesilenden soň çykarylyşy

ÖSÜNTGINIŇ GALYNDYSY böleginiň ölçegine daňlandan soň 2-3 mm-e deň bolmaly. Gurçuk görnüşli ösüntgi kesilip aýrylandan soň, onuň galyndysynyň nemli bardasy №2 portdan salnan şar görnüşli elektrod bilen koagulirlenilýär, emma demir klipsa goýlan ýere golaý koagulýasiýa geçirmegiň gadagandygyny ýatladýarys. Ýeterlik derejede tejribe bolsa laparoskopiki appendektomiýanyň dowamlylygy "açyk" operasiýadan uzak bolman 20-30 minut aralygynda amala aşyrylýar.

2. "Tikiji gural" usuly №3 portdan 12 mm-lik troakar bilen gurçuk görnüşli ösüntginiň galyndysynyň (kultýasynyň) 3 usulynyň haýsy hem bolsa biri bilen ýerine ýetirilýär. Endohirurgiki tikiji gural garyn boşlugyna salynýar, gurçuk görnüşli ösüntgi we onuň çözýagy aýrylykda tikilýär hem-de yzygiderlilikde kesilýär. Uly bolmadyk galyňlykly dokumada ikisi hem bir wagtda tikilýär. "Tikiji gural" appendektomiýa operasiýasynyň wagtyny gysgaldýar hem-de gerek bolanda köriçegäniň gümmezini aseptiki ýagdaýda rezeksiýa etmägä mümkinçilik berýär. Ýeke-täk ýetmezçiligi tikiji guralynyň gymmatlygy.

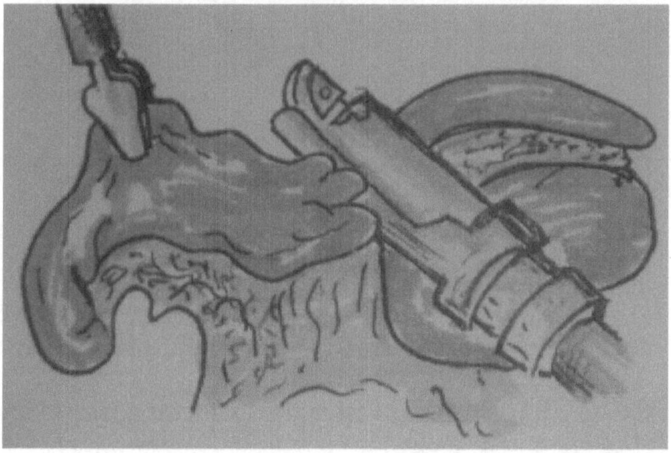

41-nji surat. Tikiji gural bilen appendektomiýanyň ýerine ýetirilişi

3. **Gurçuk görnüşli ösüntginiň galyndysyny** kör içegäniň gupbasyna salyp intrakorparal kiset we **Z** görnüşli tikin goýulýar. Laparoskopiki appendektomiýada bu usul ilkinji bolup Kurt Semn tarapyndan amala aşyryldy. Ol çylşyrymly usul endohirurgiki tikilişiň ýokary derejede ýerine ýetiriliş tehnikasyny talap edýär (41-nji surat).

Aýrylan agzany garyn boşlugyndan çykarmak iň bir jogapkärli tapgyrlaryň biridir: Garyn boşlugyna infeksiýanyň ýaýramazlygy üçin gurçuk şekilli ösüntgi kesilen dessine daşyna çykarylmalydyr. Ösüntgi çykarylan wagtynda garnyň ýylmanak perdesiniň daşyny gurşap alýan dokumalara degirmäge ýol bermeli däldir. Olaryň infisirlenmesi iriňli gaýraüzülmelere getirip biler (42-nji surat). Şonuň üçin şu agzalýan çemeleşmeleriň birini ulanmaly:

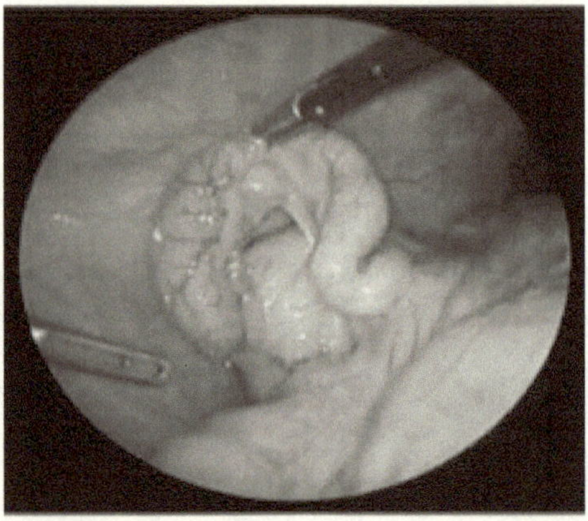

42-nji surat. Aýrylan agzanyň garyn boşlugyndan çykarylyşy

EGER-DE GURÇUK ŞEKILLI ösüntginiň we çözjagyň diametri 1,0 sm-den kiçi bolsa, onda ony kynçylyksyz №3 portdan çykaryp bolýar.

Eger-de onuň diametri ondan uly bolsa, onda 10 mm-lik ýa-da 20 mm-lik geçiriji gilza ulanylýar. Ösüntgi çykarylmazyndan öň endohorjuna salynýar (43-nji surat).

Operasiýanyň tamamlanmagy. Meýdançany, köplenç, 500-700 ml antiseptiki ergin bilen ýuwmaly. Näsagy öňki ýagdaýyna getirip, ýuwlan suwy sordurmaly. Garyn boşlugyna drenaž goýup, ýara birikdirmeli.

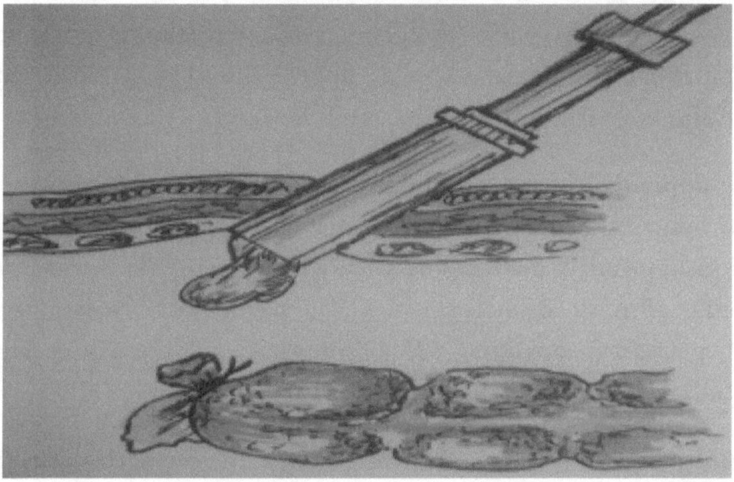

43-nji surat. Ösüntginiň 10/20mm-lik geçiriji gilzanyň kömegi bilen çykarylyşy

Operasiýadan soňky gözegçilik

OPERASIÝADAN SOŇKY tapgyr adaty açyk appendektomiýadan ýeňil geçýär. Drenaž aýrylandan soň 1 gije-gündizde aktiwleşdirilýär. Suwuk görnüşli iýmitleri iýmäge rugsat berilýär. Hemme näsaglara antibiotik bellenilýär. Laparoskopiki appendektomiýadan soň hassahanada ýatymlaýyn wagty 3-7 gün. Çylşyrymlaşmadyk ýagdaýynda zähmete bolan ukyplylygynyň dikelmegi 14 günden köp bolmaýar.

Gaýraüzülmesi we olaryň öňüni alyş çäreleri:

Ýaranyň irinlemegi laparoskopiki appendektomiýanyň iň köp duş gelýän gaýraüzülmesi. Ol gurçuk şekilli ösüntginiň garyn boşlugyndan çykarylyşy bilen bagly bolup durýar.

Garyn boşlugynyň infeksiýasy absses ýa-da peritonit görnüşinde ýüze çykyp biler. Ol garyn boşlugy doly ýuwulmasa, ýuwlan suwuklyk çykmasa ýa-da drenirlenmese ýüze çykýar. W.M. Sedowyň we awtorlar toparynyň gözegçilikleriniň netijelerine görä, iriňli gaýraüzülmeleriň laparoskopiki appendektomiýada açyk adaty görnüşinden 4 esse az duşýanlygyny belleýärler.

Ýiti appendisitiň gaýtalanmagy laparoskopiki appendektomiýa üçin üýtgeşik gaýraüzülmedir. Kliniki ýiti appendisitiň alamatlary laporoskopiýadan 3-6 aý soň ýüze çykýar. Gaýtadan operasiýada gurçuk görnüşli ösüntginiň 2-3 sm uzynlykdaky galyndysynyň gaýnaglamasy tapylýar. Ol ösüntginiň doly laparoskopiki mobilizasiýasy geçirilmedik ýagdaýynda ýüze çykýar.

Osüntgi galyndysynyň durnuksyzlygy (degermetizasiýasy). Ol seýrek duş gelýän gaýraüzülmeleriň biridir. Ony ilkinji bolup Şreber ýazyp geçdi.

Bäşinji günüň sindromy – ýiti tiflit, operasiýadan soňky 5-nji günüň dowamynda ýüze çykýar. Ol monopolýar koagulýasiýa seresapsyz ulanylanda köriçegäniň gümmeziniň ýanmagy bilen baglanyşdyrylýar. Bu gaýraüzülme sag bykynda güýçli agyrynyň peýda bolmagy, defans, peritonial alamatlar, fibril gyzgynlyk bilen häsiýetlendirilýär. Operasiýa wagty deşilmedik fibrinoz tiflit anyklanylýar. Ingi – näsag operasiýadan 1-4-nji hepdede adaty durmuş şertlerine gelenden soň ýüze çykýar. Haýsy hem bolsa bir troakar nokadynda peýda bolýar. Onuň sebäbi ýaranyň iriňlemegi, garyn diwarynyň gematomasy ýa-da ýaranyň doly tikilmedik ýagdaýy.

VI BAP

LAPAROSKOPIKI SPLENOEKTOMIÝA

Dalak limfatiki ulgamyň agzasy bolup, gemopoez (gan emele getiriji), antitelo öndürmek, eritrositleri we trombositleri dargatmak funksiýasyny ýerine ýetirýär. Dalak segmentar gurluşa eýe bolup, garyn boşlugynyň ýokarky böleginde intraperitoneal ýagdaýda ýerleşýär. Kadada dalagyň uzynlygy 12-14 sm, ini 8-10 sm, galyňlygy 3-4 sm, agramy 200 grama deň. **Dalagyň derwezesi** (hilus liens) – ýylmanak perdesi bilen örtülmedik wisseral üsti bolup, dalagyň pulpasyna girýän rami lienalis (dalak arteriýasynyň şahalary), wenoz we limfatiki damarlaryň çykýan ýerine aýdylýar. **Dalagyň şahalary** diýlip gös-göni dalagyň gan aýlanyşygny üpjün edýän arteriýa damarlaryna aýdylýar. **Dalak arteriýasy** (a.lienalis) – agzanyň esasy gan üpjünçilik çeşmesi. **Dalak wenasy** dalakdan gaýdýan wenoz akymynyň esasy ýygnaýjysy bolup, uzynlygy 14-16 sm, diametri 6-12 mm. Dalak iki – diafragmal-dalak we aşgazan-dalak baglaýjylaryndan ybarat Diafragmal-dalak baglaýjysynyň yzky (çuň) ýapragynyň lig.phrenicolienale gatnaşmagynda "dalak-böwrek baglaýjysy" adalgasy ulanylýar. Aşgazan-dalak baglaýjysy – ýylmanak perdäniň dublikaturasy görnüşinde dalagyň goşmaça baglaýjysydyr. Bu baglaýjy aýdyň araçäksiz aşgazan-ýogyn içege (kese aýlawly) baglaýjysyna geçip (lig.gastrocolicum), içýag torbasynyň yzdan we öňden emele gelmegine gatnaşýar. Agzanyň baglaýjylar we damarlar bilen berkidilmegi sagdan çepe ugrukdyrylandyr. Şol bir wagtda dalagyň baglaýjylaryndan boşadylmagyny magistral gan aýlanyşygyny bozmazdan ýerine ýetirip bolýar. Dalagyň esasy işjeňligine gorag degişlidir. Meselem, gan akymyndan korpuskulirlenen antigenleri aýyrmak (mehaniki süzülme). Dalagyň beýleki wajyp funksiýalarynyň biri-de antitelo öndürmek (esasan, IgM), şeýle hem dalagyň esasy funksiýasy hökmünde tafsiniň, properdiniň we fibronektiniň öndürilmegini hasap etmek bolar. Ikilenji funksiýalaryň bozulmagy gomeostazyň agyr bozulmasyna getirmeýär, sebäbi beýleki agzalar we ulgamlar tarapyndan kompensirlenýär. Ilki bilen, patologik üýtgän gan öýjükleriniň destruksiýasy bolýar. Muňa bu funksiýa bilen ýakyndan baglanyşykly bolan patologiki eritrositar galyndylaryň aýrylmagy degişli. Gemopoeziň regulýasiýasy, depo funksiýasy dalagyň esasy funksiýasydyr. Bu adaty ýagdaýda ganyň şekilli elementleriniň ýygnanmagy.

Dalagyň hirurgiki patologiýasynyň toparlandyrylmasy

Dalagyň patologik prosesine gatnaşýan ähli keselleriň bitewi toparlandyrylmasyny döretmek synanyşyklary möhüm kynçylyklara duçar bolýar. Gipersplenizmiň ikinji derejeli bolandygyny we onuň sebäbini bilmegiň gaty möhümdigi göz öňünde tutulyp, bu talaplar patogenetiki toparlandyrma bilen has gowy ýerine ýetirilýär:

1.Ýetmezçiligiň ösmegi (dalagyň iki esse ulalmagy we ýoklugy, ýerinden süýşýän dalak, dalagyň düwülmegi).

2, Dalak keselleri we onuň zeperlenmegi.

1. Dalak kistalary: parazit (ehinokokk, sistiserk).
2. Parazit däl (hakyky, ýalan, şikesden soň).

Dalagyň çişleri

Howpsuz döreme (splenoma, gemangioma, limfangioma, fibroma);

Howply döreme (limfosarkoma, retikulosarkoma, angiosarkoma, fibrosarkoma, izolirlenen plazmasitoma).

Dalagyň zeperlenmegi

1. Ýapyk zeper.

2. Açyk zeper (ok ýarasy, kesilen, tyg ýarasy)..

3. Operasiýa sebäpli zeperlenme.

4. Dürli kesellerde splenomegaliýa we ikinji derejeli gipersplenizm.

Gan aýlanyşynyň bozulmalary

1. Ýürek we perikardyň keselleri (mitral stenoz, endokardit, perikardit we ş.m.).

2. Regional gan aýlanyşynyň bozulmalary (dalak damarlarynyň trombozy, arteriowenoz deşikleri, dalak arteriýasynyň anewrizmi, portal gipertoniýa).

Ýokanç keseller

1. Ýiti (garyn we örgünli garahassalyk, wirusly gepatit, tulýaremiýa, ýokanç öýken sowuklamasy, lentospireoz, sepsis, inçekesel, garadalak, gyzylja gyzamyk, listerioz).

2. Ötüşen kesel (dalagyň izolirlenen inçekeseli, ötüşen gyzzyrma (malýariýa), leýşmanioz we ş.m.).

Gan ulgamynyň keselleri

1. Gemorragiki diatez, idiopatiki trombositopenik purpura (Werlgofyň keseli), tireotoksikoz, göwreli aýallarda autoimmun trombositopeniýa, trombotik trombopenik purpura.

2. Ganazlylyk aplastik, gemolitik, nesil yzarlaýyş (mikrosferositoz, elliptositoz, okantositoz, stomatositoz), gazanylan ganazlyk (gemoglobinopatiýa , fermentopatiýa, autoimmun zäherli, täze doglan çaganyň gemolitiki keseli), gemoblastoz.

- ýiti leýkoz;

- dowamly leýkoz (miýeloid leýkoz, lenfositik leýkoz);

- paraproteinemiki gemoblastozlar;

- limfogranulomatoz (Hodžkiniň limfomalary däl);

- sarkoidoz (Besnier-Bek-Şaumanyň keseli);

- Feltiniň sindromy;

- ýaýran gyzyl deri inçekeseli;

- tezaurismozy (Goşeniň keseli, Niman-Pikiň keseli, gemohromatoz, gistiositoz);

- dowamly.

MKB-10 boýunça kodlar:

1. D73.0. Giposplenizm.

2. D73.1.Gipersplenizm.

3. D73.2.Dowamly durgunly splenomegaliýa.

4. D73.3.Dalagyň abssesi.

5. D73.4.Dalagyň kistasy.

6. D73.5.Dalagyň infarkty.

7. D73.8. Dalagyň beýleki keselleri.

8. D73.9:Dalagyň näbelli keselleri.

Dowamly durgunly splenomegaliýa

1. Durgunly splenomegaliýa - patologiki ýagdaý bolup, portal ýa-da dalak wena ulgamynyň dowamly ýokary basyşy bilen baglanyşykly geçýän kesel.

2. Dalak wenasynyň trombozy, ýiti destruktiw pankreatitiň, aşgazan asty mäziň şikesinde dalak damarlarynyň zeperlenmegi netijesinde döreýär.

3. Dowamly durgunly splenomegaliýanyň beterleşmegi netijesinde dörän wenoz akymynyň bozulmasy ýerinden süýşen dalagyň damar aýajyklarynyň towlanmagynda hem döräp bilýär.

Portal gipertenziýadan başga splenomegaliýa şu differensial yzygiderlilik degişli:

1. Bakterial etiologiýaly keseller (infeksion endokardit, brusellýoz, merezýel, garahassa, inçekesel).

2. Kömelejik keselleri (gistoplazmoz, toksoplazmoz);.

3. Parazitar keseller (malýariýa, leýşmanioz);

4. Wirus keselleri (wirusly gepatit, AIW, sitomegalowirus, Epşteýn-Barryň wirusy).

5. Immun ulgamynyň howply däl bozulmalary (rewmatoid artrit, Feltiniň sindromy, ulgamlaýyn lupus eritematozy).

6. Howply bozulmalar (ýiti we dowamly leýkoz, Hodjkiniň keseli, limfoma, melanoma, sarkoma).

7. Gematologik bozulmalar (autoimmun gematologik anemiýa, mikrosferositar gematologik anemiýa, talassemiýa, gemoglobinopatiýa, megaloblast anemiýa, ekstramedullýar gemopoez).

8. Madda çalşygynyň bozulmalary (Goşeniň keseli).

9. Endokrinopatiýa (gipertireoz).

Dalagyň abssesi

Dalagyň abssesi örän seýrek patologiýa. Abssesiň esasy sebäpleri dalagyň infarkty we trawmatiki zeperlenmesi hasaplanýar, ýöne soňky ýyllarda abssesiň döremeginde beýleki anatomiki bölekleriň iriňli gaýnaglama keselleriniň immunosupressiw ýagdaýlarynda: infeksion endokardit, plewranyň empiýemasy, osteomiýelit, inçekesel köp duş gelýär.

Dalagyň abssesiniň esasy anyklaýyş usullaryna USB we KT barlaglary degişlidir. Olaryň üsti bilen abssesiň dalakda ýerleşişini, ölçegini anyklap bolýar, köplenç, bejeriş usuly hem kesgitlenilýär.

Soňky wagtlarda dalak abssesiniň esasy bejergisi splenoektomiýa bilen ulgamlaýyn antibiotikoterapiýa hasaplanýar. Bu usulda ölümçilik 14%-e barabar bolýar. Şol sanda abssesiň derasty drenirlenilmeginiň täsiri splenektomiýa bilen deň görülýär, ölümçiligi az, 2%-den ýokary bolmadyk, umumy netijeliligi 87%-e ýetýär. Ultrasonografiýa arkaly punksiýa usuly bilen iriňli ojagy boşatmakabssesiň ölçegi 2-4sm we suwuklygyň häsiýeti gomogen – bir sudurly bolanda ulanylýär.

Az inwaziw bejergi netijesiz bolanda köp iriňli kesellerde splenoektomiýa görkezme berilýär.

Dalagyň infarkty

Dalagyň infarkty dalak arteriýasynyň şahalarynyň tromboemboliýasy esasynda döreýän kesel. Ýüregiň çep bölekleri embol trombozynyň çeşmesi hasaplanýar.

Dalagyň trawmatiki däl ýyrtylmagy

Splenomegaliýaly näsaglara minimal şikesiň täsirinde hem dalagyň spontan ýagdaýda ýarylma howpunyň bardygy sebäpli, olara fiziki işjeňligi çäklendirmek maslahat berilýär.

Patogenezi boýunça meňzeş bolan dalagyň iki tapgyrly zeperlenmegi göz öňünde tutulýar. Tapawut şundan ybarat, ýagnyI tapgyr zeperlenmede spontan ýarylmada garnyň şikesini anyklamak başartmaýar, emma kapsulanyň ýarylmagy pulpada dörän patologik üýtgemeleriň esasynda bolup geçýär. II tapgyr zeperlenmä anamnezinde garnyň şikesine, subkapsulýar gematomanyň ulalmagy ýa-da paralienal gematomanyň garyn boşlugyna akmagyna ganakmanyň çeşmeleri hökmünde garalýar.

Dalagyň towlanmagy (burulmasy)

Dalagyň baglaýjy apparatynyň gowşaklygy onuň garyn boşlugynda ýerleşişiniň üýtgemegine getirip biler. Dalagyň towlanmasy (burulmasy) netijesinde garyn boşlugynyň çepki ýokarky kwadrantyna ýaýraýan döwürleýin intensiw agyry döräp biler. Bu ýagdaý aýallarda, gartaşan erkek adamlarda we garyn agzalarynyň defektleriniň ösüşinde döräp bilýär.

Bejerilişi operatiw usul. Eger-de gaýtalanýan burulma netijesinde agzanyň dokumasynyň işemiki zeperlenmesi ýüze çykan bolsa, splenektomiýa görkezme bolýar.

Dalagyň näsazlygy

Dalak patologiýasynyň bu görnüşine dogabitdi näsazlyklar girýär. Olar: dalagyň ýoklugy (aspleniýa), goşmaça, goşa dalak we ýerinden süýşýän dalak. Bulardan aýratyn ünsi ýerinden süýşýän dalaga bermelidir. Onda aýajyklaryň uzalmagy we aşa hereketliligi sebäpli dalak düwlüp biler. Ýerinden süýşýän dalak, adatça, aýallarda ýüze çykýar. Splanhnoptoz ýa-da baglaýjy enjamyň gowşamagy sebäpli dalak süýşüp, ýerinden süýşýän dalaga öwrülýär (Lien mobilis).

Dalagyň üýtgemegi damaryň dartylmagyna, weno stazyna we splenomegaliýa getirýär.

Dalagyň üýtgemegi 120-180°-a çenli burulmagyna ýa-da dalagyň aýajyklarynyň öz okunyň töwereginde 4-7 esse öwrülmegine, dalagyň infarktyna, kollikwasion nekroza ýa-da abssesiň ösmegine getirýär.

Bu çaklama gaty aladalandyryjy. Öz wagtynda hirurgiki kömek etmezden dikeldiş gaty mümkin däl. Gowy ýygnalan anamnez, rentgen we ultrases maglumatlary dogry kesgitlemäge mümkinçilik berýär.

Operasiýa arkaly bejergi – splenektomiýa.

Dalak kistalary

Kista („kystis„ diýen grek sözünden gelip çykyp, **"boşluk"** diýen manyny aňladýar) dürli zatlardan doldurylan beden agzalarynda we dokumalarda ýüze çykýan patologiki boşluk. Döreýşine baglylykda dalak kistalary iki topara bölünýär. Olar: parazit däl we parazit.

Dalagyň parazit däl kistalary splenektomiýa görkezilen keselleriň umumy sanynyň 0,8-1%-inde ýüze çykýar. Dalagyň parazit däl kistalarynyň arasynda ýalan (psewdokist) we hakyky kistalar tapawutlanýar. Olar dalagyň merkezinde ýa-da aşaky polýusynda duşýarlar, ýokarky polýusda seýrek duş gelýär, içerki dalaga ýerleşdirilen. Kistalarda bar bolan zadyň aýratynlygy boýunça seroz, gemorragiki we seroz-gemorragiki kistalara bölünýärler. Olar, adatça, 20 ýaşdan 50 ýaş aralygyndaky aýallarda has ýygy duş gelýär. Ýalan kistalar, adatça, şikes ýa-da öz-özünden ganakma, dalagyň infarkty netijesinde ýüze çykýarlar we dalagyň içinde gematomalar hökmünde kabul edilýärler. Bu kistalaryň ýüze çykmagyna sebäp bolýan esasy faktorlaryň arasynda ýokanç keseller, ýagny splenomegaliýa sebäpli (gyzzyrma, gaýtalanýan we örgünli garahassalyk), şeýle hem inçekesel, göwrelilik. Şular sebäpli dalagyň ýerinden üýtgemegi sebitdäki gan aýlanyşyň bozulmalaryna we intrasplenik basyşyň ýokarlanmagyna getirýär. Hakyky kista dogabitdi bolup, onuň emele gelmegi, ýylmanak perdesiniň düwünçejik endoteliniň näsazlygy we dalak dokumasyna çümmegi bilen baglanyşyklydyr. Onuň emele gelmegi içerki şikes ýa-da infeksiýa bolup biler. Hakyky kistalaryň diwary endotel ýa-da epitelasty bilen örtülen birleşdiriji dokumalardan durýar we holesterine baý suwuklygy öz içine alýar.

Dalagyň parazit däl kistalary haýal ösýär. Keseliň başlanmagynyň alamatlary (esasan hem, kiçi ölçegdäki kistalar bilen) ýok ýa-da pes bolup biler we häsiýetli aýratynlyklary bolmaz. Dalagyň parazit däl kistalaryny anyklamagyň esasy ýoly kiçijik bolsa-da, ultrases barlagy, kompýuter tomografiýasy, sintigrafiýa Au198 ýa-da tehnesiýa bilen dalagy skanirlemek arkaly ýerine ýetirilýär. Dalagyň parazitar däl kistalaryny diňe hirurgiki gatyşmak esasynda bejerip bolar. Iň laýygy splenektomiýa. Dalagyň kistalarynyň rezeksiýasy ýa-da enukliasiýa ygtybarly gemostaz usullarynyň ýoklugy sebäpli ýeterlik derejede dogry däl we gan döremek howpy bolup biler.

Dalagyň parazit kistalary. Dalagyň parazit kistalary diýlip, esasan, lenta görnüşli gurçuklaryň gülläp ösýän döwrüne düşünilýär. Olardan iň köp ýaýrany ehinokokk we seýrek duş gelýäni sistiserkdir.

Patogenezi. Dalagyň parazitar kistalary islendik ýaşda ýüze çykýar, ýöne köplenç, 20-40 ýaş aralygynda has köp duş gelýär. Keseliň kliniki geçişinde üç döwri tapawutlandyrmaly: alamatsyz ýa-da gizlin (onkosferanyň inwaziýasyndan alamatlaryň ýüze çykmagyna çenli); keseliň aýdyň ýüze çykýan döwri (subýektiw we obýektiw alamatlarynyň bolmagy); gaýra üzülmek döwri (kistanyň iriňlemegi, ýarylmagy, peritonit). Bu ýagdaýda esasy orun ultrases we kompýuter tomografiýa barlagyna berilýär. Dalagyň parazitar kistalary bilen ganyň umumy derňewi (eozinofiliýa) we serologiki barlaglar geçirilýär. Mundan başga-da Kassoniniň serologiki we lateks agglutinasiýanyň täsirine üns berilýär. Dalagyň parazitar kistalary diňe hirurgiki goşulma, ýagny splenektomiýa bilen bejerilip bilner. Splenektomiýanyň tehniki mümkinçilikleri bolmadyk ýagdaýynda kistany açmaga, onuň düzüminde bar bolan hitin membranasy bilen bilelikde aýyrmaga, kistanyň boşlugyny antiparazitar serişdeler bilen bejermäge we diwary kabul ederlikli çäklerde kesip aýyrmaga rugsat berilýär. Uly kistalarda splenektomiýa geçirmeli.

Dalak çişleri

Dalagyň başlangyç çişleriniň arasynda howply däl çişler (gemangioma, limfangioma, fibroma, gemartoma) we howply çişler tapawutlandyrylýar. Dalakdaky howply çiş sarkoma bolup durýar we ösýän dokumasyna baglylykda dört görnüşde bolup bilýär. Olar: kapsuladan we trabekuladan – fibrasarkoma, limfatiki dokumadan – limfosarkoma, retikulýar dokumadan – retikulosarkoma we damar diwaryndan – angiosarkoma. Dalagyň II derejeli howply çişleri beýleki agzalardan howply täze döreme ýa-da sarkoma metastazlarydyr. Dalagyň howply däl çişlerinden iň köp ýaýranlary gan we limfa damarlaryndan döreýän gemangiomalar we limfangiomalardyr.

Dalakdaky sebit gan aýlanyş bozulmalary

Dalak damarlarynyň trombozy. Bu patologiýa seýrek duş gelýär. Adatça, dalak damarlarynda trombuň Wirhow üçlüginiň birleşen ähli faktorlary gatnaşýarlar: damar diwarynyň üýtgemegi (flebit), gan aýlanyşynyň çyzykly tizliginiň peselmegi (töwerekdäki dokumalaryň çişmegi) we gan häsiýetleriniň üýtgemegi (giperkaogulýasiýa, trombositleriň, eritrositleriň agregasion häsiýetleriniň ýokarlanmagy).

Anyklanylyşy. Ezofagoskopiýa uly ähmiýete eýedir. Ýürekde we aşgazanyň gyrasynda warikoz damarlarynyň ulalmasy ýüze çykyp bilýär. Dalagyň perkutan deşilmegi bilen ýerine ýetirilen splenomanometriýa we splenoportografiýa, dalak damarlarynyň stenozynyň ýa-da ýok edilmeginiň ýerini kesgitlemäge, şeýle hem 300-500 mm sim. süt. Basyşyň ýokarlanmagyna getirýär. Bejergi diňe hirurgikidir. Splenoektomiýa geçirmeli bolýar. Dalak arteriýasynyň anewrizmi seýrek duş gelýär. Keseliň etiologiýasy düşnüksiz, köplenç, Marfan sindromy bilen baglanyşyklydyr. Dalagyň arteriýasynyň anewrizmasyny aorto-arteriografiýa, dopplerografiýa we tomografiýa arkaly anyklap bolýar. Bejergi diňe operatiw bolup, anewrizma, adatça, dalak bile aýrylýar. Dalagyň arterio-wenoz deşikleri angiodisplaziýanyň (dogabitdi) ýa-da bu agza şikes ýetmeginiň görnüşlerinden biridir. Bejergi diňe hirurgiki splenektomiýa arkaly geçirilýär.

Dalak inçekeseli

Dalagyň izolirlenen inçekeseli gaty seýrek duş gelýär. Beýleki agzalarda täze ýa-da öňki inçekeseliň alamatlary ýok bolsa, dalak inçekeselini anyklamak kyn. Inçekesel barlagyny her gezek geçirip durmaly, çaklanylýan kesel kesgidini tassyklap biljek oňyn reaksiýa bolmaly. Rentgenografiýa barlagy geçirilende dalakda heklenen kölegeler görünýär, ýöne bular ýaly ýagdaýy kista bar bolsa hem görüp bolýar. Ygtybarly anyklanylyş diňe dalagyň deşilmegi we biopatda inçekesel basilla taýajyklarynyň tapylmagy esasynda edilip bilner. Dalak inçekeselini utgaşdyrylan ýagdaýda bejermelidir we ilkinji nobatda mahsus terapiýany, işjeň bolmadyk ýagdaýynda splenektomiýany öz içine almaly.

Dowamly gyzzyrma. Kesel kesgidi eritrositlerde plazmodiýanyň tapylmagy bilen tassyklanýar. Has ygtybarlysy retikulýar öýjüklerde ýüze çykarylmagy. Gyzzyrmanyň bejergisi himioterapewtiki bolup, güýjemäniň, gaýtadan gaýtalanmagynyň we keseliň ýokuşmagynyň öňüni alýar. Häzirki wagtda hlorokwin ileri tutulýar. Splenektomiýa splenomegaliýanyň bildirýän ýagdaýynda geçirilýär.

Leýşmanioz, Dürli görnüşli kala-azar (tropiki splenomegaliýa) bolup, esasan hem, tropiki howasy bolan ýurtlarda duş gelýär.

Kliniki ýagdaýy. Kesel üç alamat bilen häsiýetlendirilýär: gyzzyrma, splenomegaliýa, ganazlyk.

Anyklanylyşy. Konserwatiw bejergi autoimmun bilen amala aşyrylýar. Splenomegaliýanyň we gipersplenizmiň has aýdyň bildirýän ýagdaýynda splenoektomiýa niýetlenilendir.

Idiopatiki trombositopenik purpura. 1735-nji ýylda Gannower lukmany R.Werlhoff "menekli gemorragiki kesel" ady bilen belli keseli suratlandyrdy. Soňra bu keseliň esasy alamatynyň trombositopeniýadygy we bu keseliň trombositopenik purpura diýip atlandyrýandygy subut edildi.

Kliniki ýagdaýy. Trombositopenik purpura ýagdaýynda esasy alamaty ýiti döwürde näsaglaryň 100%-inde we remissiýada 95%-inde ýüze çykýan ganakma bolup durýar. Deride we nemli membranalarda, burundan we diş etinden ganakmalaryň öz-özünden ýa-da ownuk şikeslerden soň bolýandygyny näsaglar belleýärler. Ganda trombositopeniýa ýüze çykýar. Onuň çuňlugy keseliň tapgyryna baglydyr.

Bejerilişi. Esasy kortikosteroid gormonlary, immunodepressantlary (azatioprin), sitostatiki dermanlary (siklofosfan) we simptomatiki serişdeleri öz içine alýan konserwatiw bejergidir. Terapiýa, esasan hem, bejeriş serişdeleriniň täsiri bolmadyk ýagdaýynda splenoektomiýa bilen öz wagtynda bejermeli. Splenoektomiýa näsaglaryň 90%-inde uzakmöhletli kliniki we gematologiki remissiýa berýär.

Aplastik ganazlyk. Etiologiýasynda we patogenezinde köp jedelli we düşnüksiz ýagdaýlar bar. Şeýle-de bolsa, keseliň ýüze çykmagynyň sebäpleriniň arasynda ionlaşdyryjy şöhlelenme, ýokanç keseller, intoksikasiýa, dermanlar we bedeniň allergiýasy bar. Mundan başga-da aplastik ganazlygyň döremeginde immun faktorlarynyň , awto we izoantidotlaryň ähmiýeti uludyr.

Klinikasynda esasy üç sindromyň utgaşmasy bolup durýar, ganazlyk, gemorragiki we septiki-nekrotik dürli derejede bildirýär. Ganazlygyň bildirýän alamatlary dürli, köplenç, normohrom, makrositikdir. Gemoglobiniň düzümi 20g/l-den 120g/l, eritrositleriň sany bolsa 0,88 x 10^{12}/l$'$-den 3,16 x 10 ^{12}/l-e çenli, retikulositleriň sany 3-5%. Leýkositleriň sanynyň 0,45x 10^{9}-den 2,0/l x 10^{9}/l-a çenli azalmagy näsaglaryň 30%-de, beýleki 40% leýkopeniýanyň 4,0 x10^{9}/l-e ýetýändigi ýüze çykarylýar.

Bejerilişi. Ganazlygyň derejesi has pese gaçan halatynda çalyşmak üçin gan goýbermek, ýuwlan we doňdurylan eritositler, trombokonsentrat we leýko asma ulanylýar. Käbir hassalarda kortikosteroid dermanlary bilen bejerilende gowy netije gazanylýar. Dalagyň aplastiki ganazlygy hirurgiki bejergisinde splenoektomiýany geçirmek üçin esas bolup durýar.

Gemolitiki ganazlyk. Eritrositleriň ömrüniň gysgalmagy netijesinde dörän ganazlyklar gemolitik hökmünde bölünýär. Häzirki wagtda gemolitiki anemiýany iki sany, ýagny nesil yzarlaýjy we gazanylan ýaly toparlara bölünýärler. Nesil yzarlaýjy mikrosferositiki gemolitiki ganazlygyň ýaýbaňlandyrylan kliniki ýagdaýy wagtynda üç alamatlar häsiýetlidir: ganazlyk, sary getirme we splenomegaliýa.

Gazanylan gemolitiki ganazlyk. Splenoektomiýanyň görkezijileri öýjükli gemolizdir we onuň ýeri, esasan, dalakdyr. Splenektomiýa

4-5 aýdan gowrak wagtlap glýukokortikoid gormonlaryny almaga mejbur bolan hassalar üçin hem görkezilýär, ýöne remissiýa 2-3 aýdan geçmeýär, esasan ýaş wagtynda.

Feltiň sindromy. 1924-nji ýylda A.R.Felt poliartrit, leýkopeniýa, splenomegaliýa, limfodenopatiýa, horlanmak, giperglikemiýa we aýaklaryň deri ýarasy bolan näsaglary suratlandyrdy. Feltiň sindromyny kortikosteroid gormonlary bilen bejermek netijesiz we diňe gysgamöhletli remissiýa sebäp bolýar. Has netijeli bejergi kortikosteroid bejergisiniň splenoektomiýa bilen utgaşmasydyr.

Goşeniň keseli seýrek keseldir. Dünýä edebiýatynda 1000-den gowrak syn beýan edilýär. Goşeniň keseli ilkinji gezek 1882-nji ýylda fransuz deri lukmany P.Gaucher tarapyndan dalak epiteliomasy hökmünde häsiýetlendirilip, esasy alamaty splenomegaliýa hasaplanylýar. Häzirki wagtda bu keseliň patogenezi jikme-jik öwrenildi we Goşeniň keseli tezariusmozama, ýagny öýjüklerde çuňňur morfologik we funskional üýtgemeler bilen dokumalarda käbir maddalaryň ýygnanmagyna degişlidir. Goşeniň keseli sfingosidozlar ýa-da lipid saklaýyş keselleri toparyndaky endogen tezarismozlara degişli. Etiologiýasyna görä, Goşeniň keseliniň nesil yzarlaýjy fermontopatiýalara degişlidir. Patogenezine görä, metabolik önümleriň aşa köp ýygnanmagydyr, kliniki görnüşleriniň tebigatyna görä retikuloendotel ulgamynyň keseli.

Klinikasynda (Goşeniň keseliniň) üç görnüşi tapawutlandyrylýar: ýiti serebral (infantil), ýitasty, ýuwenil, dowamly wisseral (kemala gelen).

Bejerilişi. Splenoektomiýa Goşeniň keselinde esasy polliatiw bejergi hökmünde geçirilýär.

Dalagyň şikesleri we ýarylmagy

Garyn şikesleriniň arasynda dalak şikesleri ýygylygy boýunça 2-nji orny eýeläp, kesellileriň 13,5-53,7%-ini düzýär. Dalakdaky şikesi ýiti däl, ýapyk we açyk görnüşlere (ok ýaragy, kesme, tyg ýarasy) bölmek bolýar. Olaryň arasynda izolirlenen we birleşdirilen görnüşleri we ýapyk şikesde bir basgançakly hem-de iki basgançakly ýarylmalar tapawutlandyrylýar. Mundan başga-da dalagyň içerki operasiýa şikesleri şikesleriň düzüminde 1,5%-i düzýär.

Dalagyň zeperlenmesiniň toparlandyrylmasy

Häzirki wagtda amerikan trawmatologlarynyň assosiasiýasy tarapyndan kabul edilen dalagyň zeperlenmesiniň toparlandyrylmasy peýdalanylýar. Keseliň anyklanylmagy üçin esasy ähmiýet ejir çekeniň umumy ýagdaýyna we gan ýitgisiniň mukdaryna baha berilýär (gyzyl gan öýjükleriniň sanyny kesgitlemek, gemoglobin, gematokrit). Bu maglumatyň seljerilmegi keseliň kesgidiniň we hirurgiki interwensiýanyň öz wagtynda, şeýle hem şikesiň tebigatyna hem-de agyrlygyna baglydyr. Dalagyň aýry-aýry şikesleri bilen splenoektomiýadan soň ölümçilik 2%-e, şikes bilen bilelikde bolsa 45,7%-e deňdir.

1-nji tablisa

Dalak zeperlenmesiniň şkalasy (Mur boýunça,1991 ý.)

Topar	Zeperlenmäniň görnüşi	Zeperlenmäniň häsiýetnamasy
I	Gematoma	Subkapsulýar, ösmeýän, agzanyň üstüniň 10%-inden köp meýdanyny eýeleýär
	Ýarylma	Kapsulanyň ýarylmagy, gan akma ýok, 1sm-den köp çuňlukda
II	Gematoma	Subkapsulýar, ösmeýän, agzanyň 10-50% meýdanyny tutýar Intraparenhimatoz, ösmeýän, diametri 2 sm-den köp
	Ýarylma	Kapsulanyň ýarylmagy, işjeň ganakma, 1-3 sm çuňlukda, trabekulýar damarlar zeperlenenok

III	Gematoma	Subkapsulýar, agzanyň 50%-den köp meýdanyny tutýar ýa-da ösýän görnüşde
		Subkapsulýar gematomanyň işjeň ganakma bilen syzylmagy
		Intraparenhimatoz, diametri 2 sm-den köp ýa-da ösýän
	Ýarylma	Ýarylma 3 sm çuňlukdan köp ýa-da trabekulýar damarlara täsiri ýeten
IV	Gematoma	Işjeň ganakma bilen intraparenhimatoz gematomanyň syzylmagy
	Ýarylma	Segmentar damarlara ýa-da dalagyň derwezesiniň

		damarlaryna massiw dewaskulýarizasiýa görnüşinde täsiri bilen ýüze çykýan ýarylma
	Ýarylma	Dalagyň doly mynjyramagy
V	Damar zeperlenmeleri	Dalagyň dewaskulýarizasiýasy bilen derweze damarlarynyň zeperlenmegi

Dalagyň zeperlenmeleriniň tebigatyna baglylykda, subkapsulýar ýarylmagy, kapsulanyň ýarylmagyny, bir gezek ýarylmagyny, köp şikeslenmegini, agzanyň mynjyramagyny, agzanyň bir böleginiň aýrylmagyny, dalagyň aýajygyndan bölünmegini tapawutlandyrmak bolar. Dalak şikesleriniň kliniki görnüşi gaty polimorf bolup, şikesiň tebigatyna, agyrlygyna, şikes ýeteninden soň goňşy agzalara zeper ýetmegine baglydyr, ýöne esasy alamatlary ýiti gan ýitirme we garyn içindäki ganakma we şok öňe çykýar. Ganyň ýitmeginiň mukdary 500 ml-den 2,5 litre çenli ýa-da ondan hem köp bolup üýtgäp durýar.

Bejerilişi. Şol bir wagtyň özünde dalak şikesleri bolan näsaglaryň 86,92%-inde ygtybarly gemostaz we morfologiki taýdan bozulan agzany aýyrmagy üpjün edýän has wagtlaýyn, radikal operasiýa hökmünde splenoektomiýa ileri tutulýar. Häzirki wagtda splenoektomiýadan soň dalak dokumalarynyň autotransplantasiýa mümkinçiligi we onuň funksional ähmiýeti öwrenilýär.

Splenektomiýa

Splenektomiýa bu beden agzasynyň hirurgiki patologiýasy üçin ulanylýan iň köp ýaýran hirurgiki gatyşmakdyr. Splenektomiýa usuly şunuň ýaly tapgyrlardan ybarat: dalaga optimal elýeterliligi döretmek, garyn-dalak birleşdiriji damaryň kesişmegi, dalak arteriýasynyň deslapky daňylmagy ýa-da ýarany aýyrmak, dalak damarlaryny bölmek we hirurgiki ýaranyň dokumalarynyň bitewiligini dikeltmek. Dalak üçin 40-dan gowrak hirurgiki çemeleşmäniň arasynda iň ileri tutulýanlary orta, burç we torakoabdominaldyr. Ygtyýar döredilenden soň gastrospleniki bagyň kesilmegi islendik splenektomiýada möhüm ähmiýete eýedir. Damarlaryň deslapky daňylmagy dalak mobilizirlenende howply ganakmadan gaça durmaga ýardam berýär. Aýajyk 3-4 bölege bölünýär. Aşgazanasty mäziň guýrugyna zeper ýetmezligi üçin damar gysgyçlary dalaklara has ýakyn ulanylmalydyr. Islendik splenektomiýadan soň dalak düşeginiň we çep poddiafragmal boşlugyň geljek 24-48 sagadyň dowamynda drenaž edilmegi hökmandyr.

Autotransplantasiýa

Dalagyň gorag hirurgiýasynyň soňky görnüşi onuň dokumasynyň autotransplantasiýasy, ýöne häzirki wagtda aýrylan dalagyň "protezirlenen funksiýasynyň" täsirliligi ara alnyp maslahatlaşylýar. "Splenoz" adalgasy (dalagyň dokumasynyň göçürilen bölekleriniň spontan direlmegi) 1939-njy ýylda Buhbinder we Lipkoff tarapyndan hödürlenildi. Transplantat göçürmesi hökmünde has giň ýaýran usul hökmünde uly içýagdan edilen duplikaturasynyň döredilmegidir. Şeýle maglumat hem bar, ýagny garnyň göni muskulynyň ložasynyň gapdal fassiýasyndan alnan ekstraperitoneal autotransplantasiýasy ulanylýar. Splenektomiýa häzirki döwürde laparoskop gurallaryň kömegi bilen ýerine ýetirilýär.

Dalagyň anatomiki ýerleşişinde az şikesli hirurgiýa usullary

Splenektomiýa häzirki döwürde laparoskop gurallarynyň kömegi bilen ýerine ýetirilýär. Dalagyň anatomiki ýerleşişinde az şikesli hirurgiýa usullary amatly bolup durýar. Şonuň üçin hem häzirki döwürde hirurgiýanyň köp bölegi bu operasiýany laparoskopiki usul bilen ýerine ýetirmäge çalşylýar.

Laparoskopiki splenektomiýa bolan görkezmeler

- Gan keselleri (trombositopeniki purpura, ilkinji dalak).
- Limfoma.
- Dalak şikes sebäpli ýyrtylmagy güýçli ganakma bolmadyk ýagdaýynda.
- Dalagyň kistalary we döremeleri.

Laparoskopiki splenektomiýa bolan garşy gorkezmeler

- Splenomegaliýa.
- Koagulopatiýa.
- Gemorragiki şok.
- Laparoskopiki operasiýa bolan umumy garşy görkezmeler.

Splenoektomiýa operasiýasy geçirilýän wagtynda gaýraüzülmeleriň bolmazlygyny gazanmak üçin käbir artykmaç faktorlar bar: dalak arteriýasynyň şahalanyşy; dalak arteriýasy we wena damarlarynyň özara ýerleşmesi; dalagyň derwezesi bilen aşgazanasty mäziň guýruk bölüminiň özara gatnaşygy göz öňünde tutulýar.

Dalak arteriýasynyň, köplenç (70% ýagdaýlarda), şahalanan görnüşi gabat gelýär, dalak derwezesinden daşrakda birnäçe şaha bölünýär.

Dalak arteriýasynyň magistral görnüşi seýrek (30% ýagdaýlarda) gabat gelýär. Bu damaryň soňky şahasy dalagyň gönüden-göni derwezesine gabat gelýär.

Adatça (54% ýagdaýda), dalak arteriýasy dalak wenasynyň ýokarsynda ýerleşýär. Näsaglaryň 44%-inde dalak wenasy arteriýanyň daşyndan saralýar, dalagyň derwezesine barlanda arteriýanyň yzynda ýerleşýär. Örän seýrek ýagdaýlarda wena arteriýanyň öňünde ýerleşýär.

Aşgazanasty mäziň guýruk bölümi, adatça, gönüden-göni dalaga golaý ýerleşýär ýa-da 1-2 sm ondan daşrakda bolup biler. Örän seýrek ýagdaýlarda dalagyň aşaky tarapynda ýerleşýär.

Dalagyň anatomiýasyny gowy bilmek laparoskopiki splenoektomiýany çalt we gan akmasyz geçirmäge mümkinçilik berýär.

Operasiýany geçirmegiň tehnikasy

Operasiýa umumy narkozyň kömegi bilen geçirilýär. Nazogastral zond goýulýar. Näsag arkasynda goýulýan ýassyjagyň üstüne çep tarapa ýarymgyşaran ýagdaýda ýatyrylýar. (Wofler ýagdaýynda ýerine ýetirilýär).

Paraumblikal troakar laparoskop üçin niýetlenilip, pnewmoperitoneum goýulýar. Garyn boşlugynda barlag geçirilenden soň aýdyň daşyndan görmek arkaly troakar guraly goýulýar. Dalak ýogyn içege baglaýjysynyň mobilizasiýasy geçirilip elektrohirurgiki gaýçynyň kömegi bilen kesilýär. Soňra aşgazanyň düýbüne ýumşak gysgyç goýulýar. Aşgazan-dalak baglaýjysy aşgazanyň düýbüni sag tarapa dartdyrmak arkaly yzygiderlilikde aşgazanyň gysga damarlary tantal ýaýjagazlary bilen gapjadylyp kesilýär.

Örän seresaplyk bilen aşgazan-dalak baglaýjysy ýokarky tarapynda kesilýär, ýagny şol ýerde aşgazanyň düýbi dalaga örän golaý ýerleşýär. Aşgazan-dalak baglaýjysy kesilenden soň aşgazanasty mäziň guýruk bölümi we dalagyň derwezesi görünýär. Troakaryň kömegi bilen dalak arteriýasynyň we wenasynyň mobilizasiýasy geçirilýär. Emele gelen deşige özi tikin goyýan gural salynýar hem-de onuň bilen arteriýa we wena damary tikilýär we kesilýän halatlarda tapgyrlaýyn geçirilýär (44-nji surat).

Dalak damarlaryna mobilizasiýa geçirilende aşgazanasty mäziň guýruk bölümine şikes ýetirmezligi üçin enjamy dalagyň derwezesine golaý goýmaly, ýagny aşgazan asty mäziniň guýruk bölümine şikes ýetmezlik üçin. Dalak damarlaryndan kesip boşadylandan soň, ol medial tarapa süýşürilýär we elektrohirurgiki gaýçynyň kömegi bilen dalak-böwrek baglaýjysy aşakdan-ýokaryk kesilýär. Garyn perdesiniň aňyrsynda ýerleşýän ýag gatlagynyň gowşak birleşmelerinden dalak gutarnykly boşadylýar. Dalak diafragmal baglaýjysyndan asylyp durýar. Garyn boşlugynda dalak konteyneriň içine ýerleşdirilýär we soňra dalak diafragmal baglaýjysy kesilýär. Troakar dilikleriniň haýsy hem bolsa birini 4-5 sm-e çenli giňeltmeli we garyn boşlugynyň önki diwaryna golaýlatmaly. Barmaklaryň içine salyp dalagyň parenhimasyny mynjyratmaly we daşyna çykarmaly. Bu usul, bir tarapdan, dalagyň göwrümini kiçeltmäge we

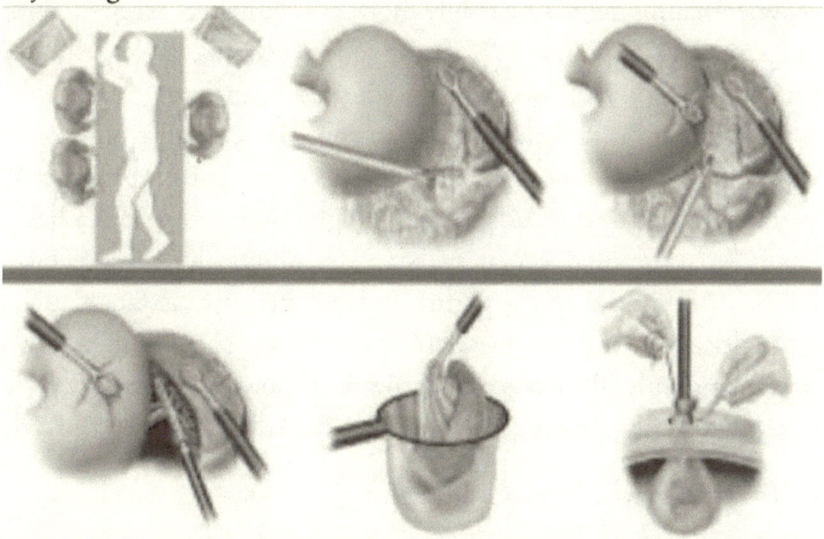

gistologiýa barlagyny geçirmäge, dokumasynyň saklatmagyna ýardam edýär. **Morsilýator bilen dalagyň owradylmagyň tapawutlylyklary**

Garyn diwary gatlaklaýyn tikilýär, pnewmoperitoneum dikeldilýär. Dalagyň gaýtadan barlagy geçirilýär, gemostaz çep diafragmal boşluga akdyryjy goýulyar.

44-nji surat. Laparoskopiki splenektomiýa

Operasiýadan soňky döwür

OPERASIÝA GUTARANDAN soň nazogastral zond aýrylýar 1-2-nji günlerde narkotiki däl agyrysyzlandyryjy serişdeler we giň spektorly antibiotikler bellenilýär. Drenaž akdyryjysy 2-nji güni aýrylýar. Operasiýa geçirilenden soň ertesi näsag aktiwleşdirilýär.

Zeperlenen dalakda geçirilen operasiýanyň netijeleri uly möçberde zeperlenmäniň derejesine bagly bolýar. Ölümçilik derejesi, dürli maglumatlara görä, 5%-30% aralygynda. Gaýraüzülmeleriň içinde ýaralanmalar (5-9%) we operasiýadan soňky ganakma (5%-e çenli) esasy hasaplanýar. Splenektomiýadan soň ýüze çykýan trombositoz we giperkoagulýasiýa bilen bagly ösýän tromboemboliki gaýraüzülmeler operasiýadan soňky 20 günüň dowamynda iň beýik derejä (maksimuma) ýetýär we standart öňüni alyş çäreleri talap edilýär (pes molekulýar geparin). Indusirlenen operasiýadan soňky giposplenizmiň mahsus meselesi operasiýadan soň ilkinji 2 ýylyň dowamynda uly ähtimallyk bilen ömürlik howply bolan ýyldyrym çaltlygynda döräp biljek sepsis hasaplanýar.

Gaýraüzülme we olaryň öňüniň alnyşy

1. Dalagyň kapsulasyna zeper ýetmezligi, ýüze çykýan ganakmanyň bolmazlygy üçin dalak dokumasyna degmän işlemeli we örän seresap bolmaly.
2. Splenoektomiýadan soňky pankreatitiň emele gelmegi, onuň guýruk bölüminiň zeperlenmegi bilen bagly bolýar. Enjam goýlanda dalagyň derwezesine golaý goýulmaly.
3. Gemostaz gowy geçirilmedik ýagdaýynda we diafragmal boşluga gowy goýulmadyk ýagdayynda operasiýadan soňky döwürde diafragmaasty abssesiň emele gelmegine getirýär.

Mäkäm gemostaz geçirmek operasiýa edilen meýdana akdyryjy turbany dogry goýmak bu gaýraüzülmeleriň öňüni almaga ýardam edýar. Bu operasiýa laparoskopiki usul bilen ýerine ýetirilmäge çalşylýar.

VII BAP

GARYN INGILERINIŇ BEJERILIŞINDE LAPAROSKOPIKI GERNIOPLASTIKA

Içki agzalaryň adaty ýerleşen boşluklaryndan emeli ýa-da tebigy deşikler arkaly bedeniň derisiniň aşagyna ýa-da beýleki bir boşluga çykmagyna **ingi** (hernia) diýilýär. Garyn boşlugynyň garyn perdesi bilen bilelikde onuň diwarynyň emeli ýa-da tebigy deşikleri arkaly deri örtüginiň aşagyna çykmagyna **daşky ingi** diýilýär. **Garnyň içki ingisi** içki agzalaryň garyn boşlugyndan döş boşlugyna ýa-da garnyň perdesiniň jübüjiklerine girmegi netijesinde emele gelýär.

GARNYŇ DAŞKY INGILERI

Garnyň daşky ingileri ilatyň 3-4%-inde duş gelýär. Garnyň daşky ingisiniň elementleri: inginiň derwezesi, ingi haltasy, ingi haltasynyň içindäki agzalar we onuň gabygy. Ingi derwezesi garnyň myşsa-aponewroz gatlagyndaky gowşak ýerlerinden inginiň çykmagy bilen emele gelýär. Ingi haltasy inginiň derwezesinden pökgerip çykýan garyn perdesinden ybaratdyr. Ingi haltasynyň girelgesi, boýunjygy, göwresi we düýbi tapawutlandyrylýar. Garyn diwarynyň çäginde ýerleşýän inçe bölegine onuň **boýunjygy** diýilýär. Ingi haltasynyň has uly bölegi onuň **göwresidir**. Ingi haltasynyň ahyrky bölegine onuň **düýbi** diýilýär. Ingi haltasynyň içindäki agzalar: garyn boşlugynyň islendik agzasy (aşgazanasty mäzden başgasy) ingi haltasynyň içine düşüp biler.

Daşky ingileriň toparlandyrylmasy

Daşky ingiler gelip çykyşy boýunça: durmuşda dörän we doga dörän ingilere bölünýärler.

Durmuşda dörän ingiler: güýç täsir etmegi (garnyň boşlugynyň basyşynyň birden ýokary galmagy) netijesinde döreýän, gowşaklyk sebäpli (gartaşan adamlarda garnyň diwarynyň myşsalarynyň atrofiýasy, onuň halparmagy sebäpli), operasiýadan soň döreýän ingiler, şikeslenmeden soň döreýän ingiler, emeli ingiler.

Anatomiki ýerleşişine görä: gasyk, but, göbek, epigastral ingiler, gylyç şekilli ösüntginiň ingileri, şikeslenmeler, garnyň gapdal ingileri, bil, ýamyz ingileri we ş.m.

Kesel geçişi boýunça: ingi haltasyndan içki agzalaryň ýagdaýyna görä çylşyrymlaşan we çylşyrymlaşmadyk görnüşlere bölünýär. Çylşyrymlaşan ingiler ýerine salyp bolmaýan ingi, koprostaz hadysaly ingiler, boglan ingiler, inginiň çişmesi.

Inginiň etiologiýasy we patogenezi. Ingiler bir ýaşa çenli ýaşdaky çagalarda köp duş gelýär. Soňra 2-10 ýaş aralygyna çenli ingi kem-kemden seýrekleşýär. Soňra 30-40 ýaşlardaky adamlarda has köp duş gelýär, şeýle hem gartaşan hem garran adamlarda garyn ingileriniň köp duş gelýändigini belläp geçmeli.

Ýerleşişi. Gasyk ingisi (75%), but ingisi (8%), göbek ingisi (4%), operasiýadan soňky ingiler (12%) we inginiň beýleki görnüşleri (1%) duş gelýär.

Öňden bar bolan sebäpler: neslegeçijilik ýaş çaganyň ömrüniň ilkinji ýyllarynda garnyň diwarynyň gowşaklygy, garry adamlarda garyn diwarynyň myşsalarynyň atrofiýasy, näsaglaryň jynsyna görä bedeniniň gurluşynyň aýratynlyklary (aýal maşgalanyň çanaklygynyň gurluşynyň aýratynlygy, olaryň but kanallarynyň halkasynyň giň bolmagy, erkek adamlarda gasyk sebitiniň ýa-da gasyk üçburçlugynyň gowşaklygy), bedeniniň dokumalarynyň çeýeliginiň peselmegi, horlanmak, zenanlaryň tiz-tizden çaga dogurmagy, garyn diwarynyň zeperlenmegi, operasiýadan soňky zeperlenmegi, garyn diwarynyň nerwleriniň ysmazlygy.

Garyn boşlugynyň basyşynyň ýokarlanmasyny döredijі sebäpler. Olara agyr zähmet, enäniň kyn geçiren çaga dogrumy, näsagyň kynlyk bilen buşukmagy (prostata mäziniň adenomasy, fimoz, peşew çykaryjy kanallaryň daralmagy), näsagyň içiniň gatamagy, uzak wagtlap üsgürmek (inçekesel, dowamly bronhit) degişlidir. Garyn boşlugynyň basyşynyň ingisi näsagyň tötänden agyr ýüki birden götermegi netijesinde döreýär.

Doga dörän inginiň emele gelmeginiň sebäbi çaganyň garnyň diwarynyň gowşak ösmegi (embrional göbek ingileri, göbek tanapjygynyň ingileri), garyn perdesi-gasyk ösüntgisiniň bitişmezligi bolup biler.

Keseliň geçişi we anyklanylyşy. Inginiň esasy alamaty onuň emele gelmeginiň mümkin bolan ýerlerde pökgermäniň peýda bolmagy we ol ýerde agyrynyň döremegidir. Haçan-da näsag ingi haltasynyň içindäki agzany eli bilen çykan ýerine salanda pökgerme kiçelýär ýa-da ýitýär. Näsag işlände, ýöränlde, agyr ýük göterende inginiň güberip duran ýerinde agyry ýüze çykýar. Soňra ýürekbulanma, gägirme, içiniň çişmesi we uly täretiniň kynlaşmasy bolýar.

Garyn ingili näsaglary barlamagyň düzgünleri. Näsag dik duruzylyp we ýatyrylyp barlanylýar. Näsaga dik duran ýagdaýynda seredilende kähalatda onuň gasyk sebitinde we aşagynda çala bildirýän gübermäniň bardygyny ýüze çykarmak bolýar. Näsag çyglanda we üsgürende öň çalaja bildirýän pökgermäniň has aýdyňlaşýandygyny, uly ingilerde bolsa olaryň has hem ulalýandygyny görmek bolýar. Näsagy ýatyryp inginiň içindäki agzasynyň çykýan ýerine yzyna salyp bolmak mümkinçiligini hem barlamaly. Uly ingi ýerine salnan wagtynda içegäniň jugurdysyny eşitmek bolýar. Inginiň ýörite barlag usullaryna onuň derwezelerini barmak bilen barlamak we üsgülewik urgusy alamatyny anyklamak degişlidir. Garyn ingileriniň aýratyn bir görnüşi typýan ingilerdir. Inginiň bu görnüşinde agza ingi haltasynyň içine düşmän onuň bir diwaryny emele getirýär. Ol diňe birtaraplaýyn garyn perdesi bilen örtülendir. Mysal üçin, peşewhalta ýogyn içegäniň ýokaryk galýan we aşak düşýän bölekleri. Has seýrek ingi haltasynyň bolmaýan ýagdaýy-da duş gelýär.

Bejerilişi. Ingi, esasan, hirurgiýa usuly bilen bejerilýär. Ingileri dogry bejermek üçin ol ýeriň anatomiýasyny gowy bilmeli. Çylşyrymlaşmadyk inginiň operasiýa bejergisi birnäçe tapgyrda geçirilýär: inginiň haltasynyň üstündäki dokumalary, inginiň öňki diwary kesilýär. Inginiň haltasy onuň daşky dokumalaryndan boşadylyp, kesip içi açylýar we içindäki agza garyn boşlugyna salynýar. Inginiň haltasynyň boýunjygy tikilýär we daňylýar. Soňra ingi haltasy kesilip aýrylýar. Ondan soň garnyň diwary, inginiň derwezeleri berkidilýär.

Abdominal hirurgiýada laparoskopiki gernioplastika tiz ösýän ugur. Ilkinji gezek P. Ger (1977-1982 ýý.) tejribede we klinikada gernioplastika üçin transabdominal laparoskopiýanyň ýoluny özüniň konsepsiýasynda esaslandyrdy. Klipsy (gerniostat) goýmak üçin ýörite gural oýlap tapdy we gysga wagtyň içinde bu usul kliniki amalyýete girizildi. Şeýlelikde, köp tarapdarlaryny gazandy, tehniki enjamlar bilen gowy özleşdirildi.

Laparoskopiki gernioplastikanyň ulanylyşynda ýygnanan tejribe bu usulyň artykmaçlyklaryny we ýetmezçiliklerini ýüze çykardy. Usulyň şertsiz artykmaçlygyna – uly deri kesiminiň we aýdyň agyry sindromynyň ýoklugy, näsaglaryň irki dikelmesi, oňaýly kosmetiki netijesi, tohum çykaryjy akymyň zeperlenmeginiň hem-de işemiki orhoepididimitiň ösüşiniň az mümkinçiligi bilen bilelikde ingileriň bilateral, but, göbek, şeýle hem garyn boşlugynyň başga simultant keselleriniň öz wagtynda anyklanylyşynyň we bejerilişiniň mümkinçiligi şu ýagdaýda garnyň öňki diwarynyň şikeslenmeginiň, minimal derejede inginiň gaýtalanmagynyň hem-de operasiýadan soňky howply gaýraüzülmeleriň ösüşiniň peselmegi (45-nji surat).

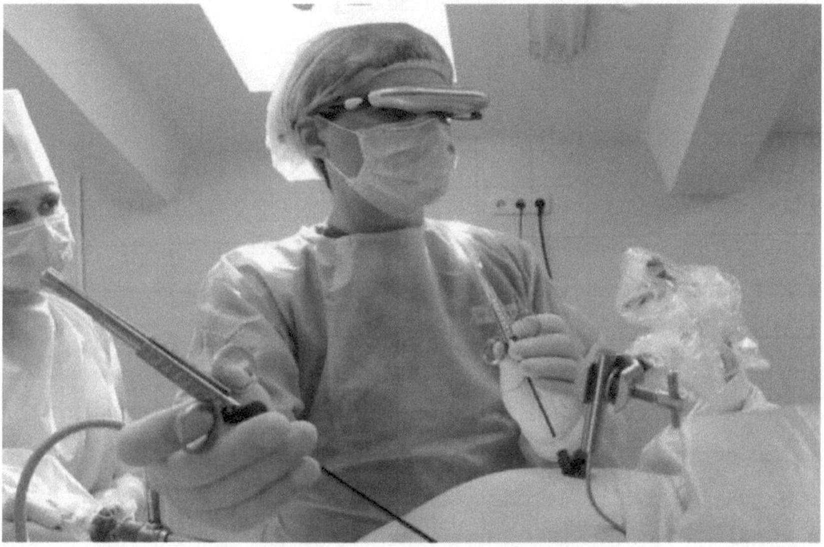

45-nji surat. Endoskopiki gernioplastika

HIRURGLARYŇ AÝTMAKLARYNA görä, laparoskopiki gernioplastika geçirilende operasiýadan soňky ýüze çykýan gaýraüzülmeleriň ýygylygynyň we häsiýetiniň derňewi.

1. Troakar ýaralaryndan ganakma – 0,25-0,35%.

2. Içegeleriň diwarynyň deşilmegi (inçe, ýogyn) – 0,08-0,1%.

3. Operasiýadan soňky ýaralaryň iriňlemegi – 0,5-1%.

4. Gasyk sebitinde seromalar we gematomalar – 8-10%.

5. Operasiýadan soňky egin-pilçe agyry sindromy – 6-7%.

6. Newralgiýalar we parasteziýalar – 4-5%.

7. Gursagaranyň empiýemasy – 1-1,5%.

8. Ulalan derasty emfizema – 1%.

9. Torly eksplantantyň kabul edilmezligi – 1,5%.

10. Garyniçki ganakma – 0,2%.

11. Ýumurtganyň suwly çişi – 1%.

Has howply gaýraüzülmeleri operasiýasy wagtynda iri gan damarlarynyň ýaralanmasynda (a.et.v. epigastrici inferior; a.et.v. iliaca externa; a.et.v.testicularis) gan endoskopiki ýol bilen saklanylýar. Şonda operasion meýdan ýuwulýar, ganakmanyň çeşmesi ýüze çykarylýar we gan klipse goýmak, endoligaturanyň ýa-da elektrokoagulýatoryň kömegi bilen saklanylýar. But usulynda halta lakunar bagjygyň üstünden içine tarap kesilýär. Onda ünsli seredip, barmak bilen bagjygyň ýerleşýän ýerini duýmaly. Eger anomal damar tapylsa, ony tikmeli, daňmaly we iki ligaturanyň arasyndan kesmeli. Gowusy, gysylan haltanyň aşagyndan Koheriň zondy bilen dokumany seresap kesip aýyrmaly. Eger birden anomal ýerleşen arteriýa zeperlense, ilki bilen, aljyramaly däl. Hirurg hökman çep eli bilen gan akýan ýere hasadan ýasalan şarik bilen basmaly. Sag eli bilen bolsa gan saklaýjy gysgyç almaly. Ýuwaşlyk bilen şarigi aşak süýşürip görmeli. Eger arteriýanyň merkezi ahyryndan gan gidýän bolsa, onda hirurg haýal etmän gysgyjy aýyrman şol ýeri daňmaly. Periferiki ahyry hem edil şeýle etmeli. Gasyk operasiýasynda anomal ýerleşen damary tapmak we daňmak ýeňil. Şu usulda gysylan haltany kesmegiň ýene bir usuly bar: damarlaryň ugry boýunça ýokarky we daşky kesimler, emma munda baglaýjy kesilmeýär. Wentral ingileri bejermekde laparoskopiki gernioplastikanyň ekonomiki çykdaýjylary ýokary we gymmat. Şonuň üçin bu usuldan saklanylýar. Wentral ingileri bejermekde laparoskopiki gernioplastika ýuwaş-ýuwaşdan ýöne ynamly, häzirki zaman arsenala girdi. Bu usulyň hem özüniň görkezmeleri we garşy görkezmeleri bar. Laparoskopiki usul bilen deňeşdirilende, **"adaty açyk gernioplastika"** tehniki taýdan ýeňil we ýerine ýetirilen mahalynda operasion howplulygy az. Ýerli anesteziýanyň astynda Lihtenşteýn boýunça geçirilýän 20-30 minutlyk gernioplastika howplulyk derejesi boýunça umumy agyrysyzlandyrma esasynda geçirilýän 1,5-2 sagatlyk garnyň ýylmanak perdesiniň içki gernioplastikasy bilen deň gelýär.

Laparoskopiki gernioplastika görkezmeler: ikitaraplaýyn ingi, residiwleýän ingi, näsagyň islegi.

Laparoskopiki gernioplastika garşy görkezmeler: dartgynly pnewmoperitoneum, näsagyň umumy agyrysyzlandyrmany götermezligi (bedeniň kabul etmezligi), gasyk ingisini korregirlenmeýän koagulopatiýa, garyn diwarynyň ýylmanak perdesiniň gaýnaglamasy, gasyk ingisi uly ölçegdäki, garyn boşlugynyň aşaky böleginde öň operasiýa geçirilen bolsa, gysylan ingi (otnositel görkezme) we ş.m.

Esasy maksat operasiýadan öň geçirilen barlaglarda garşy görkezmeleri ýüze çykarmak bolup durýar.

Laparoskopiki gernioplastikany geçirmek üçin biz dört sany anatomiki gurluşy bilmelidiris.

1. Göbek bagjygy. Ol göbekden peşewhalta çenli we öňki garyn diwarynyň ortaky çyzygy boýunça ýerleşýär.
2. Kuperiň bagjygy. Ol gasyk süňkünde ýerleşýär.
3. Gasyk bagjygy. Ol gasyk süňkünden ýanbaş süňküne çenli gidýän bagjyk.
4. Gasyk bagjygyndan lateral ýerleşýän aşaky damar.

Göbek bagjygy aňsat tanalýar. Ol garnyň ýylmanak perdesiniň ýygyrtlary ýaly görünýär. Bu bagjyk içki ýanbaş arteriýasyndan garnyň ýylmanak perdesiniň diwarynda uzaboýuna ýerleşýär. Näsaglarda bu aýdyň görünýär, horlarda görünmeýär, ýagny onuň göbege tarap uzalyp gidýän aşaky seliacus damary bilen çalşylmagy mümkin. Gasyk oblastynyň anatomiki gurluşyna laparoskopy göbekden goýberip sereden wagtymyz medial göbek bagjygy guralyň ujuna gönükdirilen bolmaly. Şol bir wagtda aşaky a.ciliacus damary göni myşsa gönükdirilen bolýar.

Tohum tanapjygynyň damarlary. Bular içki gasyk halkasynyň aşaky böleginden geçýärler we aňsatlyk bilen bilinýärler. Ol garnyň ýylmanak perdesi bilen örtülen we iki damar, ýagny daşky ýanbaş arteriýasy we wenasy bilen bilelikde gidýär. Ahyrynda içki gasyk halkasyndan tohum çykaryjy akymyna birleşýär.

Tohum çykaryjy akym köplenç ýagdaýda aňsatlyk bilen anyklanylýar. Tohum tanapjygynyň damarlaryna birleşýär we içki gasyk halkasyna girýär. Soňra tohum çykaryjy akym çanaklyk boşlugyna düşýär. Ol diňe garnyň ýylmanak perdesi bilen örtülendir. Bu akym hemişe öz arteriýasy bilen baglanyşykly. Onuň arteriýasy akymy tapmak üçin hirurgyň kömekçisi bolup durýar.

Çuň gasyk halkasy. Bu monitoryň ekranynda kiçiräk öý ýaly bolup görünýär. Ol içki tohumlyk damarlarynyň we tohum çykaryjy akymyň aýrylýan ýeri. Ingi gowagy gyýak gasyk ingisinde, köplenç, gaz bilen doldurylan. Şonuň üçin ap-aýdyň görünýär. Uly gyýak ingi a.ciliacus damary medial göni boşluga tarap gysýar. Göni inginiň derwezesini anyklamak aňsat däl. Onuň esasy görkezijisi bolup damarlaryň we bagjygyň arasyndaky giňelen burç bolup durýar. Olar biri-birine parallel ýerleşýärler. Derwezäni gowy görmek üçin ýüzleý gasyk halkasyna daşyndan barmak bilen basmaly. But ingisini köp halatlarda garnyň ýylmanak perdesini kesmezden öň görmek bolýar, ýöne käwagtlar ol diňe aşaky loskut aýrylandan soň görünýär. Hirurg gasyk meýdanynyň esasy anatomiki ýerleşýän ýerini we ingini anyklandan soň, ýanbaş-gasyk ýoluny, gasyk we Kuperiň bagjygynyň ýerleşýän ýerlerini kesgitleýär. Käbir emele gelmeleri, ýagny gasyk-ýanbaş ýoluny, garnyň kese myşsasynyň gümmezini, Kuperiň bagjygyny, inplantantyň gyralaryny berkitmek maksady bilen gernioplastika operasiýasyna girişmeli. Eger hirurg gyýak inginiň derwezesini ýapmak üçin tikin goýmakçy bolsa, onda ol hökman içki gasyk halkasynyň aponewrotiki-fassial gyrasynyň ýerleşýän ýerini anyk bilmeli.

Gasyk-ýanbaş ýoly (tractus iliopubicum). Bu ýol ýanbaş-kekeç fassiýasyndan we öňki ýokarky ýanbaş süňkünden başlanýar. Ol medial tarapdan çuň gasyk halkasynyň aşaky gyrasyny emele getirýär. Ýokardan but kanalyny araçäkleýär we gasyk süňküniň ýokarky şahasyna birigýär, lateral tarapdan kuperiň bagjygyna geçýär.

Kuperiň bagjygy (lig.pectineale). Bu bagjyk berk bolup kese-dykyz fassiýadan we süňküsti gabykdan ybarat. Kuperiň bagjygy gasyk süňküniň ýokarky şahasy bilen berk sepleşendir. Bu bagjygyň ugry egri bolup, medial tarapdan çanaklygyň ýokarky gyrasyndan girip, şol ýerde ol öňki çykyntgyny emele getirýär.

Esasan, Kuperiň bagjygyndan lateral we gasyk-ýanbaş ýolunyň medial sepleşmelerini anyklamaly, sebäbi gernioplastikada göni ýa-da iri gyýak gasyk ingilerinde inplantantyň birinji burçy, adatça, Kuperiň bagjygyna berkidilendir.

But halkasy (annulus femoralis) Kuperiň bagjygyndan lateral we gasyk- ýanbaş ýolunyň yzynda ýerleşýär. But ingileri, köplenç, but fassiýasynyň medial böleginde ýerleşýärler we gasyk-ýanbaş but kanalynyň öňki we medial gyrasyny emele getirýär. Kanalyň yzky gyrasy kekeç fassiýasy bilen emele gelen lateral tarapdan – but wenasy. Bularyň hemmesi but fassiýasynda jemlenendir.

Garnyň ýylmanak perdesiniň öňki fassiýasy (fascia praeperitonealis). Bu garnyň ýylmanak perdesinde ýüzleý ýerleşýär we garnyň ýylmanak perdesiniň öňki boşlugynyň laparoskopiýasynda aňsat ýüze çykarylýar. Bu fassiýa tohum tanapjygynyň töweregindäki bardany we ingi halkasyny emele getirýär. Haçan-da tohum tanapjygy gasyk kanalyna girende, ol f.spermatica internanyň dowamy bolup gidýär. Garnyň ýylmanak perdesi bilen garnyň ýylmanak perdesiniň öňki fassiýasynyň arasynda ýag dokumasy örän az.

Däp bolşy ýaly, garnyň ýylmanak perdesiniň daşky giriş ýoluny, şeýle hem endohirurgiki tehnikany ulanyp, gyýa inginiň halkasyny ýüze çykarmak üçin garnyň ýylmanak perdesiniň öňki fassiýasy ýiti ýa-da kütek usul bilen aýrylan bolmaly. Haçan-da ingi halkasy töwereginde ýerleşýän dokumalardan arassalandan soňra, ony proksimal daňmaly we kesmeli.

Tohum tanapjygy we garnyň ýylmanak perdesi öňki fassiýadan yzda, garnyň ýylmanak perdesiniň yzky fassiýasynyň ýanynda ýerleşýär. Ol hem bykyn we bykyn-bil myşsasyny, buduň gapdal deri nerwini, but-jyns nerwini, daşky ýanbaş damarlaryny örtýär.

Ýokarda agzalanlaryň gysgaça topografiýasy gutarandan soň, hirurglar ýene-de iki sany howply üçburçluga üns bermeli "elhenç üçburçluk" we "agyry üçburçlugy".

"Elhenç üçburçluk". Bu üçburçlukda daşky ýanbaş arteriýasy we wenasy ýatýar. Üçburçluk tohum çykaryjy akymyň we ýumurtgalyk damarlarynyň arasynda ýerleşýär. Üçburçlugyň depejigi bolsa gasyk kanalynyň girelgesi bolup durýar.

"Agyry üçburçlygy". Ol medial tarapdan "elhenç üçburçluk" bilen araçäkleýär. Onuň lateral araçägi gasyk bagjygyndan uzaboýuna geçýär. Şu üçburçlugyň depejigi içki gasyk halkasynda ýerleşýär.

Üçburçlugyň proýeksiýasyndan but-jyns nerwiniň jyns we but şahalary geçýär, but nerwi hem-de onuň lateral deri nerwi geçýär. Her hili ýagdaýda hem şu üçburçluklaryň meýdançasyndan tory berkitmek üçin klipsa goýmaly däl. Bular operasiýadan soňky gaýraüzülmelere getirip bilýär.

Gasyk ingilerinde laparoskopiki gernioplastikanyň tehnikasy. Amalyýetde laparoskopiki gernioplastika ulanylýar. Onuň alty sany usuly tapyldy. Olar:

1. Ingi halkasynyň ýokarky transabdominal daňlyşy we içki gasyk halkasynyň ýapyk tikini (R. Ger, 1982).
2. Ingi derwezesiniň transperitoneal ýapyk tikin usuly (M.Gazaýerli, 1992).
3. Ingi derwezesiniň ýapylmagy (plombirlenilmegi) ýa-da şol plombanyň torly zaplata bilen goýulmagy ("Plug and Path" tehnika) (S. Bogjawlensky, 1989; L. Schulth, 1990; J. Gorbitt, 1991).
4. Ingi derwezesiniň garnyň ýylmanak perdesiniň içki tory bilen intraabdominal ýapygy ("onlay-mesh"tehnika). (L. Popp, 1990; R. Fitzgibons, 1991; C. Filipi, 1992; F. Toy; R. Smoot, 1992).
5. Garnyň ýylmanak perdesiniň içki transabdominal gernioplastikasy – TAPB. („path"tehnika) (L. Popp, 1991; M. Arregui, 1992; J. Gorbitt, 1991).
6. Tutuş ekstraperitoneal (TEP). „Path"- tehnika (I. Dulucq, 1991; E. Phillips, 1993).

Soňky iki usul giň gerim aldy. Bu usullar göni we gyşyk gasyk hem-de but ingileriniň hirurgiki bejergisinde köptaraplaýyn ýardamly. Şu operasiýalar ekstraperitoneal we intraperitoneal giriş ýoly bilen ýerine ýetirilýär.

Transperitoneal tikin usuly. Bu usul gyýak gasyk ingisiniň I tipli näsaglarynda ingi derwezesini ýapmak üçin Nuhus boýunça inginiň yzky diwarynyň we içki gasyk halkasy 1,5 sm-den uly bolmadyk ýagdaýynda ulanylýar. Gerniotrafika ýanbaş-gasyk ýoluny we garnyň kese myşsasynyň gümmezini, ýagny içki gasyk halkasynyň ýokarky we aşaky diwaryny tikmek ýoly bilen geçirilýär. Şu tikinler lateral ugurda sorulmaýan sapaklar bilen goýulýar. Tikinler ekstraperitoneal daňylýar.

Gyýak gasyk ingisinde (Nuhus boýunça II-III tipde) gasyk derwezesini ýapmak üçin tar „plug and path“ ulanylýar. Onuň tehniki ýerine ýetirilişi: gasyk kanalynyň içki halkasyndan polipropilen dykyntgysy salynýar we onuň üstünden torly protez bilen berkidilýär.

Transabdominal garnyň ýylmanak perdesiniň öňki gernioplastikasy we total ekstraperitoneal gernioplastika giň ýaýran usuldyr.

Gorbitt boýunça garnyň ýylmanak perdesiniň öňki transabdominal gernioplastikasynyň tehnikasy. Bu usul 1993-nji ýylda hödürlenildi. Umumy agyrysyzlandyrma: näsag arkan ýatyrylýar, operasion stoluň kese tarapy aşak goýberilýär. Garyn boşlugynyň barlagy geçirilenden soň ingi kelläniň garşysyna ýerleşen bolmaly. Näsag inginiň garşy tarapyna 15-20° öwrülýär.

Gurallar: toroakar 5-10-12 mm-lik egrelen gaýçylar, dissektor, gyýak optikaly laparoskop (30), gerniostepler (46-njy surat).

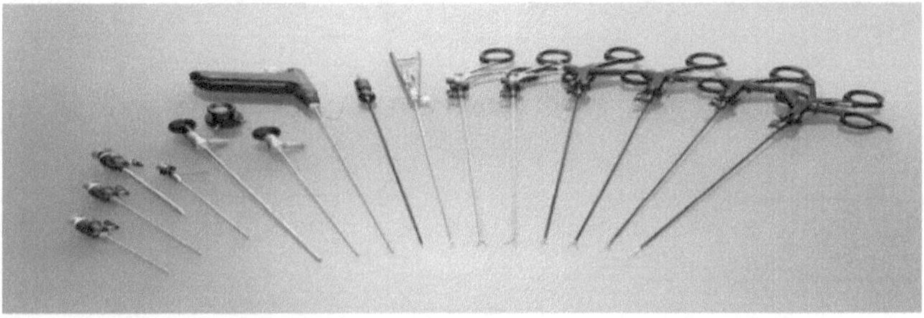

46-njy surat. Gernioplastika üçin enjamlar

Giriş indiki yzygiderlilikde ýerine ýetirilýär:

1. Göbegiň üstünden ýa-da aşagyndan 1sm deri kesimini etmeli.

2. Weresiň iňňesi bilen garyn boşlugynyň punksiýasy we pnewmoperitoneumy insufilýasiýa CO_2 ýoly bilen garnyň ýylmanak perdesiniň içki basyşyny 12-16 mm sim.süt. çenli goýmaly.

3. Ingi tarapdan göni myşsanyň lateral gyrasyndan gözegçilik astynda troakar (5 mm-lik) wideokamerany göbegiň deňinden girizmeli.

4. Şol derejedäki ýaly garşylykly tarapdan 3-nji troakary (12 mm-lik) girizmeli. Laparoskopiki hirurgiýada Weresiň iňňesi bilen punksiýa we pnewmoperitoneum umumy kabul edilen usul bilen goýulýar, ýagny ol içki agzalaryň zeperlenmesiniň, gemodinamiki bozulmanyň, garnyň ýylmanak perdesiniň içki basyşynyň birden peselmeginiň öňüni alýar. 1-nji troakar goýlandan soň giňişleýin anyklaýyş laparoskopiýasy geçirilýär. Onuň esasy maksady ingininiň görnüşini we onuň garnyň ýylmanak perdesiniň diwarynda ýerleşýän topografiki aýratynlyklaryny anyklamakdan ybarat. Munuň üçin gasyk ingileriniň toparlandyrylmasy bilen bilelikde A.B. Guslew (1996) boýunça laparoskopik suraty anyklamak mümkin.

1. Gyýak gasyk ingileri giňelmedik içki gasyk halkasy bilen.

2. Gyýak gasyk ingileri gasyk kanalynyň yzky diwaryna degmegi bilen.

3. Gyýak gasyk ingileri gasyk kanalynyň yzky diwarynyň aýansyzlygy bilen.

4. Göni gasyk ingileri gasyk kanalynyň yzky diwarynyň durnuksyzlygy bilen.

5. Göni gasyk ingileri gasyk kanalynyň yzky diwarynyň durnuksyzlygy bilen.

6. Gaýtalanýan gasyk ingileriniň gyýak, göni, utgaşdyrylan laparoskopiki gernioplastikadan soňky islendik görnüşi.

Gyýak gasyk ingilerinde ingi derwezesi laparoskopiki barlagda gasyk oýundan lateral tarapda, göni gasyk ingilerinde bolsa medial tarapda ýerleşýär. Gaýtalanýan uly ilkinji ingide näsaglarda şol oýda emele gelýän gurluşlary anyk tapawutlandyrmak mümkin bolmaýar (47-nji surat).

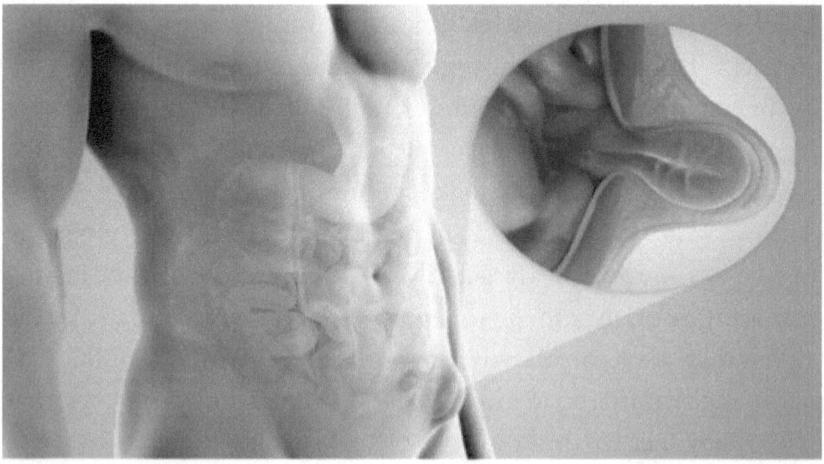

47-nji surat. Gasyk ingisi

LAPAROSKOPIKI GERNIOPLASTIKANYŇ tapgyrlary: garnyň ýylmanak perdesiniň kesimi çuň gasyk halkasyda hem lateral tarapdan başlanýar we medial göbek epinine çenli onuň gyrasyndan ýaý şekilinde dowam edýär. Kesim peşew halkasynyň zeperlenme howpy zerarly medial epinine girmeli däl. Soňra kesim çuňlaşdyrylyp garnyň ýylmanak perdesini öňki ýaly kesip, kese fassiýa çenli ýetirilýär. Aşaky epigastral damarlara zeper ýetmezlik üçin seresaplylygy saklamaly. Garnyň ýylmanak perdesi açylandan soňra dokumalar kütek ýol bulen aýrylýar. Göbek bagjygyny we peşewhaltany merkezi ortadaky çyzyga getirmek aňsat bolýar. Ingi halkasy inwaginasiýa ýoly bilen garnyň ýylmanak perdesiniň boşlugyna çykarylýar. Ingi halkasynyň ýokarky meýdanynda seýrek bolmadyk ýagdaýlarda garnyň ýylmanak perdesiniň öňki lipomasynyň ýerleşýändigini ýatda saklamaly. Tohum tanapjygynyň elementlerini ingi halkasynyň garnyň ýylmanak perdesinden aýyrmaly, emele gelen garnyň ýylmanak perdesiniň derwezesini aşak tarap giňeltmeli, ýagny ingi emele geläýjek zolaklary açmaly (but we gyýak gasyk). Şu meýdançada ähli hereketler şol ýerde ýerleşýän ýanbaş, testikulýar we aşaky epigastral damarlaryň, tohum çykaryjy akymyň barlagy hemişelik seresaplylyk bilen gözegçilikde geçirilýär. Kiçiräk ölçegde bolsa, onda ingi halkasyna garnyň ýylmanak perdesiniň ýapragyny medial ugur bilen uly ölçegli ingilerdäki ýaly etmeli.

Uly ölçegli halka üns berilmän, köplenç, aşaky gasyk tümmejigine düşülen halatynda tohum tanapjygyna ýa-da ýumurtgalaryň gan üpjünçiligine zeper ýetirilmegi mümkin. Uly ölçegdäki ingileri duran ýerinde we boýnuň deňinden kesip aýyrmaly. Operasiýanyň indiki möhüm tapgyrlarynyň biri eksplantasiýa. Garnyň ýylmanak perdesiniň öňki diwarynyň gowşak ýerlerini torly eksplantant bilen berkitmekden ybarat. Eksplantant plastika taýýarlanylýar.

Eksplantant plastikanyň meýdanynyň ölçegine görä gyrasynyň dürli gönüşlerine we inginiň birtaraplaýyn ýa-da ikitaraplaýyndygyna baglylykda ulanylýar. Gyrasyz tory hem ulanmak mümkin. Eksplantant taýýar bolandan soňra garnyň ýylmanak perdesiniň boşlugyna salynýar. Eger 12 mm-lik troakar ulanylýan bolsa, onda tor şonuň üsti bilen girizilýär.

Tor tohum tanapjygynyň yzynda ýerleşdirilýär. Tohum tanapjygy – içki deşiginde torly protez yzygiderli düzedilýär. Intraperitoneal gernioplastikanyň gutarnykly tapgyry torly eksplantanty berkitmek bolup durýar.

Köplenç, gerniostepleriň kömegi bilen ilki proteziň açylan bölegi berkidilýär, soňra perimetr boýunça öňki ýüze çykarylan anatomiki emele gelmeler bilen berkidilýär. Ikitaraplaýyn ingide hem edil şular ýaly edilýär. Klipsalaryň ulanylýan umumy sany 8-den 10-a çenli. Adaty operasiýanyň ýerine ýetirilişi boýunça şeýle: Kuperiň ýokarky bagjygyna berkitmek gernioplastikanyň esasy pursatlarynyň biri. Şonuň üçin ol geçirilende klipsalaryň sany 3-den az bolmaly däl. 2-3 sany klipsa garnyň göni myşşasyna goýulýar. Ýene-de 2-3 sany klipsa bilen garnyň ýylmanak perdesiniň öňki diwarynyň gyýak myşşasy, gasyk kanalynyň içki halkasynyň üstünden berkidilýär. Gasyk bagjygynyň aşagyna klipsa goýmak maksadalaýyk däl (şeýle-de "elhenç" we "agyry" üçburçluklarynyň proýeksiýasynda hem şeýle).

OPERASIÝANYŇ GAÝRAÜZÜLMELERI

Berkitmeleriň nädogry goýulmagy netijesinde toruň gasyk bagjygyna we garyn boşlugynyň öňki diwaryna gysylmagy inginiň gaýtalanmagyna getirýär.

Gaýraüzülmeleriň öňüni almak üçin ýokarky gasyk bagjygyny yzygiderli bölmeli, soňra torly eksplantanty ýag dokumasyna däl-de, ony gasyk bagjygyna berkitmeli. Soňra garnyň ýylmanak perdesiniň örtüginiň bitewiligini dikeltmeli. Irki ýagdaýda içegeleriň sepleşmeleri, olaryň geçirmezligi ýüze çykýar. Garnyň ýylmanak perdesiniň loskutlaryny tikmezden öň garnyň ýylmanak perdesiniň içki basyşy 6-8 mm sim.süt. çenli peseltmeli. Ol garnyň ýylmanak perdesiniň dartgynlylygyny peseldýär. Klipsanyň kömegi bilen gyra-gyra birleşdirilýär. Käbir edebiýatlarda garnyň ýylmanak perdesiniň gyralary birleşdirilen ýerlerde içege epinleriniň gysylmagy sebäpli operasiýadan soňky içege geçirmezligi ýüze çykýar diýen maglumat bar.

Tutuşlaýyn ekstraabdominal gernioplastika (TEG). Bu usulda ekstraabdominal giriş ýoly ulanylýar. Ol bolsa garyn boşlugynda işlemezligiň öňüni almaga ýardam edýär. Bu gernioplastikany ahyryna çenli ýerine ýetirmek üçin troakarlary soňuna çenli girizmekden we garnyň ýylmanak perdesiniň öňki boşlugynda erkin emeli boşlugy döretmekden ybarat. Şu boşlugy emele getirmek mümkinçiligi garnyň aşaky böleginiň kese fassiýasynyň topografik aýratynlygy bilen bagly bolup durýar.

Umumy agyrysyzlandyrma. Näsag operasion stolda Trendelenburgyň ýagdaýynda ýatmaly. Bu operasiýanyň ýerine ýetirilişi Gorbitt boýunça garnyň ýylmanak perdesiniň öňki transabdominal gernioplastikasynyňky ýaly. Hirurg inginiň ýerleşýän ýerinden garşylykly tarapda, kömekçi bolsa ýanynda ýa-da stoluň beýleki gapdalynda durmaly.

Gasyk ingisiniň elementlerine giriş indiki yzygiderlilikde ýerine ýetirilýär: Derini göbegiň aşagyndan, garnyň ortaky çyzygyndan derini we garnyň ýylmanak perdesiniň öňki diwaryndan 1-2 sm kesmeli. Garnyň ýylmanak perdesiniň özi kesilmeýär. Ony barmak ýa-da tupfer bilen garyn myşsalaryndan ýuwaşlyk bilen aýyrmaly. Soňra silikon rezinden edilen ýörite ballonly dissektor bilen bu boşluga diametri 10 mm bolan 1-nji troakary salmaly. Ballon gazly basyş bilen doldurylan wagty garnyň ýylmanak perdesiniň töweregindäki dokumalardan sypyrylyp, garnyň ýylmanak perdesiniň öňki gatlagynda boşluk emele gelýär. Eger pariýetal garnyň ýylmanak perdesi zeperlenen ýagdaýynda preperitoneal giňişlikde boşluk emele getirmek mümkin däl. Şu ýagdaýda garyn boşlugyna Weresiň iňňesi girizilýär. Şol arkaly garyn boşlugyndaky gaz daşyna çykarylýar, soňra garnyň ýylmanak perdesiniň zeperlenen ýapraklarynyň bitewiligi dikeldilýär. Soňra 2-nji troakar (5 mm diametrli) preperitoneal giňişlige gasyk tümmüsiniň üstünden ýa-da şondan 1-2 sm ýokardan salynýar. 3-nji troakar: 91,2 mm-lik 3-nji troakar göbek bilen gasyk tümmüsiniň aşagyndan salynýar. Käbir ýagdaýlarda uly gasyk ingilerde şol troakarlaryň birini garnyň göni myşsasynyň daşky gyrasyndan goýmak bolýar. Troakarlar arkaly dissektor, gysgyçlaryň kömegi bilen garnyň ýylmanak perdesini daşky dokumalardan aýyrmaly. Inginiň ýerleşýän ýeri boýunça Kuper bagjygynyň uzynlygyna daşky ýanbaş we aşaky epigastral damarlara çenli dowam etmeli. Garnyň ýylmanak perdesi şu damarlardan we tohum çykaryjy akymdan, ýumurtganyň damarlaryndan aýratynlaşdyrylýar we çuň gasyk halkasy ýüze çykarylýar. Ingi halkasynyň mobilizasiýasy indiki ýol bilen geçirilýär. Käbir uly bolmadyk gyýak ingilerde halta, köplenç, tohum tanapjygynyň elementlerinden doly aýratynlaşdyrylýar. Eger ingi halkasy uly ölçegde bolsa, onda ony doly aýratynlaşdyryp bolmaýar. Şu ýagdaýda ony bölekleýin kesmeli we aýyrmaly. Distal bölegi bolsa dokumalarda galdyrmaly. 12 mm-lik troakar arkaly 8-12 sm ölçegde torly eksplantant girizilýär, ýagny ony tohum tanapjygynyň töweregine ýazyp ýerleşdirmeli. Şeýle edilende gasyk meýdanyndaky hemme gowşak ýerler (lateral, medial oý, but halkasy) ýapylan bolýar.

Tor Kuperiň bagjygyna we gasyk tümmejigine stepleriň skobalary arkaly berkidilýär, şeýle hem skobalar toruň ýokarky we medial gyralaryna goýulýar. Berkidijiler goýlan ýagdaýynda aşaky epigastral damarlaryň ýerini göz öňünde tutmaly. Aşaky ýanbaş-gasyk ýoluna tor berkidilýär. Operasiýa preperitoneal giňişligi drenirlemek bilen tamamlanýar. Aponewrozdaky defektler tikilýär. Tikinler derasty gatlaga we derä goýulýar. Tutuşlaýyn ekstraabdominal gernioplastika usuly gyýak we ikitaraplaýyn gasyk ingilerinde netijeli bolup, onda intraabdominal gaýraüzülme howpy, sepleşme keseliniň ýüze çykmagy peselýär.

Operasiýanyň ýetmezçilikleri

Muňa manipulýasiýalar ýerine ýetirilende ýüze çykýan oňaýsyzlyklar degişli. Bular öňki peritoneal giňişlikde gerek göwrümdäki boşlugy emele getirmek mümkinçiliginiň ýoklugy sebäpli ýüze çykýar. Şonuň üçin operasiýa intraabdominal gernioplastikadan kyn hasaplanýar.

Wentral ingilerde laparoskopiki gernioplastika. Endoskopiki usul bilen käbir wentral ingileri operasiýa etmek mümkin. Bu ingilere garnyň ak çyzygyndaky ingi, göbek ingileri, operasiýadan soňky uly we orta ölçegdäki ingiler degişli.

Şu usul üçin görkezmeleriň absolýut garşylyklary. Giň we äpet ingiler, wentral ingileriň gaýraüzülen görnüşleri, garnyň ýylmanak perdesiniň boşlugyndaky ýaýran sepleşmeler, esasan, bölekleýin içege geçirmezliginiň kliniki alamatlary bilen. Wentral ingilerde laparoskopiki gernioplastika edilende umumy agyrysyzlandyrma ulanylýar. Köplenç, hirurg ingiden garşy tarapda kömekçi bolsa onuň garşysynda ýa-da ýanynda durýar. Hökmany suratda operasiýa ediljek meýdany giňden, gapdaldan goşmaça garyn boşlugyna girmek mümkinçiligi bolar ýaly gylyç görnüşli ösüntgiden ýokarda we aşakdan gasygy buduň ýokarky böleklerine çenli arassalamaly. Operasiýa ediljek meýdanyň tüýli örtügini tutuşlaýyn aýyrmaly. Garyn boşlugyna girmek mümkinçiligi operasiýadan soňky tygdan hem-de ingi pökgermeleriniň meýdançalaryndan daşda we sepleşmelerden erkin bolmaly. Käbir ýagdaýlarda operasiýa wagtynda näsagyň ýatyşyny we operasion topar ýerleşmesini üýtgedýärler. Göbegiň, garnyň ak çyzygynyň ingilerinde we kiçiräk operasiýadan soňky ilkinji ingilerde, Weresiň iňňesi bilen pnewmoperitoneumy döredip bolýar. Has oňaýly we howpsuz – bu hassanyň "açyk" laparoskopiýasy. Munuň üçin saýlanyp alnan garnyň ýylmanak perdesiniň öňki meýdançasynda uzynlygy 2-4 sm kesim edilýär we ähli gatlaklar gatlaklaýyn kesilip, mikrolaparotomiýa geçirilýär. Eger sepleşmeler bar bolan ýagdaýynda olar aýrylýar. Uly kesimden ilkinji troakar (diametri 10mm) salynýar, töweregine garyn boşlugynyň jebisligi üçin tikin goýulýar. Soňra giňişleýin laparoskopiýa edilýär, ýelmeşme hadysasynyň ýaýraňlygyna we laparoskopiki gernioplastikany geçirip bolaýjak mümkinçilige baha berilýär.

"Step" tipli troakar garyn diwaryndan geçirmekde ulanylsa, onda agzalaryň zeperlenme howpuny azaldýar. Ýelmeşmelerden erkin meýdançalarda ilkinji troakar (diametri 5mm) goýulýar. Troakarlaryň umumy sany dürli bolup bilýär: 5 mm-lik; 10 mm-lik; 12 mm-lik troakarlar ulanylýar. Olaryň garyn boşlugyna salnyşy her hili bolup biler. Käbir halatlarda manipulýasiýa ediljek ýerlerde troakarlary goýmak üçin şol ýerlerdäki ýelmeşmeleri elektrohirurgiki gaýçynyň kömegi bilen aýyrmaly. Ingi halkasyny we ingi derwezesini çykarmak üçin ingi halkasynyň diwarynyň uly içýagynyň, içege epinleriniň, beýleki agzalaryň ingisiniň düzümine girýän agzalaryň arasyndaky ýelmeşmeleri aýyrmak üçin yzygiderli usulda geçirilýär.Bu bize torly proteziň ölçegini kesgitlemek üçin zerur. Ol ingi derwezesinden 2-4 sm uly bolmaly. Garnyň ýylmanak perdesiniň boşlugyna gereklilik ölçegdäki eksplantant düýrlenip towlanýar we 3-nji troakaryň (diametri 12 mm) üsti bilen salynýar. Tor açylýar we ingi derwezesiniň töweregindäki garnyň ýylmanak perdesiniň diwarynyň dokumalaryna berkidilýär.

Eksplantant intra ýa-da ekstraabdominal ýerleşen ýagdaýynda hem gernioplastikany geçirip bolýar. Garnyň ýylmanak perdesiniň öňki plastikada ingi halkasy bilen garnyň ýylmanak perdesiniň töweregindäki ingi derwezesiniň 3-4 sm aralykda gyrasyndan hökmany öň tarapdan kesim etmeli. Intraabdominal gernioplastika üçin ýörite iki tarapy örtülen PTFE tipli material ulanylýar. Ol pes adgeziýaly material bolup, içege bilen degşen mahaly sepleşme hadysasynyň öňüni alýar. Torly proteziň berkidilişi metal klipsalar bilen ingi derwezesiniň gyrasy boýunça ýönekeý stepler ýa-da distal ahyry egrelen "Endo Uniwersal" enjamynyň kömegi bilen geçirilýär. Defekt uly ölçegde bolan mahaly tora ýörite troakary ýaralar tikilýän iňňe bilen ýa-da "Endo Close" iňňe bilen düwünli tikinleri goşmaça berkitmeli. Şu tikinleriň goýluş tehnikasy indikilerden ybarat:

Deride ingi çykyntgysynyň meýdançasynda nokat belgisi goýulýar we şol ýere tikinler salynýar. Şolaryň hersinde 2-3 mm uzynlykda kesim edilýär. Şondan soň polipropilen sapakly iňňe garnyň ýylmanak perdesiniň diwarynyň ähli gatlaklaryndan we eksplantantdan geçirilýär.

Iňňe garyn boşlugyndan çykarylyp sapakdan boşadylýar. Iňňe ilkinji deşilen ýerinden 4-5 mm daşlykda gaýtadan garyn boşlugyna girizilýär we şol ýerdäki sapagyň ahyry örtülip daşyna çykarylýar. Kesim arkaly aponewroza çenli düwünlerden daňylýar. Ähli bellenilen tikinler goýlandan soňra tor garnyň ýylmanak perdesiniň diwaryna ingi derwezesiniň töwereginde içine ykjam berkidilýär.

Eksplantant ekstraabdominal ýerleşdirilip, garnyň ýylmanak perdesiniň diwarynyň dokumalaryna berkidilenden soňra garnyň ýylmanak perdesiniň pariýetal ýapragynyň ýa-da uly içýagyň bölegi bilen (üstünden tikilýär) onuň peritonizasiýasy geçirilýär.

Garnyň ýylmanak perdesi klipsalaryň kömegi bilen ýa-da el tikini bilen tikilýär. Troakarlary aýryp aponewrozdaky defektler yzygiderli tikilýär, soňra operasiýa tamamlanýar.

Laparoskopiki gernioplastikanyň gaýraüzülmeleri

Sebäpleri:

1. Guramaçylygyň bolmazlygy. Hirurgyň operasiýa erbet taýynlygy.

- Taktiki (operasiýanyň görkezmeleriniň giňeldilmegi).
- Tehniki (operasiýanyň tehnologiýasynyň bozulmagy).

2. Operasiýa içki gaýraüzülmeleriň ýüze çykýan wagtyna görä tapawutlandyrylýar (anatomiki gurluşlaryň zeperlenmegi).

3. Operasiýadan soňky intraabdominal gaýraüzülmeler (absses, gematoma, garnyň ýylmanak perdesine içki ganakma, peritonit).

4. Operasiýadan soňky ekstraabdominal gaýraüzülmeler (pnewmoniýa, miokardyň infarkty, tromboemboliýa, kelle-beýni gan aýlanyşynyň ýiti bozulmalary).

5. Ýaraly gaýraüzülmeler:

- Irki (seroma, gematoma, ganakma, ýaranyň iriňlemegi).
- Giçki (giriş zolaklaryndaky abssesler, swişler).

6. Gatyşykly kesel bilen bile gelýän gaýraüzülmeler.

Has hem giriş wagtynda uly gan damarlaryndan garnyň ýylmanak perdesinden garyn boşlugyna ganakmalar howply bolup durýar (daşky ýanbaş we aşaky epigastral damarlar, tohum tanapjygynyň damarlary we ş.m.)

Şol meýdanda ýerleşen daşky ýanbaş damarlaryndan, başgasy daňlan ýa-da klipsa goýlan bolýar. Lateral tohum çykaryjy akymyň we medial ýerleşen damarlara zeperlenen uly gan damarlaryna, "elhenç" üçburçluga klipsa goýmak bolmaýar. Şu damardan gan akan wagty ony wagtlaýyn tamponirlemek, laparotomiýa ýerine ýetirilýär we zeperlenen damarlaryň diwarlary tikilýär. Kiçi gan damarlaryndan ganakma gasyk meýdanyndaky gematomanyň, ýumurtgahaltanyň çişmeginiň, orhoepididimitiň ösmeginiň, ýaranyň iriňlemeginiň sebäbi bolup durýar. Şu gaýraüzülmeleriň öňüni almak üçin esasy usul yzygiderli gemostaz we operasiýa wagtynda prezision tehnikany ulanyp, manipulýasiýanyň ýetirýän şikeslerini peseltmek bolup durýar. Laparoskopiki gernioplastikada beýleki gaýraüzülmeleriň sebäbine newralgiýa, nerw sütünlerine tory berkitmek üçin klipsalaryň goýulmagy degişli bolup durýar.

Köplenç, buduň lateral deri nerwiniň but şahasy zeperlenýär. Haçan-da gasyk meýdanyndaky gernioplaskikadan soňra duýujylygyň bozulmalarynda we ýakýan häsiýetli agyry ýüze çykanda hökman konserwatiw çäreleri geçirmeli. Bu çäreler netijesiz bolanda relaparoskopiýa geçirilýär we berkidijiler (agyry üçburçlugyndaky nerw sütünlerine goýlan klipsalar) aýrylýar. Ingi halkalarynyň meýdanyndaky agzalary daşky dokumadan seresaply aýyrmak ýene bir gaýraüzülmeleriň ýüze çykmagynyň, tohum tanapjygynyň elementleriniň şikeslenmeginiň öňüni alýar. Intra we ekstraabdominal gaýraüzülmeleriň öňüniň alnyşy, anyklanylyşy, bejerilişi edil umumy hirurgiýadaky düzgünler boýunça geçirilýär.

Eksplantantyň süýşmegi laparoskopiki gernioplastikada esasy residiwiň (gaýtalanmanyň) sebäbi onuň ölçeginiň ýetmezçiligi, eklsplantantyň ingi derwezesine perimetri boýunça berkidilmeginiň ýetmezçiligi bolup durýar.

VIII BAP

GARYN BOŞLUGYNYŇ ÝELMEŞME KESELINIŇ LAPAROSKOPIKI USULDA BEJERILIŞI

Ýelmeşmäniň döremegi garnyň içki bardasynyň gyjyndyrmasyna bedeniň köptaraplaýyn goranyşyna ukyply reaksiýasydyr. Eýsem kesgitli şertlerde ýelmeşmäniň çäklendirilmegi, ýaýramagy we ýüze çykmagy bedeniň hususy kanuny boýunça geçýär we klinikada ýiti ýelmeşme içege geçirmezliginiň (ÝÝIG) alamatlaryna eýe bolýar. Içege geçirmezligi alamatlarynyň gaýtalanyp durmagy ýelmeşme keseliniň kesgitlemesini goýmagyň sebäbi hasaplanýar. Garnyň içki bardasynyň ýelmeşme hadysasynda käbir halatlarda ýelmeşme içege geçirmezligi ýüze çykman hem biler. Şular ýaly ýagdaýlarda keseliň esasy alamatlary bolup agyry sindromy we dispepsiýa alamatlary peýda bolýar.

Şeýlelikde, garyn boşlugynyň ýelmeşme keseli, häzirki zamanyň düşünjesine görä, garnyň içki bardasynyň ýelmeşmeleri hem-de bitişmeleri we köplenç ýagdaýlarda gaýtadan ýüze çykýan ýelmeşme içege geçirmezligi bilen häsiýetlenýän keseliň aýratyn nozologiki görnüşidir.

Ýelmeşme keseli giňden ýaýran keselleriň biridir. Soňky döwürde köp ýurtlarda ýelmeşme keselinin ösýändigi görünýär. Ýelmeşme keseliniň bejergi meselesi abdominal hirurgiýanyň ösmegi bilen bilelikde ýüze çykdy, ýöne häzirki wagta çenli wajyplygyna galýar.

Garyn boşlugynyň ýelmeşme keseliniň köpgörnüşli alamatlary hem oňa mahsus bolan takyk suratlandyrmalara mümkinçilik bermeýär. A.N. Dubýaga (1974 ý.) keseliň kliniki geçişinde 3 döwri ýüze çykardy:

I. Ýiti içege geçirmezliginiň alamatlary ýüze çykýar.
II. Intermitirleýän has az kliniki suraty häsiýetlendirýär.
III. Remissiýa – kliniki alamatlar belli bir döwürde ýüze

çykmaýar.

Keseliň kliniki ýüze çykyşy boýunça N.G. Gatauleniň (1978 ý.) topary şu görnüşleri getirýär:

1. Keseliň alamatsyz geçişi (keseliň latent formasy).
2. Ýelmeşme keseliniň agyry alamatynyň agdyklyk etmegi bilen geçýän görnüşi.
3. Ýelmeşme keseliniň aşgazan-içege alamatynyň agdyklyk etmegi bilen geçýän görnüşi.
4. Ýelmeşme içege geçirmezligi.
5. Garyn boşlugynyň ýelmeşme keseli ähli polimorf kliniki ýüze çykmasynda esasy alamatlaryň toplumy hökmünde fiziki agram salynmalarda we ýalňyş berhizde güýçlenýän dürli aýdyňlykda hem-de dowamlylykda agyry sindromy hasaplanýar. Köplenç, ol iýmit özleşdirilmeginde ýüze çykýar we spastiki agyry görnüşinde geçýär. Soňra motor-ewakuator, sekretor we sorujy funksiýalaryň bozulmagy bilen içegäniň disfunksiýasy: garnyň çişmegi, metiorizm, güýçli içiň gatamagy ýa-da içgeçme bilen häsiýetlenýär. Garyn boşlugynyň ýelmeşmesiniň kliniki ýüze çykmasynyň alamatsyz galmagynyň görnüşi bolýar.

Ýelmeşmäniň süýnmeginde wisserosensor reflekleriň esasynda obýektiw alamatlaryň hatary hem bar. Bu Karnonyň alamaty – göwräni ýazanda epigastriýada agyrynyň güýçlenmegi; Leottyň alamaty – öňki garyn diwarynyň derisi ýygrylyp alnanda deriniň süýşmegi sebäpli agyrynyň peýda bolmagy; Knohuň alamaty – operasiýadan soňky ýaranyň yzky töwereginde biliniň aşagyna walik goýlanda, agyrynyň peýda bolmagy; Blinowyň alamaty – göwre öňe eglen ýagdaýynda operasiýadan soňky ýaranyň yzky töwereginde agyrynyň peýda bolmagy; Androsowyň alamaty – gipogastriýada çuň palpasiýa edilende epigastriýada agyrynyň peýda bolmagy;

Bondarenkonyň simptomy – epigastriýa çuň palpasiýa edilende gipogastriýada agyrynyň peýda bolmagy; Hunafiniň alamaty – garyn çişirilende agyrynyň peýda bolmagy. Operasiýa geçirenleriň anamnezinde görkezilen alamatlar bilen garnyň diwarynda operasiýadan soňky tygyň ýüze çykarylmagy, garyn boşlugynda ýelmeşme keseliniň bardygyna guman etmäge mümkinçilik berýär .

Ýiti ýelmeşme içege geçirmezligini ýüze çykanda kliniki alamatlar has aýdyň bildirýär we garynda tutgaý görnüşli agyrylar onuň ýellenmegi, täretiň we howanyň saklanmagy, ýürek bulanma we gaýtarma bilen häsiýetlendirilýär.

Ýelmeşme içege geçirmezligi anyklamak üçin rentgenologiki, ultrases we endoskopiki usullar ulanylýar.

Garyn boşlugynda operasiýa edilip başlanylan döwürden häzirki günlere çenli ýelmeşme keseli hirurgiýada çylşyrymly meseleleriň biri bolup galýar.

Edebiýat çeşmeleriniň maglumatlaryna göra, garyn boşlugynda ýelmeşme keseliniň emele gelmeginiň 67-93%-inde näsaglaryň abdominal operasiýalaryndan soň diýip hasaplanylýar. Garyň boşlugynyň adgeziýasynyň esasy sebäbiniň biri şikese getirýän laparotomiýalar hasaba alnyp, ýelmeşme keseliniň dürli görnüşlerinde bejergide laparoskopiýany ulanmak bütindünýä akymyna gabat gelýar. Ýelmeşmäni emele getirýän esasy etiopatogentiki faktorlar bolan: şikesleriň, bakteriýalaryň bolmagy, del jisimleri garyn boşlugynda galdyrmak ýaly ýagdaýlarda laparoskopiki usul minimuma çenli azaldylýar. Laparoskopiki adgeziolizis şu wagta çenli ýelmeşme keseliniň döwrebap hirurgiki bejergisiniň görnüşleriniň biri diýlip hasaplanýar.

Wideolaporaskopiki adgeziolizis we oňa garşy görkezmeler

Kliniki amalyýetde ýelmeşme keseliniň anyklaýyş gural barlaglaryna USB we rentgenokontrast barlag usullarynyň girizilmegi bilen has aýratyn netijeler gazanylýar.

Ýelmeşme keselli näsaglaryň hirurgiki bejergisinde wideolaporoskopiýanyň mümkinçiliklerini aýdyňlaşdyrmak üçin ony ulanmaga görkezmeleri we garşy görkezmeleri hökman anyklamaly.

Barlaglaryň netijelerine görä, meýilleşdirilen operasiýalara görkezmeler anyklanyldy:

Inçe içege geçirjiliginiň bozulmagy bilen ýelmeşme keselleriniň mümkinçiliginiň anamnezlerinden alnan maglumatlar esasynda kesgitlenilmegi. Rentgenologik barlagda ewakuasiýanyň saklanmagy we inçe içegäniň halkalarynda kontrast maddasynyň deponirlenmegi: USB-de öň operasiýa edilen ýeriň töwereginde inçe içegäniň berkän halkalarynyň bolmagy.

Şeýlelikde, şulary wideolaparoskopiki adgeziolizisiň meýilleşdirilen operasiýasyna görkezmeler diýip hasaplaýarys:

Geçirlen gurallaýyn barlaglarda inçe içegede mehaniki päsgelçilikleriň (ýelmeşmäniň) bardygy we anamnezinden ýelmeşme keseliniň yüze çykmagy bilen utgaşmagy.

Seljerilen edebiýat çeşmeleriniň maglumatlary we laparoskopik bejerişde toplan tejribämiz wideolaparoskopiki adgeziolizisiň garşy görkezmelerini kesgitlemäge müňkinçilik berýär.

Laparoskopiki operasiýadan hökmany ýüz öwürmeli ýagdaýlar

1. Garyn boşlugynyň tutuşlaýyn yelmeşme hadysasy bilen zeperlenmegi.

2. Gözden geçirmekdäki tehniki kynçylyklar.

3. Peritonitiň we suwuklygyň ýygnananlygynyň anyklanylmagy.

4. Aýdyň içege parezi.

5. Yelmeşmäni doly aýyrmaga göz ýetirilmedik ýagdaýynda.

6. Dikeldip bolmaýan koagulopatiýa.

7. Pnewmoperitoneum göterip bilinmedik ýagdaýynda.

8. Içegäniň fistulasynyň bolmagy.

Soňky ýyllarda laparoskopiýa garyn boşlugynyň ýelmeşmelerini, esasan hem, çäklendirilen ýelmeşme hadysalaryny anyklamakda we bejermekde uly orny eýeleýär. Laparoskopiki adgeziolizisi görkezmeleri we garşy görkezmeleri göz öňünde tutup geçirmeli.

Operatiw bejergi

Netijede, wideolaparoskopiki adgeziolizisiň meýilleşdirilen operasiýasyna görkezmeler:

Geçirilen enjamlaýyn barlaglarda inçe içegede mehaniki päsgelçilikleriň (ýelmeşmäniň) bardygy we anamnezinde ýelmeşme keseliniň yüze çykmagy bilen utgaşmagy.

Garyn boşlugyndaky ýelmeşme keselleriniň operatiw bejergisiniň esasy meselesi şu aşakdakylardan ybarat bolup durýar:

1. Içegäniň kadaly hereketini dikeltmek.

2. Içege içki gipertenziýanyň we agyry sindromynyň aýrylmagy.

3. Inçe içegäniň hereketiniň dikeldilmegi.

4. Wideolaparoskopiki adgeziolizisiň operasiýasy wagtynda gaýraüzülmeleriň öňüni alyş çäresini geçirmek.

Wideolaparoskopiki adgeziolizisiň netijeleri operasiýanyň usulyýetine, onuň dürli tapgyrynda takyk tehniki ýerine ýetirilmegine, garyn boşlugyndaky agzalaryň şikeslenmäge getirýän manipulýasiýasyna we operasiýanyň dowamlylygyna bagly bolup durýar. Laparoskopiki adgeziolizisiň tehnikasynyň ýerine ýetirilişi, ýelmeşme hadysasy tutýan meýdanynyň, ýaýramagyna bagly. Ähli ýelmeşme keselindäki wideolaparoskopiki operasiýalar uly operasion otaglarynda ýerine ýetirilýär, hirurgiki operasiýany ýerine ýetirmek üçin anesteziýa mümkinçiligi hemmetaraplaýyn göz öňünde tutulýar.

Wideolaporoskopiýadan laparotomiýany geçirmek üçin hirurglar, anesteziolaglar we beýleki operasiýa gatnaşýanlar garaşylmadyk hadysalara taýýar bolmaly. Her wideolaparoskopiki operasiýada laparotomiýany geçirmek potensial mümkinçilige eýe bolýar.

Wideolaparoskopiki operasiýany garyn boşlugynda geçirmek üçin dürli görnüşli anesteziýa gollanmalary bar. Ol garyn boşlugyna howa goýbermek pnewmoperitoneum goýmak, bedeni üýtgetmek ýagdaýy we insuflirlenen gazy yzyna sormak maksady bilen göz öňünde tutulan bolmaly. Wideolaparoskopiki adgeziolizisde anesteziýany ýerine ýetirmek beýleki wideolaparoskopiki operasiýalary agyrysyzlandyrma usulyndan tapawutlanmaýar.

Biz operasion usuly işleri kämileşdirmekde, operasiýa işleriniň gidişine görä, tapgyrlara böldük. Berlen kabul ediş usullary we tehniki esaslary ýerine ýetirmek üçin, olaryň her biriniň mazmunynda has gerekli we ýöriteleşdirilen zatlary ýüze çykarmaga çalyşdyk. Operasiýa we operasiýadan soňky wagtlarda çylşyrymlaşmalaryň öňüni alyşda hasaba almak bilen, operasiýanyň dowamlaýyn ýerine ýetirilýän usullary kämilleşdirildi. Operasiýanýň gidişinde wideolaparoskopiki adgeziolizis üç tapgyra bölünýär:

I tapgyr taýýarlygy öz içine alýar.

1. Syrkawy amatly ýerleşdirmeli.
2. Gurallaryň we hirurglaryň ýerleşýän ýerleri.
3. Garyn boşlugynda troakarlaryň we gurallaryň goýluşy.
4. Syrkawyň ýagdaýyny göz öňünde tutmaly.

Intubasiýa ýerine ýetirilenden soň näsag arkan ýagdaýda saklanýar. Operasiýa geçiş wagtynda näsag operasion stola berkidilýär, zerurlyk ýüze çykanda onuň ýagdaýyny üýtgetmeli. Stoluň özi ýeňil ugrukdyryjy bolup ulanylyp bilner.

II tapgyr. Gurallary we operasion topary ýerleşdirmegi öz içine alýar.

Hirurgiýa operasiýasy döwründe operasiýa geçirýän hirurga, onuň kömekçisine esasy wajyp endoskopiki stoluň üstündäki endoskopiki enjamlaryň, operasiýa üçin wideokameranyň we wideomonitoryň dogry ýerleşdirilmegi wajypdyr.

Operasion topary hirurg, onuň bir ýa-da iki kömekçisi, operasion şepagat uýasy, anesteziolog we onuň şepagat uýasy – anestezist düzýär. Operasion stol hirurgyň ýa-da näsagyň aýagynyň ýanynda assistene ýakyn durmalydyr. Wideomonitor operasion meýdançany doly görkezip, operasiýa edýän hirurga amatly ekranda görüp biler ýaly edilip gurnalmalydyr. Garyn boşlugynyň operasiýa döwründe gurallaryň dogry ýerleşdirilmegi olaryň ýeňil geçmegini gazanýar. Gurallaryň taýýarlanylyşy we operasion meýdançanyň arassalanylyşy gaýragoýulmasyz ýagdaýda laparotomiýanyň çalt geçmegine gurnalan bolmalydyr.

III tapgyr. Garyn boşlugyna troakarlary girizmegi öz içine alýar.

Bu tapgyr has çylşyrymly we jogapkärli. Ýaňy-ýakynda dürli laparoskopiýanyň goşulmagynda operasiýadan soňky nagranyň garnyň öňki diwarynda bardygy garşy görkezme diýlip hasaplanylýardy. Laparoskopiýa tehnikasynyň we täze usuly işleriň ýüze çykmagy bilen laparoskopiýanyň ýelmeşme kesellerine goşulmagyna getirdi.

Laparoskop bejergisiniň esasy meselesi garyn boşlugynda ýelmeşme keselinde 1-nji troakaryň girizilmegi bilen bagly bolýar. Garyn boşlugynyň girelge nokadyny tapmak üçin klinikasyndan we anamnezinden başga-da USB ulanylýar. USB-niň komegi bilen garyn boşlugyndaky öňki diwaryň yelmeşmelerden boş meýdançasy tapylýar. Şol girelgä **"akustiki aralyk"** diýilýär.

USB-niň netijesine görä (garyn boşlugynyň öňki diwarynyň ýelmeşmeden boş ýerini), operasiýadan soňky tygyň açyk meýdanynda, troakaryň bolup biljek ýerinde 1,0 sm uzynlykda kesim etmeli. Deridäki garyn diwary kesilenden soň el ýa-da guralyň kömegi bilen galdyrylýar we garyn boşlugynda 60-70° burçdaky Weresiň iňňesi bilen garnyň diwaryna ýakyn punksiýa edilýär. Iňňäniň dogry ýerleşenligine göz ýetirmek üçin "sanjymiňňe barlagy" ýerine ýetirilýär. Garyn boşlugyna Weresiň iňňesiniň üsti bilen 3,0-5,0 ml fiziologik ergin goýberilýär. Sanjymiňňäniň porşeniniň yza çekilmegi netijesinde erginiň yza gaýdyp gelmegi iňňäniň ujunyň garyn boşlugynda ýerleşýändigini tassyklaýar. Gazyň (CO_2) infuziýasy 0,8 l/min tizlikde ýerine ýetirilýär. Pnewmoperitoneumyň goýulmagy bagryň kütekliginiň ýitmeginiň we deňtaraply garyn diwarynyň galdyrylmagy häsiýetli alamatlaryň netijeliligi bolup durýar. Tutuş garyn boşlugyna 2,5-3,0 litr gaz

(CO_2) goýberildi. Weresiň iňňesi çykarylandan soň garnyň öňki diwary çekilip galdyrylýar we ýumşak hereket bilen 10 mm-lik troakar garyn boşlugyna sokulyar. Operasiýadan öň ýelmeşmeleriň ýaýranlygy barada bilmek örän kyn. USB-niň belli bir netijesiniň bolmazlygy bilen onuň punksiýasy üçin boş meýdança tapylmady. Netijede, garyn boşlugyna "açyk" giriş usulyny ulanmaly. Laparoskopiýanyň "açyk' usuly ýelmeşme hadysasynda garyn boslugynyň agzalarynyň şikeslenmegini duýduryar hem-de gaýraüzülmeleriň we çylşyrymlaşmalaryň öňüni alyar.

Adaty usula punksiýanyň bolmagy üçin USB-de aýdyň maglumatlaryň görkezilmeýänligi sebäpli, onuň diňe aşakdaky berlen hemme şertleri boýunça doly seredilmeli diýlip hasap edilýär:

1. Ortaky laparotomiýada soňky tygyň ýok bolmagy.

2. Anamnezden geçirilen peritonitiň ýok bolmagy.

3. Punksiýanyň bellenilen nokadynda ýelmeşme hadysanyň kliniki görnüsiniň ýok bolmagy.

4. Ultrases maglumatlarynyň esasynda "akustika aýnasy" alamatynyň punksiýa ediljek nokadynda bolmagy.

I tapgyr – laparoskopiki operasiýa

Laparoskopiki operasiýada garyn boşlugynda amatly işlenmek üçin 10-12 mm sim.süt. basyşly iş şertini döretmelidir. Mundan başga-da operasiýa döwründe işiň gowy gitmegi üçin näsagda gowy relaksasiýa geçirmeli. Garyn boşlugynda işlenilen döwründe, ilki bilen, wideokamera birikdirilen laparoskopyň üsti bilen geçirilýän punksiýanyň dogrudygyna we onuň içki agzalara şikes ýetirmeýändigine göz ýetirmeli.

Hirurg laparoskopiki operasiýa döwründe ilkinji troakar salnandan soňra ýelmeşme hadysasynyň ýaýraýşyna baha berýär, operasiýanyň göwrümini belleýär. Birinji troakar ýerleşdirilenden soňra ýelmeşme hadysasyny göz öňünde tutup, beýleki troakarlar wizual wideogözegçilikde düzülýär.

Operasiýa wagtynda kese ugur boýunça troakar punksiýasy ýerleşdirilýär. Troakar salynjak ýerde garyn boşlugy tarapyndan laparoskopyň ýagtylandyrmagynyň kömegi bilen damaryň şikeslenmeginiň öňüni almak üçin diafanoskopiýa geçirilýär.

Mümkinçilik bar ýagdaýlarynda garyn boşlugynyň rewiziyasyny – I. Wittmanyň hödürlän usuly boýunça barlag geçirmeli. Hökman gönükdirilen garyn boşlugynyň belli bir çäkde (kiçi çanaklykda, garnyň ýokarky gat boşlugynda) ugrukdyrylan barlagy doly geçirmek üçin operasion stoluň öwrülmegi bilen nasagyň ýagdaýy üýtgedilyär.

II tapgyr – adgeziolizis operasiýasy.

Pnewmoperitoneum goýlandan soňra, köplenç, wisseropariýetal ýelmeşmeleriň çekilmeginiň zerurlygy döreýär. Hirurg gaýçynyň kömegi bilen damaryň ýok ýerinden kerep ýa-da deprek görnüşli ýelmeşmeleri kesmeli. Garyn boşlugynyň aýdyň, ýaýran ýelmeşme hadysasynda ýelmeşen ýerleri (köplenç, inçe içege) beýleki agzalar bilen bile ýelmeşen (köplenç, garnyň önki diwary bilen) gurallary girizmek üçin traksiýanyň ýa-da dissektor gurallarynyň kömegi bilen garyn boşlugyna goşmaça troakar girizilmäge hökmany mümkinçilik döreýär. Şu maksat bilen ýumşak gysgyç ulanylýar.

Klinikada adgeziolizisiň wideolaparoskopiki usuly işlenilip taýýarlanylýar we ulanylýar. Ýelmeşmeleri kesmek uçin 3 esasy usul ulanylýar:

- Kerep we deprek görnüşli damarsyz ýelmeşmelerde ýiti usul bilen endoskopiki gaýçy ulanylmaly.
- Ýasy waskulorizirlenen we garyşyk ýelmeşmelerde elektrokoagulasiýa ulanylmaly .
- Bagjyk görnüşli ýelmeşme damarlaryň üsti bilen klipirlemek arkaly ýerine ýetirilýär .

Hökmany bellemeli mesele, adgeziolizisiň haýsy hem bolsa bir usuly seýrek duş gelýär. Esasan hem, adgeziolizisiň utgaşdyrylan iki ýa-da hemme üç usuly ulanylýar. Ýelmeşmeleriň adgeziolizis wagtynda ganakmanyň öňüni almak üçin elektrokoagulýasiýa ýa-da klipirleme bilen doldurylýar.

Hemme ýagdaýda manipulýasiýanyň içege diwarlaryna ýakynlaşmagyndan hökman gaça durmaly. Bu şert şikeslenmeden saklar. Hemme wissero-pariýetal ýelmeşmeler aýrylandan soňra doly barlag geçirilýär.

III tapgyr wideolaparoskopiki operasiýanyň gutarylmagy.

1. Inçe içegäniň geçirijiligiň dikeldilmeginiň gözegçiligi.

2. Gemostaza gözegçiligi.

3. Garyn boşlugynyň drenirlenmegi .

4. Gurallaryň , troakarlaryň we pnewmoperiotoneumyň aýrylmagy.

1. Inçe içegäniň geçirjiliginiň dikeldilmeginiň gözegçiligi

Köp barlaglaryň netijesinde ýelmeşme içege geçmezligini döredýän sebäpdir. Köplenç, içege hereketiniň bozulmagy ýelmeşme bilen bagly bolup durýar. Içegäňiň, köplenç, bagjyk görnüşli ýelmeşmeleri (strangalar) garyn diwaryna birleşdirilýär. Şu sebäplere görä, hemme wissero-pariýetal ýelmeşmeleriň adgeziolizi ýerine ýetirilende, inçe içegäniň gowy boşadylandygyny tassyklamak üçin doly barlag geçirmeli.

2. Gemostaza gözegçiligi

Hemme hirurgiýa manipulýasiýasynyň tamamlanýan tapgyrynda inçe içegede we garyn boşlugynda barlag geçirilen wagtynda gemostazyň gözegçiligi edilýär. Ýelmeşme keseliniň önüni almak üçiň wajyp meseleleriň biri hem gemostaz bolup durýar. Belli bolşy ýaly, ýelmeşmeleriň döremeginiň esasy sebäpleriniň biri garyn boşlugynda lagtalanan gan az mukdarda bolsa-da, galdyrylan ýagdaýda ol soňra fibrozyň ösmegine getirýär. Garyn boşlugynda manipulýasiýa aspiratoryň we retraktoryň kömegi bilen suwuklyklary ewakuasiýa geçirmeli. Stoluň ornunyň üýtgemegi bilen sanasiýany has netijeli geçirip bolýar. Gezekli-gezegine stol çepe we saga gyşardylanda we gezekleşdirilende Woufleriň we Trandeburgyň ýagdaýynda ýerleşmesi hirurga garyn boşlugynyň hemme ýerini arassalamaga we seretmäge mümkinçilik döredýär.

Ýelmeşme keseliniň bejerilişi başlanandan bäri operasiýadan soňky ýüze çykýan ýelmeşmeleriň öňüni almak iň wajyp meseleleriň biri bolmagynda galýar. Wideolaparoskopiki usul bilen operasiýalary geçirmegiň özi ýelmeşme keseliniň öňüni almagyň görnüşidir. Ýelmeşme keseliniň esasy etiologik faktory bolan garyn boşlugynyň şikesi laparoskopiki operasiýalarda aýrylýar. Ony göz öňünde tutman ýelmeşme keseliniň öňüni almak çärelerini geçirmeli.

3. Garyn boşlugynyň drenirlenilmegi

Garyn boşlugyny drenirlemegi näsaglaryň hemmesinde geçirmeli. Drenaž turbajyklary operasiýadan iki gün geçenden soň aýrylýar.

4.Gurallaryň, troakarlaryň we pnewmoperitoneumyň aýrylmagy.

Wideolaparoskopiki adgeziolizis operasiýasynyň tamamlanmak tapgyry başga laporoskopik operasiýalardan tapawutlanmaýar. Ol berk talaba laýyk gelýän laparoskopiki usullar bilen tamamlanylýar. Wizual gözegçilikde garyn boşlugyndan enjamlar we troakarlar çykarylýar. Garyn boşlugynyň punksiýa edilen ýerinde ganakma ýüze çykan ýagdaýynda elektrokaogulýasiýanyň ýa-da tikiniň kömegi bilen gemostaz geçirilýär. Garyn boşlugyndan iň soňunda laparoskop çykarylýar, soňky troakarlardan gaz çykarylýar. Operasiýadan soňky ýara gatlaklaýyn tikilýär.

Şeýlelikde, garyn boşlugynyň ýelmeşme keseliniň operasiýa ýoly bilen bejerilmeginiň netijeleriniň seljermesi operasiýa şikesiniň azalmagy, ýelmeşmäniň gaýtadan döremek howpynyň azalmagy, gaýraüzülmeleriň sanynyň azalmagy, operasiýadan soňky döwrüň dowamlylygynyň gysgalygy we laparoskopiýa simulýatordan operasiýasyny ulanmak mümkinçiligi bilen adgeziolizis laparotomiýa operasiýasy bilen deňeşdirilende, gürrüňsiz, artykmaçlygy bolan adgeziolizis laparoskopiýa operasiýasynyň ulanylmagynyň maksada laýykdygyny görkezýär.

Gynansak-da, laparoskopiýa bejergisi ýelmeşme keseliniň ähli görnüşlerinde ulanylyp bilinmeýär. Laparoskopiýa bejergisini onuň ulanylmaga görkezilmesini we garşy görkezmelerini hasaba almak bilen ulanyp bolýar. Her bir ýagdaýda hirurg her bir näsag üçin amatly bolan bejerginiň görnüşlerini saýlamalydyr (48-nji surat).

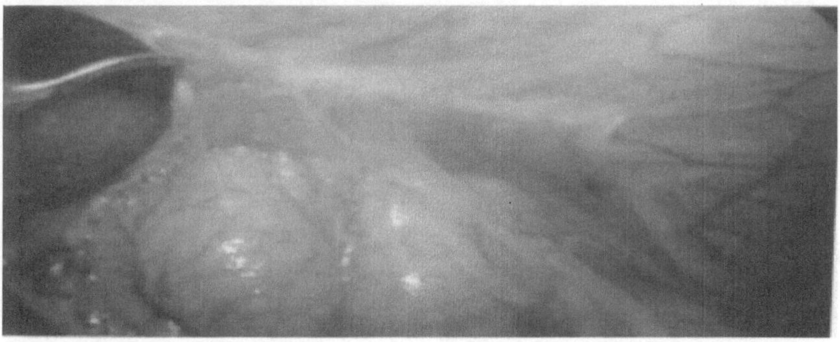

48-NJI SURAT. LAPAROSKOPIKI adgeziolizis

IX BAP

ÖTHALTANYŇ WE ÖT ÝOLLARYNYŇ ENDOSKOPIKI HIRURGIÝASY

Öthaltanyň we öt ýollarynyň keselleri

Öthaltanyň we öt akarlarynyň anatomiýasy hem-de fiziologiýasy. Sag we çep bagyr akarlary bagryň sag we çep böleklerinden çykyp, goşulyp umumy bagyr akaryny emele getirýärler. Bagyr öt akarynyň ini 0,4 sm-den 1 sm-e çenli bolup, ortaça 0,5 sm. Bagyr akarynyň uzynlygy 2,5-3,5 sm-e golaý. Umumy bagyr akary öthaltanyň akary bilen birleşip umumy öt akaryny emele getirýär.

Umumy öt akarynyň dört bölegi tapawutlandyrylýar. Olar: onikibarmak içegäniň ýokarsynda ýerleşen supraduodenal bölümi, onikibarmak içegäniň ýokarky gorizontal böleginiň yzyndan geçýän retroduodenal bölümi, aşgazanasty mäziň kellejiginiň yzynda ýerleşen retropankreatiki bölümi we onikibarmak içegäniň dik böleginiň diwarynda ýerleşen intramural bölümi.

Umumy öt akarynyň aşaky böleginiň gutarýan ýerinde onikibarmak içegäniň nemli bardasynyň aşagyndaky gatlakda ýerleşen uly duodenal emzijeginden (Fateriň emzijigi) onikibarmak içegä guýýar.

Uly duodenal emzijek özbaşdak muskul ulgamyna eýe bolup, ol göni aýlawly we gyýak süýümlerden ybarat bolýan Oddinim sfinkterini emele getirýär. Ol onikibarmak içegäniň myşşasyna bagly däl. Uly duodenal emzijege umumy öt akarynyň ahyrky bölegi bilen bilelikde duodenal emzijeginiň ampulasyny emele getirýän aşgazanasty mäziň akary açylýar.

Öthalta bagryň aşak ýüzünde uly bolmadyk oýda ýerleşýär. Onuň bagra galtaşýan ýerinden özge garnyň ýylmanak perdesi bilen örtülendir.

Öthaltanyň göwrümi 50-70 ml-e golaý. Öthaltanyň düýbi, göwresi we boýunjygy tapawutlandyrylýar. Onuň boýunjygy halta akaryna geçýär. Öthaltanyň boýunjygynda aýlag şekilli güberme – Gartmanyň jübüjigi bar. Öthaltanyň akarjygy umumy öt akarynyň sag diwaryna göni burç şekilli goşulýar. Öt akarynyň öt ýollary bilen birleşmesiniň beýleki görnüşleri: sag bagyr akaryna, umumy bagyr akarynyň çep tarapyna (ýarymaýlawyna), akaryň ýokarky we aşaky birleşmesi hem duş gelýär.

Öthaltanyň diwary üç sany gatlakdan durýar. Olar: nemli, myşsa we fibroz gatlaklar. Onuň nemli bardasy köpsanly gasynlary emele getirýär. Öthaltanyň boýunjygynyň sebitinde we halta akarynyň başlangyç bölegindäki gasynlara **Geýsteriň gabsasy** diýilýar. Gasynlar halta akarynyň ahyrky böleginde ýylmanak myşsa süýümleriniň dessejikleri bilen bilelikde Lýutkensiň gysgyjyny emele getirýärler. Nemli bardasy myşsa dessejikleriniň arasynda ýerleşen köpsanly giňelmeler Aşoft-Rokitanskiniň sinuslaryny emele getirýärler.

Öthaltanyň fibroz gabygynda, köplenç, abberant kanaljyklar ýerleşip. olar öthaltanyň içi bilen gatnaşyksyz bolýarlar. Kriptler we kanaljyklar mikrofloranyň toplanýan ýeri bolup bilerler. Olar öthaltanyň diwarynyň çişmesine sebäp bolýarlar.

Öthaltanyň gan bilen üpjünçiligi bagryň hususy arteriýasyndan ýa-da onuň sag şahasyndan bir ýa-da iki sütünjik görnüşinde aýrylyp gaýdýan halta arteriýasy arkaly amala aşyrylýar.

Limfanyň akymy bagryň derwezesinde ýerleşen limfa düwünlerine we bagryň öz limfa ulgamyna guýýar. Öthaltanyň innerwasiýasy garyn çyrmaşygy, çep azaşan we sag diafragma nerwleri bilen üpjün edilýär. Bagyrda emele gelip, ondan daşky öt akarlaryna düşýän ödüň düzümi 97% suwdan. 1-2%-i öt kislotalaryndan. pigmentlerden, holesterinden we öt duzlaryndan (1-e % golaýy) durýar.

Bagryň bir minutda ortaça bölünip çykarýan ödi 40 ml-dir. Iýmit siňdirişiň aralygynda Oddiniň sfinkterleri ýygrylanda bolýar. Umumy öt akarynda ödüň basyşy belli bir derejede peselende Lýutkensiň sfinkteri açylýar we öt-bagyr akarlaryndan öthalta düşýär. Öthaltada elektrolitleriň we suwuň sorulmagynyň hasabyna ödüň goýalmasy bolup geçýär. Şunlukda, ödüň esasy düzüm bölekleriniň konsentrasiýasy, bagyrdaky çykýan ödüň ilkibaşdaky düzüminden 5-10 esse (öt kislotalary, pigmentler. holesterinler, kalsiý) ýokary. Iýmit, turşy aşgazan şiresi, ýaglar onikibarmak içegäniň nemli bardasyna düşüp, gana intestinal gormonlaryň – holesistokiniň sekretiniň bölünip çykarylmagyny döredýär. Olar öthaltanyň ýygrylmagyny we şol bir wagtda Oddiniň sfinkteriniň gowşamagyny ýüze çykarýarlar. Haçan-da iýmit onikibarmak içegeden inçe içegä geçende we ondaky şire ýene-de aşgar häsiýetine öwrülende, gana gormonlaryň bölünip çykmasy kesilýär. Oddiniň sfinkteri ýygrylyp, ödüň içegä düşmegine päsgel berýär. Bir gije-gündizde içegä 1 litre golaý öt ýygnanýar.

A.A. Şalymowyň toparlandyrmasy (1993 ý.)

I. Dowamly holesistit.

1. Ilkinji dowamly holesistit.

2. Dowamly gaýtalanýan holesistit gaýraüzülen: öt akarlarynyň geçirijiliginiň bozulmagy; septiki holangit; obletirirlenen holangit; pankreatit; gepatit – bagryň biliar sirrozy; öthaltanyň suwly çişmesi; öthaltanyň sklerozirlenmegi; dowamly parawezikal absses; öthaltanyň dowamly empiýemasy.

II. Ýiti holesistit.

1. Ýönekeý (kataral, infiltrirlenen, başly ýara).

2. Flegmonoz.

3. Gangrenoz.

4. Perforatiw.

5. Gaýraüzülen: ötli peritonit (perforasiýasyz); parawezikal infiltrat; parawezikal absses; mehaniki sarylama; bagyr abssesi; septiki holangit; ýiti pankreatit.

Ýiti holesistit

Öthaltanyň ýiti çişmesi daşly holesistitiň has ýygy duşýan çylşyrymlaşmalarynyň biridir. Öthaltanyň diwarynda ýiti çişme hadysasynyň döremeginiň esasy sebäpleri: haltanyň içinde mikrofloranyň bolmagy we ödüň durmagy. Öthalta mikroflora. umumy öt ýoly bilen ýokarlygyna onikibarmak içegeden, kähalatda aşaklygyna bagyrdan akyp gelýän öt bilen düşýär. Ol ýere mikroflora gan we limfa damarlary arkaly hem düşüp bilýär. Dowamly holesistitde ötde mikroblar bolýar, emma ýiti çişme hadysasy hemme näsaglarda ýüze çykmaýar.

Ýiti holesistitiň döremeginiň birinji sebäbi – öthaltada ödüň akmagynyň peselmegi ýa-da durmagy bilen bagly. Ol öthaltanyň boýunjygynyň ýa-da haltanyň akarynyň daş bilen dykylmagy netijesinde emele gelýär. Öthaltanyň ýiti çişmesiniň döremeginde garyn aortasynyň wisseral şahalarynyň aterosklerozynda öthaltanyň diwarlarynyň gan bilen üpjünçiliginiň bozulmagy hem-de aşgazanasty mäziň şiresiniň öt akarlaryna yzyna zyňylmagy netijesinde haltanyň nemli bardasyna pankreatiki şiräniň fermentatiw täsiri ikinji derejeli ähmiýeie eýedir.

Ýiti daşly holesistit keselliileriň arzlary. Näsaglar gapyrganyň sag egmeginiň aşagynda ýüze çykýan tutgaý görnüşli, güýçli we ýiti agyrydan, agyrynyň aşak egiljek bolnanda, uludan dem alnanda, ýörelende hem-de fiziki zähmetde güýçlenmeginden, agyrynyň sag ele hem-de sag egne ýaýramagyndan, ýürekbulanmadan, ajy, ýaşyl suwuklyk gusmakdan, dodagynyň we diliniň guramagyndan, agzynyň içiniň kekre ýaly ajamagyndan, gyzgynynyň ýokarlanmagyndan, ýürek urgusynyň çaltlanmagyndan, işdäsiniň kemelmeginden, ysgynynyň gaçmagyndan, içiniň ýellenmeginden arz edýärler.

Agyry, köplenç, berhiz bozulandan (turşy, ajy tagamlar, gowrulan et, petir çörek we ş.m. iýlenden) soň ýüze çykýar we bile ýa-da sag egne yza berýär. Spazmolitik we agyry aýryjy dermanlardan soň agyry wagtlaýynça aýrylýar. Syrkawyň obýektiw barlaglarynda: onuň umumy ýagdaýy orta agyrlykda, diliniň üsti goňur-ýaşyl reňkli, damar urgusy (pulsy) çaltlanan, garny çala ýellenen, garny palpasiýada ýumşak görnüşde bolýar. Içegeleriniň peristaltikasy peselen, uly täreti adaty reňkde, ýöne kynlyk bilen bolýar, peşewi goýalan ýagdaýlarda bolýar we syrkawda ýiti holesistite mahsus bolan alamatlar anyklanylýar.

Merfiň alamaty holesistitde bolýar. Lukman çep elini näsagyň gapyrgalarynyň sag egmeginiň üstüne goýýar, başam barmagynyň ujy bilen öthaltanyň ýerleşen ýerine basýar we syrkawdan uludan dem almagy haýyş edýär. Şu ýagdaýda syrkaw uludan dem alanda birden az wagtlyk demi tutulýar we agyry güýçlenýär.

Mýussi-Georgiýewskiniň alamaty ýiti holesistitde we diafragmanyň sag gümmeziniň aşagynyň absses keselinde bolýar. Syrkawyň boýnunyň sag tarapyna, sternocleideomastoideus muskulynyň döş süňküne we ýaýjyga birleşýän ýerine barmagyň ujy bilen basylanda, syrkawyň sag diafragmal nerwi basylýar we onuň sag böwründe (bagryň ýerleşen ýerinde) agyry peýda bolýar.

Ortner-Grekowyň alamaty ýiti holesistitde bolýar. Sag eliň aýasynyň gyrasy bilen gapyrganyň sag egmeginiň üstüne emaý bilen urlanda, öthaltanyň ýerleşen ýe-rinde agyry ýüze çykýar. Daş tarapdan başlap iç tarapyna emaý bilen urgulanylmalydyr.

Wolsowskiniň alamaty holesistitde bolýar. Sag eliň aýasynyň gyrasy bilen gapyrganyň sag egmeginiň aşagyna emaý bilen urlanda öthaltanyň ýerleşen ýerinde agyry ýüze çykýar. Urgy aşakdan ýokarlygyna tarap gytaklygyna urulmalydyr

Şýotkin-Blýumbergiň alamaty peritonitde bolýar. Syrkaw arkanlygyna ýatmaly we rahat dem almaly. Aýaklary çala eplenen bolup, gollary göwräň gapdalynda bolmaly. Soňra basyp duran eliňi çaltlyk bilen garnyň üstünden aýyrmaly. Syrkaw şol wagt agyrynyň güýçlenýändigini duýýar, ýagny el garnyň üstünden aýrylan wagty garnyň öňki diwary bilen pariýetal içki barda (garnyň) az-owlak silterlenýär we şol sebäpli garynda güýçli agyry peýda bolýar.

Syrkawyň ganynyň we peşewiniň derňewlerinde, köplenç, leýkositoz, EÇT-niň ýokarlanmagy, giperproteinuriýa, giperbilirubinemiýa, giperamilazemiýa, bilirubinemiýa anyklanylýar.

Ýiti holesistitde kliniki görnüşleri: kataral, flegmonozly we gangrenozly, öthaltanyň deşilmegi (perforasiýasy) bilen ýa-da onsuz.

Kataral holesistidi sag gapyrga ýaýynyň eteginde we garnyň ýokarky böleginde güýçli, hemişelik, bile, sag pilçä, egne, boýnuň sag bölegine ýaýraýan agyrylar döreýär. Kataral holesistitiň döreýşiniň başynda öthaltanyň boýunjygyndaky ýa-da onuň akaryndaky dykylmany aýyrmaga gönügen öthaltanyň diwarlarynyň güýçli ýygrylmagy tutgy görnüşindäki agyrynyň döremegine sebäp bolýar. Köplenç, näsagda ýeňillik getirmeýän, aşgazandaky, soňra bolsa onikibarmak içegedäki zatlary (iýmit bulamagyny) gusmak ýüze çykýar. Bedeniň gyzgyny subfebrile çenli ýokarlanýar. Ortaça tahikardiýa 100-e çenli bolup, kämahal gan basyşynyň ýokarlanmagy bolýar. Näsagyň dili çyg, ak örtük bilen örtülen. Garny dem alşa gatnaşýar, emma onuň sag tarapynyň ýokarky bölegi çepine seredende dem alyşdan birneme yza galýar.

Garyn ellenilende sag gapyrga ýaýynyň aşagynda güýçli agyry ýüze çykýar. Ol, aýratyn hem, öthaltanyň ýerleşýän ýerinde aýdyň bildirýär. Garyn diwarynyň myşsalarynyň dartgynlylygy ýok ýa-da ol çala bildirýär. Ortner-Grekowyň Merfiniň, Mýussi-Georgiýewskiniň alamatlary bolýar. Käwagt ulalan, agyryly öthaltanyň barlygy eliňe bildirýär (Kurwazgeniň alamaty).

Kataral holesistit hem, bagyr sanjysy ýaly, köp näsaglarda berhizini bozmagy güýçlendirýär. Bagyr sanjysyndan tapawutlylykda, ýiti kataral holesistitiň tutgusy has dowamly we çişme hadysasynyň mahsus däl alamatlary bilen bolup geçýär (beden gyzgynynyň ýokarlanmagy, ganda leýkositleriň mukdarynyň köpelmegi, EÇT-niň ýokarlanmagy).

Flegmanoz holesistit has aýdyň alamatlar bilen ýüze çykýar. Çişmäniň kataral görnüşine seredilende agyry has güýçli bolýar. Köplenç, ýürekbulanma we köp gusmak ýüze çykýar. Näsagyň umumy ýagdaýy erbetleşýär, bedeniniň gyzgyny fibrile ýetýär, tahikardiýa minutda 110-120 urga çenli artýar. Garny içegäniň parezi sebäpli biraz çişen. Onuň sag bölegi çepine seredende dem alyşdan yza galýar. Içegäniň işleýşiniň sesi gowşan. Ellenilende sag gapyrga ýaýynyň aşagynda güýçli agyry ýüze çykýar. Garnyň myşsalarynyň dartgynlylygy güýçli bildirýär. Köplenç, çişme infiltratyny ýa-da ulalan, agyryly öthaltany kesgitlemek mümkin. Garnyň ýokarky sag böleginde Şýotkiniň alamaty kesgitlenilýär. Ortner-Grekowyň. Merfiniň, Mýussi-Georgiýewskiniň alamatlary hem anyklanylýar. Ganyň barlagynda leýkositleriň mukdarynyň köpelendigi (20-22x10 ^{9} ýa-da 20000-22000-e çenli), leýkositleriň düzüminiň çepe süýşmegi bilen EÇT-niň ýokarlanmagy ýüze çykarylýar.

Makroskopiki öthalta ulanan. Onuň diwary galňan, goňur-gögümtil reňkli. Ony örtýän bardada fibrin örtük, içinde ekssudat bolýar. Eger ýiti holesistitiň kataral görnüşinde mikroskopda barlanylanda çişmäniň diňe bir başlangyç alamatlary bols (öthaltanyň diwarynyň çişmesi, gyşarmagy) bildirýän bolsa, onda flegmanoz holesistitde öthaltanyň diwarynyň leýkositler bilen güýçli siňişmesi, iriňli ekssudat bilen siňdirilendigi, käwagt öthaltanyň diwarynyň gan üpjünçiliginiň bozulmagy bilen ejir çekýän gartaşan we garry adamlarda gözegçilik edilýär.

Öthalta deşilende çalt ýaýraýan peritonitiň alamatlary ýüze çykýar. Näsagyň ýagdaýy agyr. Olar ysgynsyz. Bedeniň gyzgynlygy fibril, güýçli tahikardiýa (minutda 120-ä çenli we ondan hem köpräk) bolýar, dem alşy çaltlaşýar. 0l ýüzleý (näsag dem alanda diafragmany aýaýar) häsiýetlidir. Dili gurak. Garny içegäniň pareziniň hasabyna çişýär. Onuň sag bölekleri dem alyş hereketine gatnaşmaýar. Içegäniň hereketi peselen. Diffuz (ýaýran) peritonitde bolsa ol ýitýär (peristaltika bolmaýar). Garnyň öňki diwarynyň myşsalarynyň goraýyş dartgynlylygy has güýçli, pariýetal perdesiniň gyjynmak alamaty has aýdyň bildirýär. Käwagt garnyň sag gapdal kanalynyň üstünde barmak bilen kakylyp görlende sesiň kütelendigini eşitmek bolýar. Ganyň barlaglarynda leýkositleriň mukdarynyň güýçli artmagy, leýkositleriň düzüminiň çepe süýşmegi, EÇT-niň ýokarlanmagy, ganyň elektrolit düzüminiň we kislota-aşgar ýagdaýynyň bozulmagy, peşew bilen beloklaryň we silindrleriň bölünip çykmagy (proteinuruýa, silindiruriýa), gurluş bozulmaly çişmäniň we agyr zäherlenmäniň alamatlary ýüze çykarylýar.

Bedeniň umumy reaktiwligi peselen we garry adamlarda ýiti holesistit gümürtik geçýär.

Gangrenoz holesistit, köplenç, şeýle adamlarda ýüze çykýar: garry adamlarda, köplenç, güýçli agyry duýgulary bolmaýar. Garnyň önki diwarynyň myşsalarynyň goraýjylykly dartgynlylygy aýdyň bildirmeýär. Ganda leýkositleriň mukdary güýçli köpelmeýär. Ine, şonuň üçin garry näsaglarda ýiti holesistitiň anyklanylyşynda näsagyň ýagdaýyna baha bermekde we bejeriş usullaryny saýlap almakda uly kynçylyk duş gelýär. Adaty ýagdaýlarda ýiti holesistiti anyklamakda kynçylyk döremeýär.

Öthaltanyň suwdan dolmagy. Bu görnüş ödüň mikroflorasy ýokary wirulent däl bolsa we öthaltanyň boýunjygynyň ýa-da halta akarynyň dykylmagy saklanyp galan bolsa döreýär. Bu görnüşde öthaltada ödüň düzümindäki öt kislotalary sorulyp galan bölümi suw reňkli bolýar, mikroblar özüniň wirulentligini ýitirýärler.

Öthaltanyň ýiti çişmesi ýokary wirulentligi bolan mikroflora sebäpli ýüze çykyp, näsagyň reaktiwligi hem gowşak bolsa, onda öthaltanyň empiýemasynyň döremegi mümkin. Näsaglar sag gapyrga ýaýynyň aşagynda nahardan soň biraz güýçlenýän agyrynyň bardygyndan, bedeniň gyzgynynyň 37,8-38 derejä çenli ýokarlanýandygyndan arz edýärler. Garyn ellenilende ulalan, çala agyryly öthaltany kesgitlemek bolýar.

Holedoholitiaz öt-daş keseliniň we daşly holesistitiň (20%) has ýygy duş gelýän çylşyrymlaşmalarynyň biridir. Gartaşan we garran adamlarda holedoholitiaz 2-3 esse köp duş gelýär. Daşlar näsaglaryň köpüsinde umumy öt akaryna öthaltadan düşýär. Öthaltadan daşlaryň süýşmesi gysga, giň halta akarynda, öthaltanyň boýunjugynda ýa-da Gartmanyň jübüsinde ýukalyp deşilen öthalta bilen umumy öt akarynyň arasynda deşigiň (fistulanyň) emele gelmegi hem mümkin.

Daşlaryň umumy öt akaryna süýşmegi öthaltanyň işleýşiniň bozulmagyna we birinji nobatda, Lyutkensiň sfinkteriniň işleýşiniň bozulmagyna sebäp bolýar. Käbir näsaglarda (1%) öt ýollarynda daşlaryň ilkinji emele gelmegi hem mümkin. Holedoholitiazyň köp wagtlap bilinmeýän wagty hem bolýar. Hatda bagyr-öt akarynda (gepatiko-holedohda) köpsanly daş bolanda ödüň akmasynyň bozulmagy hemişe ýüze çykmaýar. Öt bagyrdan daşky öt ýollarynyň içinde ýerleşen daşlaryň töwereginden aýlanyp, onikibarmak içegä akyp geçýär. Daşlar bagyr-öt akarynyň has inçe bölümlerine, onuň ahyrky bölegine we uly duodenal emzijegiň ampulasyna düşende ödüň içegä akmagyna päsgelçilik döredýär. 0l näsaglarda mehaniki saralmanyň alamatlary döreýär. Syrkawlaryň birnäçesinde umumy öt akarynyň ahyrky bölüminde ýa-da uly duodenal emzikde **«wentil» daşy** diýlip atlandyrylýan daş bolsa, saralma wagtal-wagtal peselýär ýa-da aýrylýar. Umumy öt akarynyň ahyrky ölcegi daş bilen dykylanda öt gipertenziýasy döreýär. 0l sag gapyrga eteginde kütek agyry we mehaniki saralma görnüşinde ýüze çykýar. Bagryň daşky öt akarlarynda basyşyň soňraky ýokarlanmasy bilen akarlaryň içi giňelýär we daş bagyr-öt akarynyň ýokarky böleklerine süýşýär. Bu ýagdaýda saralma peselýär we wagtlaýyn aýrylyp hem bilýär.

Holangit bagryň içindäki we daşyndaky öt ýollarynyň ýiti ýa-da dowamly iriňli çişmesidir. Öt akarlarynyň diwarlaryndaky morfologik üýtgeşmeleriň häsiýeti boýunça kataral we iriňli holangit tapawutlandyrylýar.

Holangitli näsagyň bedeniniň gyzgyny birden fibrile çenli ýokarlanýar, sandyrap üşedýär, sag gapyrga eteginde ýiti we kütek agyrylar, ýürekbulanma hem-de gaýtarma peýda bolýar. Iriňli holangitde agyry güýçli bolup, köp wagt geçmänkä näsagyň reňki saralýar. Ol bagryň parenhimasynyň zeperlenmesi, şeýle hem holestaz bilen baglanyşyklydyr.

Näsagyň garny barlanylanda sag gapyrganyň aşagynda agyrylylyk, myşsalaryň ortaça dartgynlylygy (iriňli holangitde) kesgitlenilýär. Köp näsaglarda bagryň ulalandygy, aşaky gyrasynyň agyrylydygy ýüze çykýar. Iriňli holangitiň güýçli geçýän görnüşinde öt akarlarynyň diwarlarynda kiçijik iriňli haltajyklaryň döremegi bagyrda köpsanly abssesiň emele gelmegine getirýär. Şeýle ýagdaýlarda onuň netijesi gowy däl. Daş uly duodenal emzigiň ampulasynda duranda hem öt onikibarmak içegä akyp bilmeýär we ol, köplenç, ýiti holesistitiň döremegine sebäp bolýar.

Uly duodenal emzigiň we umumy öt akarynyň ahyrky böleginiň berç bilen bitişip daralmagy (strukturasy) duodenal emzigiň nemli bardasy daş ýa-da çişme hadysasy bilen zeperlenende ýüze çykýar. Büzülmeleriň dowamlylygy birnäçe millimetrden 1-1,5 sm-e çenli çäklenen we aýlawly bolup biler. Aýlawly daralmalarda umumy öt akarynyň ahyrky böleginiň konsentriki büzülmesiniň uzynlygy 2-2,5 sm we ondan hem köpräk bolup bilýär. Büzülmeleriň şeýle şertli bölünmesi operasiýa edilende bu çylşyrymlaşma sazlaşdyrmasynyň oňaýly usulynyň saýlanyp alynmagyna ýardam edýär.

Umumy öt akarynyň ahyrky böleginiň güýçli büzülmesinde ödüň we pankreatiki şiräniň akymynyň bozulmagy bilen geçýän holesistopankreatitiň, ýiti, dowamly pankreatitiň, mehaniki saralmanyň, holangitiň alamatlary peýda bolýar. Köplenç, daralmalar (strukturalar) holedoholitiaz bilen utgaşýarlar.

Içki biliodigestiw fistulalar daşlaryň öthaltada uzak wagtlap ýatmagyna, onuň diwarynyň we oňa golaý ýerleşen içi ýarymboşlukly agzalaryň arasynda periholesistitiň netijesinde ýara döräp bu iki agzanyň arasynda deşikli ýoljagazyň emele gelmegine getirýär. Fistulalaryň has köp emele gelmegi öthalta bilen onikibarmak içegäniň arasynda bolup geçýär. Has seýrek bolsa fistulalar öthalta bilen aşgazanyň ýa-da öthalta bilen bagyr-öt akarynyň (gepatoholedohyň) arasynda emele gelýär. Içki biliodigestiw fistulalaryň ýüze çykmalary çala bildirýär. Şonuň uçin operasiýadan öň keseli anyklamak ähli näsaglarda mümkin bolmaýar. Onikibarmak içegäniň içine süýşen uly daşlar ýiti dykylan içege geçirmezligini döredip biler. Kiçi daşlar içege boýunça erkin geçýär we täret bilen çykýar. Içegäniň içindäki infeksiýany saklaýan zatlar (iýmit, himus) öthaltanyň içine düşende holesistitiň alamatlary döreýär.

Holesistit-holedoheal fistulada daşlaryň öthaltadan umumy öt akaryna süýşmegi holedoholitiazyň alamatlarynyň döremegi bilen bagly. Öthalta onikibarmak içege ýa-da öthalta-ýogyn içege fistulaly näsaglarda garyn boşlugynyň agzalarynyň umumy rentgenografiýasy aeroholiýanyň, ýagny öthaltada ýa-da öt ýollarynda howanyň barlygynyň mahsus alamatyny ýüze çykarmaga mümkinçilik berýär.

Bagyrdan iňňe aýrylandan soň ödüň basyşynyň ýokarlanmagynyň hasabyna onuň garyn boşlugyna akmagy mümkin we peritonitiň döremegine sebäp bolup biler. Bu ýagdaýda gaýragoýulmasyz hirurgiýa bejerilişini geçirmeli. Şundan ugur alnyp deri-bagyr arkaly holangiografiýa, köplenç, operasiýanyň öň ýanynda ýerine ýetirilýär.

Öt-daş keseli

Öt-daş keseli giň ýaýran kesel bolup, ol, köplenç, 40 ýaşdan uly adamlarda duşýar. Bu kesel bilen erkeklere garanda aýallar köp keselleýärler. Öt daşlary ödüň adaty düzüm böleklerinden. holesterinden. kalsiý duzlaryndan durýar. Köplenç, gatyşyk daşlar duşýar. Olar köp ýa-da az mukdarda ödüň ýokarda agzalan düzüm böleklerini özünde saklaýarlar. Ödüň düzüm bölekleriniň agdyklyk etmegine görä, holesterin, pigment ýa-da hek daşlary tapawutlandyrylýar. Olaryň diametri 1-2 mm-den 3-5 sm-e çenli bolup bilýär.

Patogenezi. Köplenç, öt daşynyň döremegi ödüň himizminiň bozulmagy we holesteriniň erginliliginiň peselmegi bilen bagly. Çykýan öt litogen häsiýetli bolýar. Daşyň esasy emele gelýän ýeri öthaltadyr. Öt-daş keseliniň döremeginiň konstitusion meýilliligini kesgitlemek üçin Torekiň we Diweriň formulasy ulanylýar.

7 "f" Torekiň formulasyna laýyklykda öt-daş keselinden ejir çekýän näsagda anyk ýedi alamatlar bellenilýär:

1.Fair – sary saçly aýal maşgala

2.Fat – semiz

3.Forty – 40 ýaşdan ýokary

4.Female – aýal

5.Fertile – köp dogrum geçiren

6.Flabby – salpy garynly

7.Flatelent – meteorizm bilen ejir çekýän.

J.Deaver 1930-njy ýylda öthaltada we öt ýollarynda daş anyklanylan näsaglaryň barlag netijelerini seljerende hemme näsaglarda üç alamatyň bellenilýändigini subut etdi.

3 "f" Diweriň formulasyna laýyklykda öt-daş keselinden ejir çekýän näsagda anyk üç alamat bellenilýär:

1.Fair – sary saçly aýal maşgala

2.Fat – semiz

3.Forty – 40 ýaşdan ýokary.

Eger-de näsaglarda ýokarda bellenilen alamatlar anyklanylsa, öt-daş keseliniň döremeginiň mumkünçiligi ýokarlanýar. Esasan hem, aýal maşgala 40 ýaşdan ýokary bolup, semizlikden ejir çekýän bolsa, keseliň meýilliligi 90%-e çenli ýetýär.

Öt daşynyň döremeginiň himizmi. Öt daşynyň döremeginiň esasy sebäpleriniň biri – diskolloidoholiýa. Ony döredýän sebäpler birnäçe:

1. Giperholesterinoholiýa. Ödüň düzüminde holesteriniň ýokary galmagy onuň erginde çökmegi üçin ýeterlikli däl, ýöne bu ýagdaýda ödüň kolloid toplumynyň bozulmagyna şert döreýär.
2. Holesteriniň kolloid durnuklylygyny peseldýän ikinji faktor – ödüň turşulygynyň artmagy pH 6-dan aşakda bolanda, öt ýollarynda çiş bolanda, ödüň öz ýollarynda köp duranda ödüň elektrolit düzümi üýtgäp, onuň kolloid durnuklylygyny bozýar.
3. Holesterini ergin ýagdaýda saklamagyň ýene bir wajyp faktorlarynyň biri – ödüň goraýjy kolloidleriniň bolmagydyr. Olara öt kislotalary, ýag kislotalary we olaryň duzlary (sabynlary), lesitin degişli. Eger-de holýato-holesterin koeffisiýenti 13-den aşak düşse, öt daşlary çöküp daş emele gelýär. Öt kislotalarynyň mukdary bagyr öýjükleri kesel (gepatit) sebäpli saz işlemese ýa-da pes işlese aşak düşýär. Öthaltada çiş bolanda öt kislotalary gana çalt sorulyp, nemli bardanyň epiteliýasynyň sypyrylmagy kristallizasion merkezi döredýän esasy şertleriň biridir. Holesterin, öt kislotalary, sabynlar toplumy otrisatel zarýadly toplumy döredýärler. Haçan-da bu topar položitel zarýadly proteinler bilen gatyşanda özboluşly neýtral toplum aşak çökýär. Muňa **konaserwasiýa** diýilýär. Soňra bu ýere ödüň düzümindäki duzlar çöküp daş emele gelýär.

Haçan-da kristallizasion merkez dörese, bu hadysa has hem çalt geçýär. Öz gezeginde, kristallizasion merkez epitelial öýjükleriň soýulmagy, bakteriýalaryň konglomerantlarynyň, gan lagtalarynyň çökmegi netijesinde döreýär. Şeýlelikde, daş döremeginiň esasy faktorlary şu aşakdakylardan ybaratdyr:

1. Ödüň reaksiýasynyň turşulyk tarapa süýşmegi.
2. Daşyň düzümine girýän jisimleriň artykmaçlygy.
3. Holesterini eredýän substansiýalaryň ýetmezçiligi.
4. Ödüň içinde položitel zarýadly proteinleriň döremegi.
5. Kristallizasion merkeziň döremegi.

Öt-daş keseliniň kliniki geçişi boýunça şu aşakdaky görnüşleri tapawutlandyrylýar:

1. Latent görnüşi.
2. Dowamly dispeptik görnüşi.
3. Dowamly agyryly görnüşi.
4. Öt sanjysy we dowamly residiwli (gaýtalanýan) görnüşi.

Öt-daş keseliniň latent görnüşinde näsaglarda keseliň hiç hili alamatlary bolmaýar. Öt daşlary näsag başga keselleri zerarly barlagdan geçende ýa-da operasiýa mahaly garyn boşlugy açylanda tötänden tapylýar. Näsag uzak ýyllaryň dowamynda hiç hili arz-şykaýatsyz ýaşap bilýär.

Öt-daş keseliniň dispepsiki görnüşi aşgazan-içege ýolunyň işiniň bozulmagy bilen bagly. Näsagyň garnynyň ýokarky böleginde dykyzlyk, sarysynyň gaýnamagy, meteorizm (garnynyň ýellenmegi), täretiniň durnuksyzlygy peýda bolýar. Bu arzlar hemişelik ýa-da wagtal-wagtal ýüze çykýar. Näsaglar, adatça, ýagly, gowrulan, ajy naharlary iýenlerinden soň agyry güýçlenýär.

Öt-daş keseliniň dowamly agyryly görnüşi onuň sag gapyrgasynda ýa-da epigastriýada ýerleşýän güýçli bolmadyk tutgaýly agyry bilen häsiýetlendirilýär. Agyry sag pilçä ýaýraýar. Bu alamatlaryň ählisi diýen ýaly syrkaw iýmit iýenden soň güýçlenýär we wagtal-wagtal gaýtalanyp durýar. Garyn ellenilip görlende sag gapyrganyň eteginde, ýagny öthaltanyň ýerleşýän ýerinde we sepirjegiň aşagynda agyry bolýar.

Öt sanjysy we öt-daş keseliniň dowamly agyryly görnüşi duýdansyz peýda bolýar we gaýtalanýan tutgaýly agyry bilen ýüze çykýar. Öt sanjysy bolanda näsaglaryň sag gapyrga egremçesiniň eteginde we garnyň ýokarky böleginde güýçli, tutgaýly agyry döreýär. Näsag agyrysyna çydaman çapalanýar, gygyrýar, özüne oňaýly ýer tapynýar. Agyryly sanjy kesip barýan häsiýetde bolýar. Ol, köplenç, gowrulan, ajy naharlaryň iýilmegi, otrisatel emosiýa, agyr iş, aýal maşgalalarda bolsa göwrelilik bilen bagly. Agyry, köplenç, sag egne, boýna we äňe ýaýraýar. Seýregräk agyry çepe, ýürek sebitine ýaýraýar we stenokardiýany ýatladýar. Agyry bilen bir wagtda ýürekbulanma, gusmak ýüze çykýar, emma ondan soň näsagyň ýagdaýy ýeňleşmeýär.

Keseliň anamnezinde peşewiň reňkiniň goňralmasynyň we täretiniň agarmasynyň bolandygy ýa-da bolmandygy baradaky maglumatlary bilmeli. Şu alamatlaryň öt tutgusy bilen utgaşyp gelmegi öt-daş keseli üçin has mahsusdyr.

Öt-daş keseli öthaltanyň çişmesi bilen çylşyrymlaşanda näsagyň bedeniniň gyzgyny ýokarlanýar. Eger ol 38°C'-den ýokary galsa, destruktiw holesistitiň dörändigini aňladýar. Näsagyň bedeniniň gyzgynynyň ýokarlanmagy, diliniň guraklygy, garamtyl-çal örtükliligi bilen utgaşmagy destruktiw holesistitiň we peritonitiň döremegi bilen bagly.

Näsagyň garnyna seredilende meteorizm bildirýär. Ellenilip görlende sag gapyrga eteginde we garnyň ýokarky böleginde agyryny we myşsalaryň dartgynlylygyny kesgitlemek bolýar. Näsagyň sag tarapky döş-ýaýjyk-emzik myşsalarynyň aýajyklarynyň arasyna basylanda güýçli agyrynyň bolmagy (Mýussi-Georgiýewskiniň alamaty), sag gapyrga egremçesiniň üstüne çep eliň aýasy goýlup sag eliň aýasynyň gyrasy bilen kakylanda agyrynyň güýçlenmegini (Ortner-Grekowyň alamaty) bellemek bolýar.

Tutgaýly agyrynyň dowamlylygy birnäçe minutdan birnäçe sagada, hatda güne çenli hem dowam edýär. Soňra agyry gowşaýar, näsagyň ýagdaýy gowulaşýar. Endamdaky gowşaklyk belli bir wagta çenli dowam edýär. Eger-de näsag berhizini bozsa, tutgaýly agyry ýene-de gaýtalanýar.

Käbir ýagdaýlarda öt-daş keseliniň tutgusy stenokardiýa meňzeş bolup, näsagyň öthaltasy aýrylandan soň ol agyrylar hem aýrylýar.

Ýiti holesistitiň bejergisi. Näsaga iýmitlenmek rugsat edilmeýär, sebäbi aşgazanyň içindäki turşy zatlar, beloklar we ýaglar içegäniň gormonlarynyň bölünip çykmagyny güýçlendirýär. Olar bolsa öthaltanyň hereketini we aşgazanasty mäziň sekretor işjeňligini güýçlendirýärler. Agyryny azaltmak üçin narkotiki däl agyrysyzlandyryjy dermanlar ulanylýar. Narkotiki agyrysyzlandyryjy dermanlaryň agyryny aýryjy täsiriniň güýçlüligi sebäpli näsagyň agyrysyny ep-esli gowşadyp, ýiti çişme hadysasynyň, peritonitiň alamatlaryny peseldip bilýändigini hem-de keseli anyklamagy kynlaşdyrýandygyny göz öňünde tutup, olary ulanmak maslahat berilmeýär. Narkotiki agyrysyzlandyryjylar Oddiniň sfinkteriniň spazmyny döredip, öt akarlarynda ödüň basyşynyň ýokarlanmagyny ýüze çykarýarlar. Sag gapyrganyň etegine buzly haltajyk goýmak maslahat berilýär. Mikroblaryň täsirini peseltmek üçin giň spektrli antibiotikler ulanylýar. Näsaglarda zähersizlendirmek we iýmitlendirmek maksady bilen näsagyň günde 2-2,5 litr, her günde birden az bolmadyk ýygylykdan damaryna derman erginleri damara damjalaýyn goýberilýär.

Eger, ýiti holesistitiň bejergisiniň geçirilýändigine seretmezden, näsagyň ýagdaýy gowulaşmasa ýa-da garyndaky agyry saklanyp galsa ýa-da güýçlense, garyn diwarynyň myşsalarynyň dartgynlylygy artsa, damar urgusy çaltlaşsa, ganda leýkositleriň sany köpelse, bedeniň gyzgyny ýokarlansa, onda peritonitiň we beýleki çylşyrymlaşmalaryň öňüni almak üçin gyssagly operasiýa geçirmeli.

Holesistostomiýa mejbury bejeriş çäresi bolup, ol ýürek-gan damar, bagyr, böwrek we öýken ýetmezçilikleri bilen bir wagtda güýçli intoksikasiýa hadysasy bilen geçýän destruktiw holesistitli näsaglarda ulanylýar.

Holesistektomiýa. Holesistektomiýa üç usul bilen amala aşyrylýar. Ol öthaltany düýbünden, boýunjygyndan we garyşyk usulynda aýyrmak.

Destruktiw holesistitli näsaglarda öthaltasynyň boýunjygynyň infiltraty bolan ýagdaýlarda öthaltany düýbünden aýyrmak teklip berilýär.

Minilaparatom holesistektomiýa. Minilaparatom girelgäni ulanyp ýerine ýetirilýän holesistektomiýa üçin sag gapyrganyň eteginden uzynlygy 3-5 sm bolan kesim edilýär. Bu usul bilen holesistektomiýany ýerine ýetirmek üçin ýöriteleşdirilen ýagtylandyryjy we ýörite abzallar ulanylýar.

Holedohotomiýa. Umumy öt akaryndan daşlary, şepbeşik ödi ýa-da askaridany çykarmak üçin, iriňli holangitde öt geçirijini drenirlemek, holedohyň aşaky bölegini we uly duodenal emzijegi (UDE) zondirlemek we bužirlemek üçin holedohotomiýa geçirilýär.

Holedohy daşky drenirlemek usullary. Onuň birnäçe usuly bolup, olaryň hersiniň artykmaçlygy we ýetmezçiligi bar:

1. Keriň T şekilli drenažy. Ol ýiti iriňli holesistitli, holangitli gartaşan ýa-da garran näsaglarda wagtlaýyn holedohy drenirlemek üçin ulanylýar. Ýetmezçiligi: öt akarynyň şekil bozulmasyna, daralmasynyň döremegine ýardam berip biler.

2. A.W. Wişnewskiniň drenažy holedohyň deşigi arkaly sokulyp, onuň ujy bagra tarap gönükdirilip goýulýar.

3. Öthalta aýrylandan soň onuň akarjygynyň galyndysy arkaly drenaž turbajygyny holedoha sokup drenirlenilmegine **Holested-Pikowskiniň usuly** diýilýär.

Umumy öt akarynyň aşaky bölüminiň geçirmezliginde holedohoduodenostomiýa, holedohoýeýunostomiýa, transduodenal papillosfinkteroplastika operasiýalary ulanylýar.

Transduodenal sfinkteroplastika we papillotomiýa. Onikibarmak içegäniň uly emzijeginiň berçli daralmagynda umumy öt akarynyň aşaky böleginiň 1,5 sm-e çenli aralykda daralmasynda we onuň gutarýan ýerinde daş bolanda transduodenal sfinkteroplastika we papillotomiýa ulanylýar.

Laparoskopiki holesistektomiýa hirurgiýanyň "altyn standarty" boldy. Bu operasiýanyň subutnamalary: az şikeslilik, kliniki we kosmetik täsirleri, doly gutulyş mümkinçiligi. Garşy görkezmeler diňe ýiti holesistitiň käbir görnüşlerinde döreýär. Öt ýollaryna laparoskopik gatyşmagyň esasy şerti hassanyň keseliniň kesgidiniň doly anyklanylmagy bolup durýar. Oňa görä, laparoskopiki holesistektomiýa ediş tejribesi köpelişine görä, öt ýollarynda geçirilýän intraoperasin laparoskopik manipulýasiýalary zerur boldy. Saýlanan maksat ygtybarly tehniki serişdeler bilen üpjün edildi. Onuň netijesinde holesistostomalara aýratyn drenažlary etmek mümkinçiligi döredi, intraoperasion holangiografiýa we ultrases barlagy giňden ulanylyp başlandy. Sadarak manipulýasiýalaryň öwrenilmegi holedoholitiazda holedohotomiýalary etmek howpsuz we howply çişli kesellerde biliodigestin anastomozlarynyň her hilli görnüşlerini etmek mümkinçiliklerine getirdi.

LAPAROSKOPIKI HOLESISTEKTOMIÝA

Laparoskopiki holesistektomiýa etmegiň sebäpleri "açyk" operasiýalaryň sebäplerinden tapawudy ýok. Laparoskopiki holesistektomiýanyň ýetmezçiligi umumy we ýerli sebäplere bölünýär.

I. Laparoskopiki holesistektomiýa geçirmäge umumy garşy görkezmeler:

1. Açyk bildirýän ýürek-öýken bozulmalary.

2. Gan düzgüniniň lagtalanma bozulmalary.

3. Peritonit.

4. Öňdäki garnyň içki bardasynyň diwarjygynyň sowuklama üýtgemegi.

5. Göwreliligiň giç möhletleri.

6. Garyn boşlugynyň ýokarky gatynda geçirilen operasiýalar.

II. Laparoskopiki holesistektomiýa geçirmäge ýerli garşy görkezmeler sag gapyrga astynda aýdyň bildirýän infiltrat. Başga garşy görkezmeler laparoskopiýa operasiýasy geçirilýän wagty garyn boşlugyna wezikal seretmek arkaly ýüze çykarylýar. Olar:

1. Gepatoduodenal.

2. Penkreonekroz.

3. Öthaltanyň howply çişi.

Laparoskopik holesistektomiýa üçin gurallar toplumy:

1. Weresiň iňňesi.

2. 10 mm-lik (2 sany) we 5-mm-lik (2 sany) troakarlar.

3. 5 mm-lik we 10 mm-lik konwentorlar.

4. Endogysmalar (2 sany).

5. Endodissektorlar (1 sany).

6. Endogaýçy (1 sany).

7. Endoildirgiçjik (1 sany).

8. Endokliper (1 sany).

Hassanyň ýatyşy "açyk" operasiýalardan kän tapawudy ýok, ýöne şol wagtda hassada aýdyň semizlik bar bolsa, operasion stoly 10-15° çepe öwürmeli bolýar. Bu hilde beden agzalary çepe süýşýärler. Ondan soň öthalta açylýar. Hassanyň 2 hili ýerleşdirilişi bar: aýaklarynyň aralygyny açmak (bu usulda hirurg hassanyň aýaklarynyň arasynda bolýar) we aýaklaryny düşürmek (hirurg hassadan çepde dur). Her bir ýagdaýda monitor hassadan sagda onuň sag egniniň proýeksiýasynda ýerleşýär, toparyň başga agzalarynyň durşy endik edilenden az tapawudy bar.

Laparoskopik holesistektomiýa usuly

Laparoskopik holesistektomiýa etmek üçin garyn diwarjygynda 4 sany deşik edilýär: umbilikal (10 mm-lik troakar) – laparoskopy salmak üçin, epigastral (10 mm-lik troakar) – işleniljek gurallary salmak üçin; sag gapyrganyň astynda gapyrga kowusyndan 2-4 sm aşagrak orta oňurga çyzygynda (5 mm-lik troakar) – gysmany salmak üçin; sag gapyrganyň astynda gapyrga kowusyndan 4-5 sm aşagrak, öňdäki goltugasty (5 mm-lik troakar) – gysmany salmak üçin çyzygynda (49-njy surat). Pnewmoperitoneum goýlandan soň, umbilikal kesmesinden 10 mm-lik troakar salynlýar, onuň içinden laparoskop geçirilýär. Gözýetimli laparoskopiýa ýerine ýetirilýär. Içki agzalary seredilenden soň, laparoskopiki operasiýany dowam etmek baradaky mesele çözülýär.

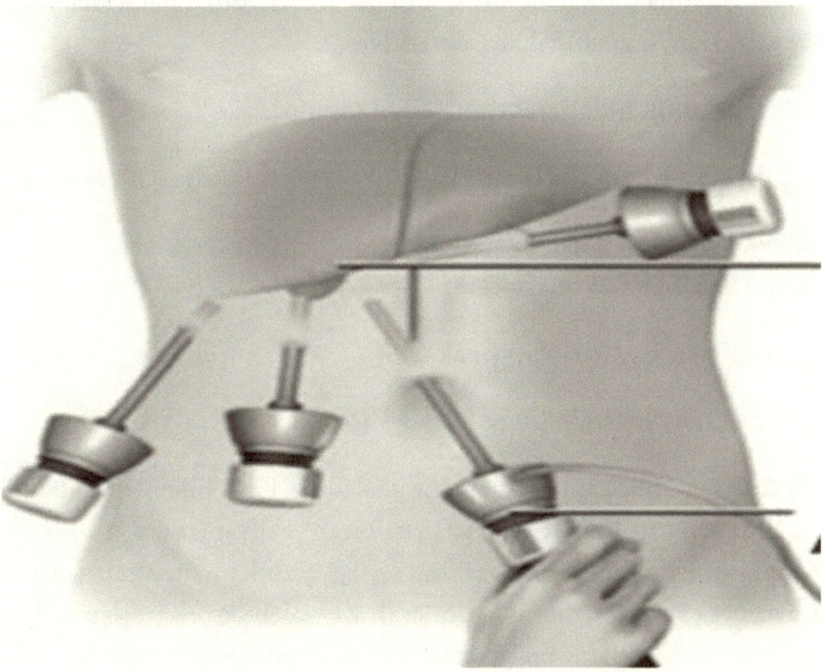

49-njy surat. Laparoskopik holesistektomiýada troakarlaryň salynmaly nokatlary we bu gurallaryň iş kesgitlemesi

LAPAROSKOPIKI HOLESISTEKTOMIÝA geçirilende gurallaryň salnyş tertibi her hili bolup biler. Gözýetimli laparoskopiýada şahsy anatomiýanyň gurluş aýratynlyklary bilen bagly troakarlaryň standart salnyşyndan üýtgetmeli bolýar.

Şeýlelikde, 3-nji nokadyň ýerleşýän ýeri bagryň garyn diwarjygyna golaýlygyna bagly. Şol bir wagtda bu ýer gapyrga ýaýyna gaty ýakyn bolmaly däl, sebäbi şonda gysmanyň ýerleşişi dik ýagdaýda galýar we bu hereketi kynlaşdyrýar. Epigastral troakaryň salynýan ýeri käbir derejede bagryň tegelek baglaýjysynyň, haltanyň boýunjygyna we halta ýakyn bagryň IV segmentiniň baglaýjysynyň ýerleşişine bagly. Epigastral troakaryny şeýle usulda garyn boşlugyna salmaly: şol troakar bagryň tegelek baglaýjysyndan sagda bolup, öthaltanyň boýunjygynda medial ýerleşmeli. Eger başgaça bolsa, gural haltanyň boýunjygynda diýen ýaly dik bolup durýar. Bu bolsa halta akarynyň we arteriýanyň üstündäki işi kynlaşdyrýar.

Laparoskopik holesistektomiýanyň tapgyrlary:

1. Öthaltany onuň töweregindäki dokuma bitişiklerinden aýyrmak.

2. Öt akarynyň we haltanyň arteriýasyny bellemek, saklap berkitmek (klipirlemek) we kesmek.

3. Öthaltany bagyrdan aýyrmak.

4) Öthaltany garyn boşlugyndan çykarmak.

Aşaky sag troakara salnan gysmalaryň biri bilen öthaltanyň düýbünden tutulýar we ol diafragma tarap çekilýär (traksiýa edilýär). Onuň ýakynynda salnan ikinji gysgyç bilen öthaltany onuň boýunjygynyň ýanynda işe görä aşak we ýokaryk çekip işläp bolýar (50-nji surat). Epigastral troakara salnan dissektorlar bilen mehaniki usul bilen gowşak bitişikler bölünýär.

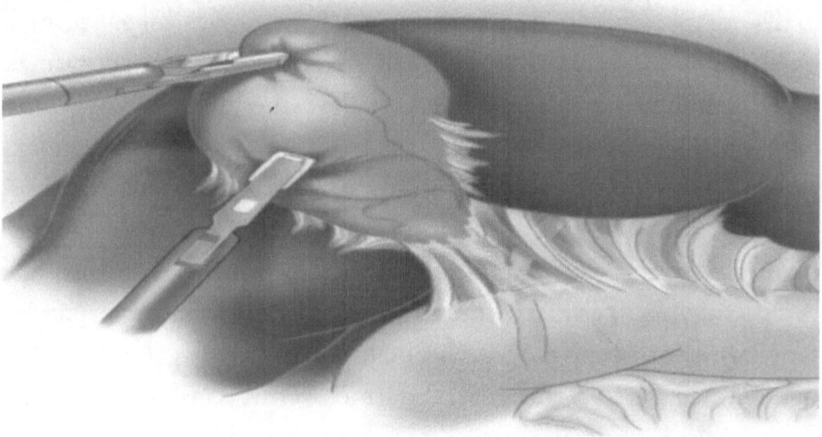

50-nji surat. Öthalta çykarylan wagtynda edilýän traksiýalar

ONDAN DYKYZ BITIŞIKLER gaýçylar ýa-da elektrokoagulýasiýa bilen baglanyşdyrylan endoildirgiçjikler "kesme" düzgünde edilýär. Elekrokoagulýasiýa "koagulýasiýa" düzgüninde ulanmak dokumalaryň öthalta "deňlenilmegine" ýetirilýär. Bu bolsa onuň çykarylmasyny kynlaşdyrýar. Manipulýasiýalar edilende dokumalaryň mehaniki we ýokary ýygylykly kesişmesiniň öthalta gaty ýakyn bolmagy örän zerurdyr. Hatda bu ýagdaýda "gata" düşmek ähtimallygy ulanylýar. Munuň özi dokumalaryň goşmaça kütek taýýarlanylmagyna we görüş ugruny ýeňilleşdirmäge mümkinçilik berýär. Sepleşiklerden boşadylýança, öthaltanyň boýunjygynyň mobilizasiýa edilýän wagty öthalta diafragma tarap süýşürilýär. Bu ýerdäki manipulýasiýalary gaty seresaplyk bilen etmeli, hatda ýalňyş hereketler hatda agyr gaýraüzülmelere hem getirip bilýär.

Käbir ýagdaýlarda (köplenç, ýiti holesistitde) öthaltanyň dartgynly ulalýandygy sebäpli onuň diwaryndan tutawaç bilen tutmak bolanok. Şunuň ýaly ýagdaýda öthaltanyň içindäki zatlary çykarmak gerek. Onuň üçin uzyn iňňe bilen öthaltanyň öňdäki diwarjygy, soň hem onuň düýbi deşilip punksiýasy edilýär. Öthaltanyň içindäki zatlary sanjymiňňe ýa-da sordurma bilen aspirasiýa edilýär. Punksiýanyň ýeri gysgyç bilen gysylýar we öthaltany çykarmak manipulýasiýa edilýär. Manipulýasiýa holesistitiň ýiti görnüşinde geçirilende kynçylyklary döredýär. Infiltratiw hadysalaryň bu tapgyrynda öthaltanyň çykarylyş manipulýasiýasyny gaty seresaplyk bilen etmeli. Ýene-de bir gezek bellemek zerur. Bagyr-onikibarmak içege baglaýjysynyň infiltrirlenen dokumalarynda aýdyň maglumat bolmasa, bu endohirurgiýa goşulmasyny bes edip, laparotomiýany geçirmäge görkezme berilýär. Öthalta töweregindäki dokumalar bilen bitişmelerden boşadylandan soň, Gartmanyň jübüsiniň üstüne gysgyç geýdirilýär. Ol gysgyç bilen haltanyň boýunjygy ýokaryk we saga çekilenden soň halta akarjygynyň hem-de halta arteriýasynyň ýerleşýän ýeri gowy görnüp başlaýar.

Öthalta akaryny we arteriýany aýyrmagyň manipulýasiýasy epigastral troakara giren gurallar bilen edilýär. Halta akaryny we arteriýany aýyrmak üçin, ilki bilen, öthaltanyň boýunjygyň ýanyndaky garnyň içki bardasynyň ýapragy kesilýär. Şol bir wagtda garnyň içki bardasynyň ýapragynyň gyrasy jeheklenilip, ýarymsüýnmek kesim edilýär. Dissektor bilen boýunjygyň ýanyndaky garnyň içki bardasynyň ýapragy kesilenden soň öthalta akarynyň ýanyndaky ýumşak birleşdiriji dokuma gatlama aşak – gepatokoholedohyň ýanyna süýşýär. Bu ýerdäki dykyz dartgy gaýçylar we kiçi damarlar elektrokoagulýator bilen gysylyp kesilýär. Haltanyň boýunjygynyň we öthaltanyň gapdalynyň üsti boşadylandan soň öthaltanyň yzky diwarynyň işine başlamaly, ýöne bärde haltanyň arteriýasyna zyýan ýetirmez ýaly gaty seresap bolmaly. Öthalta akarynyň yzky diwarynda kiçijik “penjire” emele gelýär.

Onuň içine dissektoryň branşlary salnyp, mehaniki usul bilen dokumalar kesilýär. Öthalta akary 1-2 sm ululykda kesilýär. Munuň üçin soňky manipulýasiýalar ýeterlik. Öthalta akaryny hemme uzaklykda aýyrmak hökman däl, ýöne gepatokoholedoh görünse gowy bolardy. Bu hatda esasy öt ýollarynyň bitinligi barada ynamy artdyrýar.

Bellenilen öthalta akaryna endokliper bilen 3 sany klipsa ildirilýär. Olaryň ikisi ýanyndaky ýapynyň galan ýerine we biri haltanyň boýunjygynyň ýanyna ildirilýär. Klipsalar geýdirilende endoklipleriň iki branşyny görmek zerur. Ol haltanyň akaryny ynamly ildirmäge mümkinçilik berýär. Klipsalaryň arasyndaky öthalta akary koagulýasiýasyz gaýçy bilen kesilýär, ýogsam akaryň koagulýasiýa nekrozynyň we haltanyň galdyrylan düýbüniň açylmagy mümkin.

Öthalta akary kesilenden soň, Gartmanyň jübüsindäki tutawaç galdyrylan düýbe tarap süýşürilýär we haltanyň boýunjygyndan ýokaryk hem-de saga traksiýa edilýär. Bu halta arteriýasynyň ýerleşýän ýerini açýar. Halta arteriýasy uzaklykda bellenilýär, klipirlenilýär we elektrokoagulýasiýasyz gaýçylar bilen kesilýär.

Öthaltanyň aýrylmagy barada beýan etmäni wagtlaýynça, intraoperasion laparoskopiki holangiografiýa gerekli tejribä ýüzleneliň. Bu ýagdaýda öthalta akaryndaky we haltanyň arteriýasyndaky manipulýasiýalaryň tertibi biraz çalşyrylýar. Öthaltanyň akary bellenilenden soň, bir klipsa holedohdan näçe daş bolsa, şonça-da uzaklykda geýdirilýär. Bu daşlaryň holedoha düşmezligini üpjün edýär (51-nji surat), ýöne klipsanyň gysyş güýjüni hemişe dogry saýlap we öthaltanyň akaryndaky turbajygyň basylmasynyň öňüni alyp bolýar. Şol sebäpli kä ýagdaýlarda öthaltanyň akaryny we içindäki drenažy basýan halka hilli ligaturany ulanyp bolýar, emma ortasynda aýratyn ugrukdyrýan yşyk bar bolsa, gysma ondan hem amatly bolýar. Bu yşyň içinden gysmanyň ýumşak dodaklarynyň arasynda 0,2 sm-e ýetýän kateter geçirilip, ol öthaltanyň akary bilen çatylýar.

Öthalta bagyrdan aýrylanda garnyň içki bardasyny onuň bagryň ýokarsyndan öthaltanyň sag we çep diwaryna aşakdan ýokaryk geçýän ýerinden başlasaň gowy. Bu manipulýasiýa endogaýçylar bilen edilýär, "koagulýasiýa" we "kesme" gezekleşdirilip ulanylýar. Bu manipulýasiýa geçirilende gysgyç bilen saklanylýan öthaltanyň boýunjygy gezekleşdirilip bir tarapa, soňra başga tarapa çekilýär. Öthaltany saklaýan dokumanyň bitişigi dartgy gaýçylary bilen tapgyrlaýyn kesilip, onuň boýunjygy we bedeni ýuwaş-ýuwaşdan ýokaryk atylyp, öthaltanyň diwary bilen bagryň arasyndan geçýän zolagy hemişe wizual görüp işlemeli.

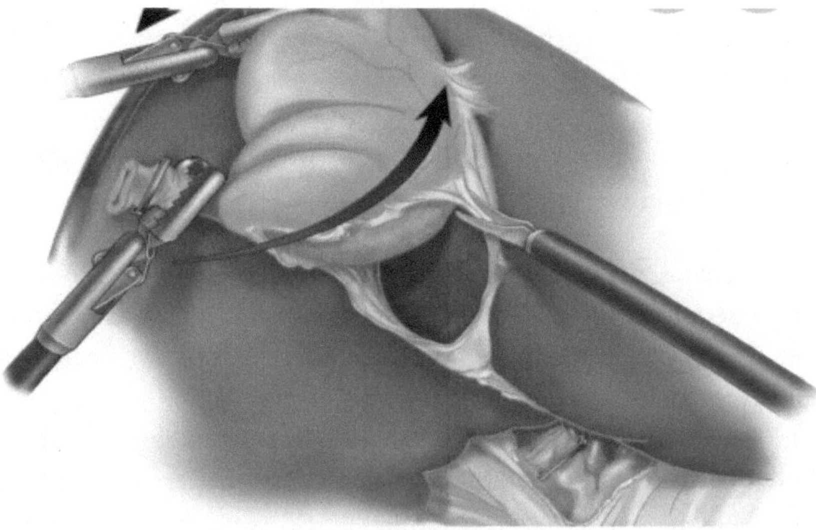

51-nji surat. Halta ýapysynyň we arteriýanyň klipirlenmeden soň kesilmesi

Öthalta aýrylanda, käwagt haltanyň ýatýan ýerinde güýçli ganakma başlaýar, ony duruzmak üçin goşmaça koagulýasiýa geçirilýär.

Koagulýasiýa bilen bagryň we bagyr aşagynyň boşlugyny hem ýuwup bolýar.

ÖTHALTANY GAT-GATDAN bütin bagyrdan aýryp (kadadan çykmadan garnyň içki bardasyndaky bagryň düýbüne we gyrasyna birleşýän kiçijik "köprüjik", bagry biraz galan hilinde saklaýar), öthalta we bagyr-onikibarmak içegäniň baglaýjy jaryna barlagly seredip bolýar. Bu pursatda öthaltanyň we bagryň jaryna ganakmany duzurmak üçin adrenalinli desmal degrip bolýar. Ganakmanyň goşmaça ýerleri tapylsa, goşmaça koagulýasiýa arkaly gemostaz edilýär.

Ondan soň öthaltanyň we bagryň arasynda galan birikdiriji kesilýär.

Käwagt öthalta aýrylandan soň hem seretmek hem-de haltanyň we bagryň jaryny koagulýasiýa etmek zerurçylygy döreýär. Munuň üçin iki sany gysgyç bilen bagyr çalarak gapdala süýşürilýär, onuň ýatagyna bolsa hasa desmal goýulýar.

Öthaltany 10 mm-lik troakaryň birinden çykaryp bolýar. Troakaryň içine dişli gysgyç (endokliç) salynýar, onuň bilen öthalta boýunjygy tarapyndan tutulyp, troakaryň kanalyna çekilýär. Gysgyç bilen öthalta saklanylyp, troakar haýaljykdan çykarylýar. Haltanyň boýunjygy bolsa garnyň içki bardasynyň öňdäki diwaryna çykarylýar. Daşyna çykarylan öthaltanyň bölegi Mikuliçiň gysgyjy bilen alynýar. Öthaltanyň diwary kesilip, onuň içinden sorujy bilen içindäki maddalar çykarylýar. Haçan-da öthaltany çykarmaga päsgel berýän kän daş çyksa, onuň bir bölegi tutawaç bilen aýrylýar. Aponewrozdaky ýara gaýçylar bilen ya-da Farabefiň endoildirgiçjikleri we tutawaçlar bilen giňeldilýär.

Öthalta çykarylandan soň garyn boşlugynyň barlagy geçirilýär. Bagryň ýokarky we aşaky boşlugy, sag lateral kanaly fiziologik ergin we antibiotikler bilen ýuwulýar. Ýuwlan suw doly aspirasiýa edilýär.

Garyn boşlugynyň drenirlenilmegi hususy çemeleşmek esasynda çözülýär. Drenaž goýmak üçin görkezmeler: destruktiw holesistit, öthaltanyň intraoperasion deşilmegi, holedohdaky endohirurgiýa manipulýasiýalary (holedohotomiýa, holedohy drenirlemek, operasiýa wagtynda içki agzalary ýaralamak).

Operasiýa gutaranda troakarlar garyn boşlugyndan çykarylýar, howa desuflýasiýa edilýär. Garnyň öňki diwary gatlaklaýyn tikmek arkaly ýapylýar.

Holedohdaky laparoskopik operasiýalar

Laparoskopik holedohotomiýa bolan görkezmeler: laparoskopiki oparasiýadan öň aýrylmadyk daşlar; intraoperasion holedohda daşlary tapmak we barlamak; ynandyryjy intraoperasion tassyklanan holedohyň terminal bolegininiň strukturasy.

Laparoskopiki holedohotomiýa üçin hassanyň iň gowy ýatyşy – bu onuň arkanlygyna, aýaklarynyň arasy açylyp ýatyrylmagydyr. Bu ýagdaýda hirurg hassadan çepde durmaly, onuň kameraly kömekçisi hassanyň aýaklarynyň aralygynda, ikinji kömekçi hassadan sagda durmaly. Monitor hassanyň sag egniniň ýanynda, hirurgyň garşysynda durmaly.

Laparoskopik holedohotomiýany holesistektomiýadaky edilýän troakarlaryň girýän ýerlerinden etmek oňaýly, emma kada boýunça, laparoskopik holedohotomiýa bir manipulýasiýa bilen gutaranok. Holedoh kesilenden soň, holedoh holedohoskop gurallary bilen barlanylýar, holedoh boşadylýar we biliodigestiw anastamoz goýulýar. Şonuň üçin 5 sany troakar (5 mm-lik 3 sany troakar, 10 mm-lik 2 sany troakar) ulanylýar. Garyn boşlugyna girmek üçin nokatlar biraz üýtgeýär (52-nji surat). Laparoskop üçin nokat orta çyzykda, göbekden 4-5 sm ýokarda ýerleşýär. Göbekden sagda we ondan ýokarrakda 5 mm-lik troakar üçin kesim edilýär. Aýratyn hem, bu holedohoduodenoanastamoz goýmak üçin zerurlyk ýüze çykanda edilýär.

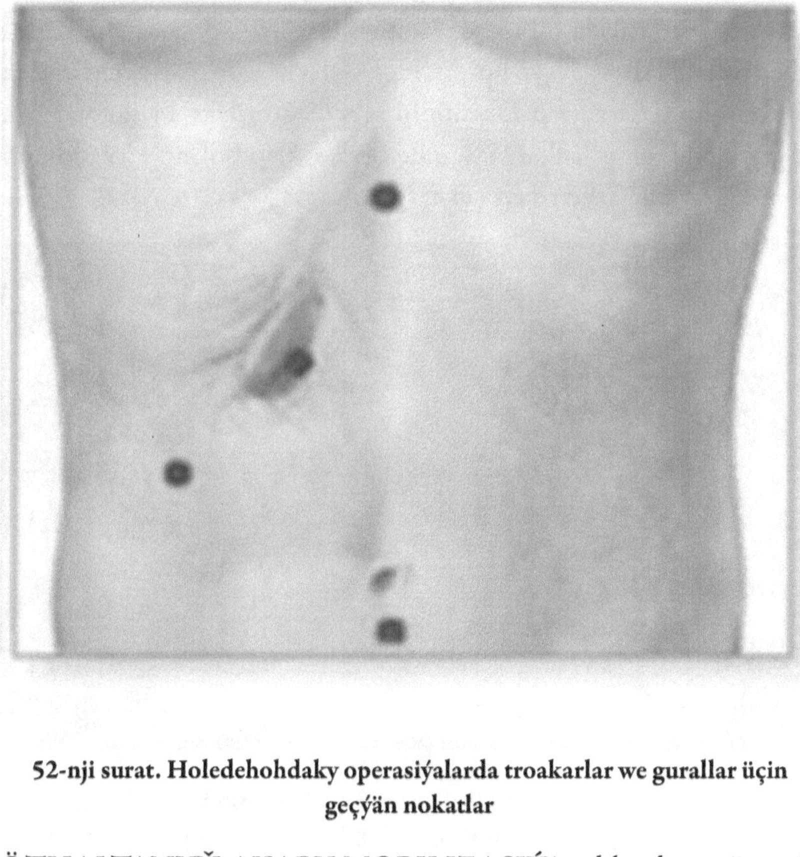

52-nji surat. Holedehohdaky operasiýalarda troakarlar we gurallar üçin geçýän nokatlar

ÖTHALTANYŇ AKARY MOBILIZASIÝA edilenden soň, onda esasy manipulýasiýalar ýokary 5 mm-lik troakaryň üsti bilen edilýär. Bärde intraoperasion holangiografiýa üçin gysgyç-fiksatory salmak we öthaltanyň akarjygyndan kiçi daşlary çykarmak üçin Fogartiniň kateterini ulanmak amatly.

Köplenç, kesilen öthaltanyň akarynyň üsti bilen edilýän giňelen öthaltanyň akarynda birinji holedohoskopiýany geçirip bolýar

(53-nji surat). Bu ýagdaýda holedohoskopy sag gapyrganyň astyna 5 mm-lik troakardan we 10 mm-lik epigastri troakardan salyp bolýar. Soňky holedohdaky manipulýasiýalar 10 mm-lik epigastriý troakaryndan edilýär. Käbir ýagdaýlarda giň öthaltanyň akarynyň üsti bilen geçirilýän holedohoskopiýa arkaly Dormiýanyň barlag sebedi bilen daşlary aýryp bolýar. Holedoha holedoskop geçirilenden soň tapylan daşa açylan Dorminiň sebedi ýetirilýär. Halka ýapylan wagty kiçijik daşy halkanyň içinde berk saklap bolýar. Holedoskop bilen işläp, halka bilen daşy çykaryp bolýar .

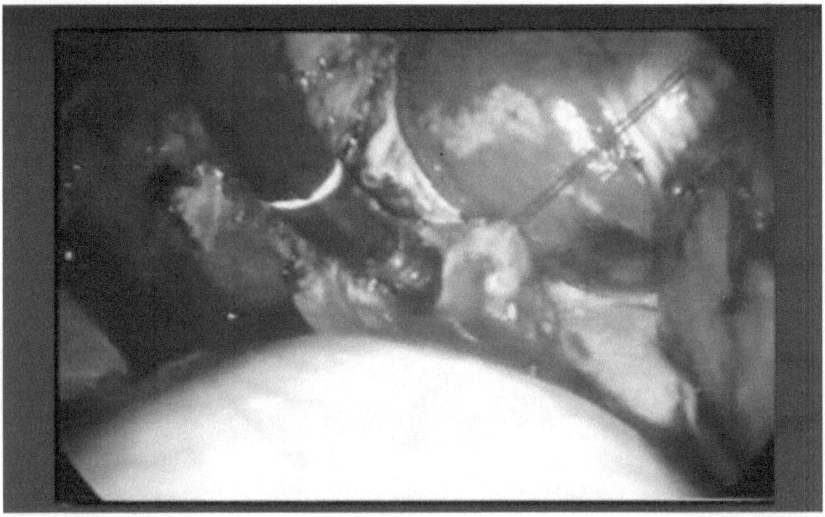

53-nji surat. Giňelen öthalta akarynyň kesmesinde geçirilen holedohoskopiýa

Beýan edilen hereket halta kanalynyň we holedohyň ýeke-täk kiçi konkrementleri bar bolanda ýerine ýetirilip bilner. Köp halatlarda giň holedohotomiýany ýerine ýetirmeli bolýar. Adatça, holedohoskopiýa haltanyň kanaly we haltanyň arteriýasy çykarylandan we klipirlenilenden soň, ýöne öthalta bagryň gundagyndan aýrylandan öň geçirilýär.

Holedohyň ilkinji kesimini laparoskopiki skalpel bilen ýerine ýetirip bolýar. Köplenç, holedohyň öňdäki diwarjygyna skalpel bilen basylanda, holedoh yzky diwarjyga has ýakynlaşýar we netijede, onuň döwülmek howpy emele gelýär. Bu döwülmäniň öňüni almak üçin idodissektor ýa-da gysgyç bilen holedohyň diwarjygy ýygyrtlanylyp alynýar we soňra ol keseligine supraduodenal böleginde kesilýär. Kesimiň uzynlygy 0,5-1,5 sm aralygynda bolýar we köplenç, konkrementleriň ölçeglerine garşy bolýar.

Holedohyň konkrementlerini aýyrmak usuly dürli hili bolup biler we dürli wariantlarda utgaşdyrylyp bilner:

Fogartiniň kateteri bilen ýeke-täk konkrementi aýyrmak

Munuň üçin kateter holedohyň içine 7-8 sm girizilýär we çişirilen ballon bilen holedohyň ýarasyndan gysgyç-retukulýator bilen konkrement aýrylýar. Dorminiň sebedi bilen kiçi (1 sm-e çenli) konkrementler aýrylýar

Akwapuratoryň suw akymynyň güýji bilen konkrementler ýuwlup çykarylýar. Akwapuratoryň hereketleriniň amatlydygy üçin onuň ujuna degişli diametri bolan çeýe drenaz geýdirilýär; wizual holedohoskopyň gözegçiliginde gurallar çalşyrylyp köpsanly konkrementler utgaşdyrylyp aýrylýar.

Holedohdan konkrementler doly aýrylandan soň olary rezin konteýnere toplamak amatly bolýar. Garyn boşlugynda hereketler tamamlanandan soň konkrementler aýrylýar.

Bagyrdan daşary öt ýollaryndaky laparoskopiki operasiýalarda Keriň drenažyny ulanyp, holedohyň drenirlenmesi bilen tamamlamak maslahat berilýär. **T** görnüşli bölegi girizmek üçin bütin drenaž 10 mm-lik troakaryň üsti bilen garyn boşlugyna çümdürilýär. Soňra onuň **T** görnüşli bölegi holedohyň ýarasyna girizilýär. Uçlaryň uzynlygy holedoha girizilýän, 0,3-0,5 sm-i iki ujyndan holedohyň ýarasynyň uzynlygyndan geçýär. Adatça, Keriň drenažynyň çümdürilýän böleginiň umumy uzynlygy 2-2,5 sm.

Holedohyň ýarasyny tikmek üçin iň amatly gural ereýän tikin materially şikes salmaýan iňňe bolup durýar. Ilkinji tikin holedohyň ýarasynyň ýokary bölegine goýulýar we halka daňlandan soň saraýjy tikin Keriň drenažynyň wertikal böleginiň yzyna geçirilýär, tikin çyzygy ýaranyň aşaky burçuna çenli dowam etdirilýär (holedoha Keriň drenažynyň girizilmesi we ýaranyň tikilmegi).

Tikini berkitmek üçin garyn boşlugynda halkalary emele getirmek amatly bolýar. Sapagyň boş ujy gysgyja sarallar, soňra bu gysgyç bilen sapagyň ters ujy tutulýar, ol iki sany gysgyç bilen gysylýar. Bu hereketler bilen bir hatarda halkanyň ýanyndaky sapaga klipsany goýup bolýar.

Holedohyň tikininiň daşynda boş dokumalar bar bolan ýagdaýynda olary daşky dokumalar gerniostepler bilen berkidilip tikiniň sarama çyzygyny garnyň içki bardasyna sapyp bolýar.

Biliodigestiw anastomozy goýmak zerurlygy bar bolanda başga ýagdaý ýüze çykýar. "Açyk hirurgiýadaky" ýaly, biliodigestiw anastomozlaryň dürli görnüşleri mümkin bolup bilýär, ýöne olaryň iň amatly emele geliş wariantlary – holedohyň we onikibarmak içegäniň hem-de öthaltanyň we inçe içegäniň arasynda.

Biliodigestiw anastomozlary goýmak üçin görkezmeleriň tehniki mümkinçiliklerinden ugur alynýar, ýagny:

- operasiýadan öň we onuň dowamynda tassyklanylan holedohyň terminal bölüminiň belli düzüminiň bardygyny;

- biliodigestiw anastomozlary laparoskopiki usulda goýmak üçin garşy görkezmeleriň hataryna holedohyň kakylan konkrementiniň bardygyny hem-de holedohda we aşgazanasty mäzde çişiň kesgitlenilmedik häsiýetini girizip bolar.

Biz holedoh bilen onikibarmak içegäniň arasyndaky anastomozy üç modifikasiýada “Endo Stitch” guraly bilen ýerine ýetirmegi saýlaýarys. Olar: Ýuraş, Flerken ýa-da Finster boýunça.

Ýuraş boýunça holedohoduodenostomiýada holedohyň dik kesiminiň aşaky ujy onikibarmak içegäniň kese kesiminiň ýokarky ujy bilen gabat gelmeli. Bu ýagdaýlarda tikin holedohyň we onikibarmak içegäniň ýaralarynyň uçlaryndan başlanýar we sapagy säginmän çekip, öthaltanyň ýerleşýän ýerine tarap aşgazandan anastomozyň yzky dodagy emele getirilýär. “Endo Stitch” guraly bilen anastomoz goýulýan wagtynda ilkinji halka garyn boşlugynyň daşynda halkany emele getirmek bilen klipsada çekilýär”. Anastomozyň yzky dodagy emele gelende iňňe holedohyň we içegäniň uçlaryndan 5-7 mm-e anastomozirlenilýän agzalaryň ähli gatlarynyň içinden sanjylýar. Hemişe diwarjyklar deşilip sapak hemişe çekilýär we şunuň bilen anastomozyň yzky çyzygynyň jebisligi üpjün edilýär. Anastomozyň öňdäki dodagyna geçilýän wagtynda öde geçýän halka ýasalýar we üzülmeýän tikiniň çyzygy dowam etdirilýär. Anastomozyň öňdäki dodagynda anastomozirlenilýän açzalaryň gyralary 5-7 mm-e çenli giňeýär, ýöne eger holedoh iňňe bilen deşilse, onikibarmak içegäniň diwarjygy çal-myşsa örtüginiň çäginde deşilýär (54-nji (a we b) suratlar).

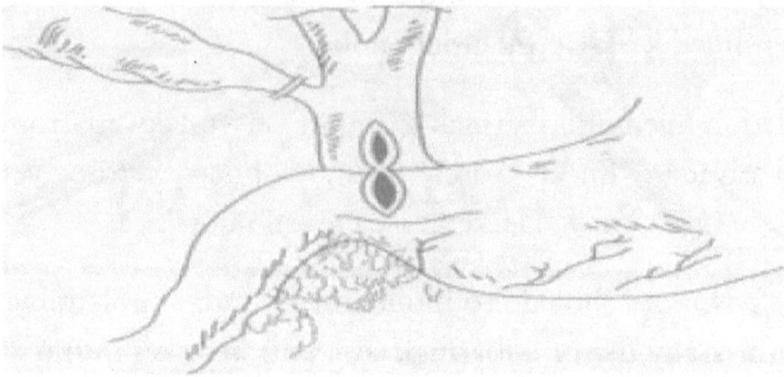

a)

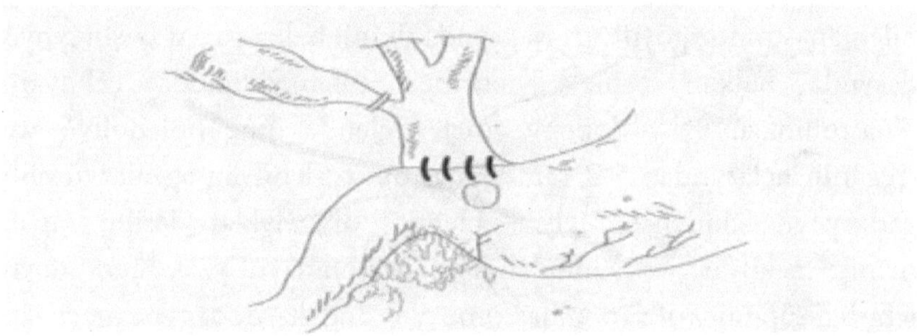

b)

54-nji surat:

a – Ýuraş boýunça holedohoduodenoanastomozyň 1-nji emele geliş tapgyry; b – Ýuraş boýunça holedohoduodenoanastomozyň ahyrky tapgyry

HOLEDOHODUODENOANASTOMOZ goýlandan soň wertikal ýerleşmeden gorizontal ýerleşmä geçýär we onikibarmak içeg äniň uzynlygynda ýerleşýär. Soňky halkanyň emele gelmesi ilkinji sançmanyň başlanýan ýerinde gutarýar. Düwün düwmek üçin “Endo Stitch” guraly ulanylýar. Soňky düwnüň düwülmesi guralyň we tikiniň sapagynyň hereketleriniň netijesinde emele gelýär.

Käbir halatlarda anatomiki aýratynlyklar sebäpli holedohoduodenoanastomozy Flerken boýunça goýmak amatly bolýar. Bu ýagdaýda iňňäniň ilkinji sançmasy we ilkinji düwün holedohyň ýarasynyň aşaky burçynda we onikibarmak içegesiniň ýarasynyň sag burçunda ýerine ýetirilýär. Soňra düwün kem-kemden çep tarapa gidýär, "Endo Stitch" guralynyň meňzeş hereketleri bilen onuň emele getirilmesini tamamlap. holedohyň we onikibarmak içegäniň arasyndaky belli sepleşme hadysasynyň ýagdaýlarynda holedohoduodenoanastomozy Finster boýunça amala aşyrmak amatly bolýar. Bu ýagdaýda anastomozirlenilýän agzalaryň mobilizasiýasy amala aşyrylmaýar. "Endo Stitch" guraly bilen sarama bir hatar tikin arkaly anastomozyň yzky dodagy emele getirilýär. Anastomozyň öňdäki dodagynda tikiniň sarama çyzygy gutarylandan soň, onuň has-da pes çekilmesi üçin gernistepler bilen mehaniki tikinleriň ikinji hatary düzülýär. Onikibarmak içegäniň we holedohyň örtüginiň daşyny alýan dokumalar öz arasynda berkidilýär. Operasiýa gutaranda anastomoz zolagyna ähli ýagdaýlarda drenaž geçirilýär.

Operasiýa geçirip bolmaýan mehaniki sary getirmeli aşgazanasty mäziniň rak keselinde Braunyň birleşigi bilen holesistoenteroanastomozy goýmak mümkin. Garyn boşlugyna girmek üçin 10-12 mm-lik troakarlary ulanmaly. Olar 5 mm-lik troakarlaryň goýulýan ýerlerinde bolýar. Ozalky ýerlerde giriş nokatlary goýlup, ýuka içegäniň halkasy ýumşak gysgyç bilen dartgynly öthalta berkidilýär. Öthaltanyň çak edilýän kesiminiň ýerinde uzyn iňňe bilen öthalta öňdäki garyn diwarjygyndan deşilýär we öt çykarylýar. Endogerniostepler bilen ýuka içegäniň diwarjygy öthalta berkidilýär. Adatça, berkitmäniň dowamynda klipsanyň uçlary anastomozirlenilýän agzalaryň aralygyna geçmeýär, myşsa gatlagynda durýar. Agzalar biri-biriniň ýanynda berkidilenden soň, bir derejede entero- we holesistomiýa amala aşyrylýar. Bu ýaralaryň çägi hökmünde ozal goýlan mehaniki tikiniň çep, sag we olardan 5-7 mm ýokary gyralary çykyş edýär .

“Endo GIA-30” guraly 12 mm-lik troakar arkaly sag gapyrganyň aşagyna girizilýär. Holesistoenteroanastomoz goýmak üçin ak kasseta ulanylýar. Açylan guralyň her bir branşasy öthaltanyň we inçe içegäniň aralygyna girizilýär. Gural ýapylandan soň agzalaryň arasyndaky birleşik tikilýär we goýulýar. Anastomozdaky kemçilik şikes getirmeýän iňňeler bilen ýa-da “Endo Stitch” guraly bilen tikilse gowy bolar. Emele gelen holesistoenteroanastomozda goşmaça peritonizasiýany talap etmeýän giň çeýe gyralary we jebis tikin çyzygy bar.

Enteroanastomoz 20-25 sm aşakda ýerleşýär. Bu anastomozy, ilkinjisi ýaly, laparoskopiki ýa-da mini-laparotom ýarasynyň üsti bilen standart tehnologiýalar boýunça “Endo GIA-30” guraly bilen goýup bolýar.

Munuň özi laparoskopiki öt hirurgiýasyndaky tehniki mümkinçilikleriň diapazonynyň giňemegine ýardam berer.

X BAP

BAGYR EHINOKOKKOZYNYŇ HIRURGIKI BEJERILIŞINDE LAPAROSKOPIKI EHINOKOKKEKTOMIÝA

Türkmenistanyň tebigaty yssy we maldarçylyk ösen. Şol sebäpli-de biziň ýurdumyz ehinokokk keseliniň endemiki ojaklarynyň biri bolup durýar. Orta Aziýa ýurtlarynda bagyr ehinokokkozy bilen kesellänleriň operatiw bejergä mätäçleriniň sany ýyl-ýyldan köpelýär. **Keseliň sebäbi, etiologiýasy** ýasy, daşy tüýjümek mugthor (parazit) **teniae echinococcus granulozis Rudolfi (1801)** gurçugydyr. **Ehinokokk** – gurçugyň ady, **ehinokokkoz** – keseliň ady.

Ehinokokkuň gurluşy, biologiýasy we epidemiologiýasy. Tebigatda ehinokokk gurçugynyň ösüşi we köpelişi (ýaşaýyş sikli) iki döwürde geçýär.

Birinji döwürde, ehinokokk (ýasy gurçuk) itiň, şagalyň we möjegiň inçe içegesindäki üpürjikleriň arasynda ýaşaýar we jynsy usulda köpelýär. Şonuň üçin itler, şagallar ehinokokk gurçugynyň **esasy hojaýyny** hasaplanylýar. Ehinokokk gurçukly haýwanlaryň ýaşaýan ýeri keseliň **tebigy ojagy** bolýar. Ehinokokk gurçugynyň reňki ak, uzynlygy 2-6 mm-e, ini 3 mm-e deň bolup, ol göze görünýär. Gurçugyň kellejigi (skoleksi) we 3-4 sany göwre bölümleri (proglotidleri – finnalary) bolýar. Kellejik boýunjygyň kömegi bilen göwre bölümine sepleşýär. Gurçugyň kellejiginde 50-ä golaý çeňňekler bar. Gurçuk olaryň kömegi bilen içegäniň üpürjigine ýelmeşýär we kellejigiň gapdallaryndaky, 4 sany emzijegiň kömegi bilen itiň içegesindäki suwuk iýmiti göwresine sorup iýmitlenýär. Bir itiň içegesinde 20 000-e golaý ehinokokk gurçugy bolýar we bir ýyla çenli ýaşaýar. Gurçugyň jyns agzalary germofrodit gurluşly bolup, onuň göwre bölümlerinde erkek tohum dörediji (tohumlyk) we aýal jyns agzasy (ýumurtgalyk) bar. Gurçuk germofrodit usulda köpelýär. Gurçugyň, iň soňky göwre böleginde ýatgy ýerleşýär we onuň içi 1000-e golaý ýetişen ýumurtgajyklardan (onkosferalardan) dolýar. Içi ýumurtgalardan dolan göwre bölegi (proglotid) gurçukdan bölünip aýrylýar we itiň içegesine düşýär hem-de artbujaga tarap hereket edýär. Itiň hajaty bilen daşky gurşawa köp ehinokokk ýumurtgalary ýaýraýar.

Şeýlelikde, daşky gurşaw: otly meýdanlar, ýerde bitýän gök önümler (şibit, arpabadyýan, turp, ýertudana, gök sogan, suw), haýwan ýataklary (tezek, gumalak) we haýwanlaryň ýüňi onkosferalar bilen hapalanýar.

Ehinokokk ýumurtgasy (onkosfera) süýnmek şekilli, 34-36 x 25-30 mkm möçberli, daşynda iki gat gabygy bar. Daşkysy hitin gabygy, içkisi öndüriji gabyk. Ýumurtgada tohum (onkosfera) ýa-da geksokakt düwünçegi (çeňňekli embrion) bar .

Ehinokokk ýumurtgasy daşky gurşawa örän çydamly we 6 aýa çenli ýaşaýyş ukybyny saklaýar. Ehinokokk ýumurtgasyna adaty zyýansyzlandyryş serişdeleri täsir edenok. Ýumurtga ýokary temperaturanyň (60-70°C) we gaýnan suwuň täsiri astynda ölýär.

Keseliň daşky gurşawdan, haýwanlardan adama ýokuşyşy we patogenezi

Kesel adama, esasan, 3 ýol bilen ýokuşýar (geçýär):

1. Ehinokokk keseli adama, esasan, **iýmit siňdiriş agzalarynyň üsti, alimentar ýol,** bilen geçýär, ýagny adam onkosferalar bilen hapalanan iýmiti (şibiti, turpy, arpabadyýany, ýertudanany, gök sogany) iýende, çig suw we süýt içende ýumurtgalar aşgazana düşýär. Aşgazandaky şiräniň täsiri astynda onkosferanyň daşky gaty gabygy ereýär, bedeni uzynlygyna ýazylýar, göwre işjeň hereket edýär we inçe içegä geçýär. Onkosferalar kellejiginiň ujundaky çeňňejikleri bilen

inçe içegäniň nemli bardasyny (diwaryny) deşýärler, limfa we wena damarlaryna düşýärler. Soňra onkosferalar derweze wenasynyň içi bilen bagyr dokumasyna düşýärler. Bagyr dokumasyndaky gan kapillýarjyklarynyň diametriniň kiçi (6-18 mkm) bolany sebäpli, 22 mkm möçberli ehinokokk onkosferalary bagyrda saklanýarlar (birinji süzgüç) we bagyrda kista (suwly halta) emele getirýän finna görnüşine geçýärler. Finnalar jynsy däl usulda çalt köpelýärler we ösýärler. Ehinokokkoz keselinde adamyň bagry iň ýygjam, kän zaýalanýan (68,4-84,8%) agzadyr. Şonuň üçin amaly işde bagyr ehinokokkozy kän gabat gelýär. Bagyr dokumasyna düşen onkosfera 7 günüň dowamynda saklanan ýeriniň dokumasyny eredýär, kiçijik suwly kistajygy emele getirýär we parazitirlemek usulynda bagyr dokumasyndan iýmitlenýär. Netijede, bagyr dokumasynyň zaýalanan ýerinde 10-20 sm möçberli, içi dury suwuklykly ehinokokk kistasy emele gelýär. Wagtyň geçmegi bilen bagyr dokumasy kem-kemden azalýar, uly göwrümli (20 sm) suwly kista bagyr dokumasyny (kähalatda goňşy agzany, dalagy, öýkeni, aşaky boş wenany) gysýar, bagryň daşyny örtýän gabygyny—kapsulasyny dartdyrýar, bagryň işjeňligini peseldýär we ehinokokkoz keseli ýüze çykýar. Keseliň ýüze çykmagynda başga-da birnäçe faktorlaryň ähmiýeti uludyr. Ehinokokk kistasyndaky dury suwuklygyň düzüminde ýantar turşusy bar. Ol endamda allergiýa reaksiýasyny emele getirýär (syrkaw ýumurtga iýende endamynda iteşen gyzarmalarynyň we ganynda eozinofiliýanyň peýda bolmagy hem şular bilen bagly bolýar).

Eger onkosferalar bagyr kapillýarlaryndan geçseler, olar umumy gan aýlanyşyga düşýärler we içki agzalarda (öýkende, dalakda, böwreklerde, beýnide, aşgazan asty mäzde, süňklerde we ş.m.) ehinokokk kistasyny (keselini) emele getirýärler.

2. Ehinokokk keseli adama **howa (dem alyş) ýoly** bilen hem geçip bilýär. Adam onkosferalar bilen hapalanan tozanly howadan dem

alsa (ýüň zawodynda işleýänler) öýken ehinokokkozy ýüze çykýar. Öýken ehinokokkozy **gematogen** ýol bilen hem ýüze çykyp bilýär, ýagny iýmit ýoly bilen bagra düşen onkosferalaryň käbirleri (kiçi göwrümlisi) bagryň damarlaryndan ýa-da derweze-kawal (porta-kawal) anastomozynyň içi bilen aşaky boş wena düşýärler we öýken ehinokokkozyny (ikinji süzgüç) emele getirýärler.

3. Ehinokokk keseli adama **galtaşma (kontakt) we implantasiýa ýoly** bilen hem ýokuşyp bilýär. Eger adamyň endamyndaky ýaranyň içine galtaşma ýoly bilen onkosferalar düşse, ýarada ýa-da ýara berçinde ehinokokkyň kista emele getirýän görnüşi ýüze çykýar. Eger ehinokokkektomiýa operasiýasy wagtynda kistanyň fibroz we hitin gabyklary deşilende (punksiýa edilende) ýa-da kesilende, içi skoleksli suwuklyk garyn boşlugyna dökülse, onda skoleksler garnyň içki bardasyna ýelmeşýärler. Garyn boşlugynda köpsanly ýaýraýan – implantasiýa görnüşli ehinokokkoz keseli ýüze çykýar.

Eninokokkyň ikinji döwründe ösüşi ot bilen iýmitlenýän haýwanlaryň (sygryň, goýnuň, geçiniň, atyň, düýäniň, doňzuň, sugunyň) bagrynda, öýkeninde, dalagynda, böwreklerinde we beýleki içki agzalarynda dowam edýär. Haýwanlara ehinokokkoz keseli onkosfera bilen hapalanan oty iýende we suw içende ýokuşýar. Ehinokokk onkosferalary bagyrda saklanýarlar we bagyrda kista (suwly halta) emele getirýan **finna** görnüşinde ösýärler we jynsy däl usulda çalt köpelýärler. Şonuň üçin sygyr, goýun, geçi, at, düýe, doňuz, sugun ehinokokk gurçugynyň **aralyk hojaýyny** hasaplanylýar. Bagyr ehinokokkozly haýwanyň (sygryň, sugunyň) maslygyny it ýa-da şagal iýse, kistadaky bir finnadan itiň içegesinde 100-e golaý ehinokokk gurçugynyň ýasy, ýetişen, jynsy ýol bilen köpelýän görnüşi, gurçugyň **täze nesli** emele gelýär. Içegesinde täze ehinokokk gurçugy emele gelen it täze giňişliklere kesel ýaýradýar.

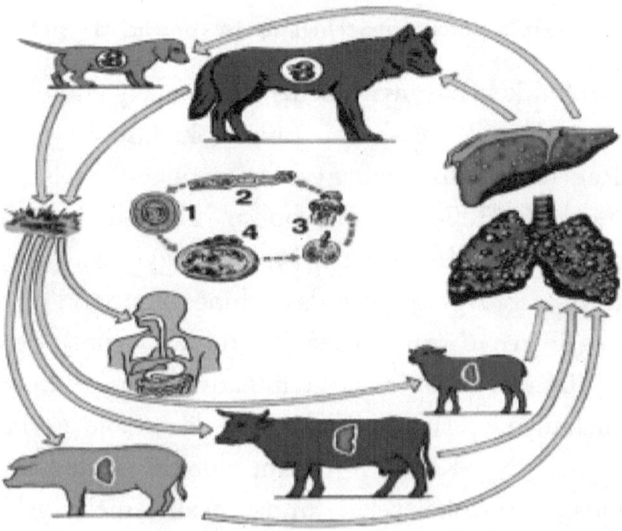

Şeýlelik bilen, ehinokokk gurçugynyň ösüş siklinde: **ýumurtga, onkosfera, finna we jynsy taýdan ýetişen ýasy gurçuk** döwürleri geçýär (55-nji surat).

55-nji surat. Ehinokokk gurçugynyň tebigatda ösüş döwürleri – sikli

Bagyrdaky ehinokokk kistasynyň gurluşy. Bagyrdaky ehinokokk kistasynyň özüne mahsus gurluşy bolýar. Ehinokokk kistasynyň daşy ýuka, çalymtyl ak reňkli **hitin gabygy** bilen örtülendir. Kistanyň içinde dury suwuklyk (300-3000 ml) bolýar. Ehinokokk kistasy suwly halta, şara meňzeş. Ýaş kistanyň hitin gabygy ýuka (towuk ýumurtgasynyň ýuka gabygyna çalymdaş) ehinokokk garradygyça galňaýar. Hitin gabygynyň içinde ýuka (0,010-0,025 mm), perdä meňzeş **tohum dörediji** (membrana germinatiwe) gatlagy bolýar. Gatlak suwly haltanyň iç ýüzüni örtýär. Ol däne-däne gurluşly parenhimadan ybaratdyr. Kistanyň tohum dörediji gatlagyndan köpsanly ownujak protoskoleksler, **finna nesli** emele gelýär. Protoskoleksler ösýärler, ulalýarlar, kista suwuklygyna bölünip gaçýarlar we kistanyň düýbünde "çäge" çökündisini emele getirýärler. Protoskolekslerden gyzlyk (ikilenji nesil) ehinokokk kistajyklary – suwly düwmejikler emele gelýär. Kähalatlarda gyzlyk suwly düwmejikleriň içinde agtyklyk (üçülenji nesil) ehinokokk kistajyklary – suwly düwmejikler bolýar, ýagny ehinokokk gurçugy finna ösüş döwründe şu usulda köpelýär we ösýär.

Ehinokokk suwly kistanyň hitin gabygynyň daşynda bagyr dokumasyndan emele gelen galyň **fibroz gabyk** bolýar. Bagryň fibroz we kistanyň hitin gabyklarynyň arasynda örän darajyk **yş** bar we ol ýerde limfa bolýar. Ehinokokk kistasynyň içindäki janly skoleksler şol yşdaky limfadan hitin gabygynyň kömegi bilen iýmitlenýärler, köpelýärler we ösýärler.

Ehinokokkyň hitin haltajygynyň içindäki gurluşlar dürli-dürli bolýar.

Eger ehinokokk kistasy bir kameradan ybarat bolup, içinde birnäçe litre (1-3-5-10 litre) çenli dury, reňksiz suwuklyk we "çäge" görnüşli ownujak onkosferalar bar bolsa, onda kistanyň bu görnüşine **gidatid gurluşly ehinokokk kistasy** diýilýär.

Eger ehinokokk kistasynyň içinde köpsanly dürli möçberli ehinokokk çagalyk kistajyklary – suwly düwmejikler bar bolsa, içi kameralardan ybarat bolsa, onda kistanyň bu görnüşine **içi köpöýjükli ehinokokk kistasy** diýilýär.

Eger ehinokokk kistasy bir kameradan ybarat bolup, içinde diňe birnäçe litre (1-3-5 litre) çenli dury, reňksiz suwuklyk bar bolsa, içinde tohumlyk onkosferalar bolmasa, onda kistanyň bu görnüşine **asefalosit (agta) görnüşi** diýilýär. Bagyrdan asefalosit ehinokokk kistasy kesilip aýrylandan soň ol ýerde ikilenji ehinokokk keseli gaýtalanmaýar, residiw bolmaýar.

Ehinokokk kistalarynyň görnüşlerini bilmek wajypdyr.

Eger operasiýa wagtynda gidatid gurluşly kistadaky suwuklyk we skoleksli "çäge" kistadan daşyna dökülse ýa-da fibroz boşlukda mugthorlara garşy göwnejaý çäre geçirilmese, onda syrkawda operasiýadan soňky döwürde **keseliň gaýtalanýan (residiw) görnüşi** ýüze çykýar.

Operasiýa wagtynda kistadaky ownujak ehinokokk suwly düwmejikler demir çemçe bilen aýrylýar. Şol wagt fibroz boşlugynyň epinleriniň arasynda, yşlarda kiçijik kista düwmejikleriniň galmagy ähtimal. Şeýlelikde, syrkawda operasiýadan soňky döwürde keseliň gaýtalanýan görnüşi ýüze çykýar.

Ehinokokk kistasynyň asefalosit (agta) görnüşi dogry operasiýa edilenden soň syrkawda keseliň gaýtalanýan görnüşi bolmaýar.

Bagyr ehinokokkozynyň geçişi, klinikasy we anyklanylyşy. Bagyr ehinokokkozy çylşyrymly geçýär. Keseliň klinikasy ehinokokk kistasynyň sanyna, ýerleşen ýerine, möçberine we kistadaky bolýan patologik üýtgeşmelere – agyrlaşmalara (iriňlemä, deşilmä, öt ýollaryny gysyp mehaniki saraltma getirmegine) bagly bolýar.

Syrkawlaryň arzlary. Syrkawy gapyrganyň sag egmeginiň aşagynda agyrlyk duýgusy we kütek agyry bimaza edýär. Agyry aşak eglende, fiziki zähmet edende güýçlenýär. Nähoşy işdäsizlik, nahar iýenden soň sepirjikde bimazalyk – diskomfort ýagdaý, ýürekbulanmak, gusmak, horlanmak, işe bolan ukybynyň peselmegi, gipertermiýa, derisinde iteşen görnüşli gyzyl örgünler bimaza edýär.

Bagryň ehinokokkoz keseliniň kliniki geçişinde üç döwür bolýar (A.W.Melnikow, 1935). Keseliň her döwrüniň özüne mahsus alamatlary bar.

Bagyr ehinokokkozynyň birinji döwrüne **keseliň gizlin geçiş döwri** diýilýär. Birinji döwür – onkosferalaryň bagra düşen wagtyndan başlap keseliň ilkinji alamatynyň peýda bolýan wagtyna çenli döwür. Bu döwürde syrkawyň bagrynda kiçi möçberli (5 sm) ehinokokk kistasy bolsa-da, syrkaw özüni sag hasaplaýar. Kesele mahsus bolan alamat bolmaýar. Syrkaw öz saglygynda süňňüniň agyrlygyny, basym ýadaýandygyny, işdäsiniň kemelýändigini, horlanýandygyny, işe bolan ukybynyň peselýändigini aňýar, ýöne bu ýagdaýlary kesel bilen baglanyşdyrmaýar. Kesel öňüni alyş barlagynda: ultrases, rentgen barlaglarynda ýa-da garyn boşlugynda başga kesel (ýiti appendisit) sebäpli operatiw bejergi wagtynda "tötänlikde" anyklanylýar.

Keseliň ikinji döwrüne **keseliň aýdyň, mahsus, alamatlar bilen geçiş döwri** diýilýär. Bu döwürde syrkawyň bagrynda orta ýa-da uly möçberli (10-20 sm) ehinokokk kistasy bolýar. Bagyrdaky uly kista bagryň daşyndaky Glisson gabygyny dartdyrýar. Şu sebäbe görä, syrkawy gapyrgasynyň sag egmeginiň aşagynda **agyrlyk duýgusy** we **kütek agyry** bimaza edýär. Agyry aşak eglende, fiziki zähmet edende güýçlenýär, agyry aýryjy dermanlar ulanylanda wagtlaýynça kiparlaýar. Eger bagyr dokumasynyň 10-20%-i suwly kista öwrülen ýagdaýynda syrkawda bagryň işjeňliginiň (funksiýasynyň) peselmegi bilen baglanyşykly alamatlar ýüze çykýar. Syrkawyň işdäsi kemelýär, ysgynsyzyk, çalt ýadamak, horlanmak we işe bolan ukybynyň peselmegi peýda bolýar. Syrkawyň obýektiw barlagynda gepatomegaliýanyň, gapyrganyň sag egmeginiň aşagynda togalak, çala agyryly ýumşak emele gelmäniň ele bildirmegi ähtimal. Syrkawyň ganynda ganazlyk (anemiýa), leýkositoz, eozinofiliýa, EÇT-niň ýokarlanmagy, gipoproteinemiýa anyklanylýar.

Haçan-da ehinokokk kistasy bagryň VIII segmentinde, diafragmanyň aşagynda ýerleşip, onuň sag gümmezini ýokaryk galdyran we sag öýkeni ýokaryk gysan ýagdaýlarynda syrkawy **dowamly gury üsgülewük** bimaza edýär. Rentgen barlagynda kistanyň diafragmanyň sag gümmezini ýokaryk galdyrandygy, diafragmanyň dem alşa gatnaýyş hereketiniň (ekskursiýanyň) peselendigi anyklanylýar.

Eger ehinokokk kistasy bagryň çep böleginde (II-III segmentlerinde) ýerleşen ýagdaýynda kista aşgazany çepe süýşürýär, aşgazanyň göwrümini kiçeldýär. Syrkawda **aşgazanyň keseline mahsus** alamatlaryň (işdäsizligiň, nahar iýeninden soň sepirjikde bimazalygyň – diskomfort ýagdaýynyň, ýürekbulanmanyň, gusmak we ş.m.) bolmagy ähtimal.

Eger ehinokokk kistasy bagryň sag böleginde (V-VI segmentlerinde) ýerleşen we öthalta bilen sepleşen ýagdaýynda syrkawda holesistopankreatitiň alamatlary (öthaltanyň ýerleşen ýerinde tutgaý görnüşli agyry, suwuk, ýaşyl suw gusmak, agzynyň, diliniň guramagy, tahikardiýa) bolýar. Ganyň seljeriş derňewinde leýkositoz, diastazanyň ýokarlanmagy anyklanylýar.

Syrkawyň deri örtüginde wagtal-wagtal tegmil görnüşli gyzyl reňkli iteşen örgünleri – **allergiýa reaksiýasy** bolýar. Ganyň derňewinde eozinofiliýa (5-8%) bolýar. Keselli **allergiýa** kesgitlemesi bilen uzak wagtlap allergolog lukmanda bejergi alýar. US barlagyndan soň syrkawda bagyr ehinokokkozynyň bardygy takyklanylýar we hirurga ýüz tutýar.

Keseliň üçünji (çylşyrymlaşma) döwründe ehinokokk kistasyndaky patologik üýtgeşmeler bilen bagly bolan alamatlar ýüze çykýar. Keseliň kliniki geçişi has çylşyrymlaşýar.

Bagyr ehinokokkozynyň çylşyrymlaşmalarynyň biri hem **kista suwuklygynyň infisirlenmegi we iriňlemegidir.** Kista suwuklygyna iriň emele getiriji mikroblar gematogen we biliar ýollary bilen düşýär. Kistadaky zyýansyzlandyrylan suwuklyk iriňleýär, zäherler (toksinler) emele gelýär we umumy intoksikasiýanyň klinikasy bolýar. Syrkawyň bagryndaky agyry güýçlenýär, endamynyň gyzgynlygy ýokarlanýar (39C), pulsy çaltlanýar – tahikardiýa (100) ýüze çykýar, üşedýär, derleýär, işdäsi kemelýär we horlanýar. Ganyň derňewinde leýkositoz we eritrositleriň çöküş tizligi (EÇT) ýokarlanýar.

Keseliň kliniki geçişiniň ikinji çylşyrymlaşmasy – keseliň **mehaniki saraltmaly görnüşde** geçmegidir. Mehaniki saraltma **iki sebäbe** görä ýüze çykýar.

Birinji sebäbi uly möçberli ehinokokk kistasynyň öt ýollaryny daşyndan gysmagydyr. Ehinokokk kistasy ulalýar, öt ýoluny gysýar we syrkawda mehaniki saraltma ýüze çykýar.

Mehaniki saraltmanyň ikinji sebäbi içi ownujak ehinokokk öýjükli kistanyň öt ýollaryna ýarylmagy, skoleksleriň we gyzlyk (ikilenji nesilli) ehinokokk düwmejikleriniň öt ýollarynyň içine düşmegi hem-de öt ýoluny doly dykmagy bilen baglanyşykly. Öt ýoly (akary) ehinokokk düwmejigi bilen doly dykylýar, öt bagryň içinde toplanýar, dyňzaýar, Dlisseniň boşlugyna we gana düşýär.

Mehaniki saraltmaly syrkawyň gözüniň bäbenegi, derisi saralýar, gijeýär, peşewi goňur reňkde (piwo ýaly), uly täreti (hajaty) ak reňkde bolýar. Ganyndaky bilirubiniň mukdary köpelýär (giperbilirubinemiýa), peşewde bilirubin anyklanylýar. Kähalatlarda syrkawlara wirusly gepatit kesgitlemesi goýulýar we nädogry bejergi geçirilýär.

Bagyr ehinokokkozynyň agyr çylşyrymlaşmalarynyň biri hem ehinokokk kistasynyň ýarylmagydyr – perforasiýasydyr. Kistanyň ýarylmagynyň esasy üç sebäbi bolýar:

1. **Birinji sebäbi.** Ehinokokk kistasynyň içindäki skoleksler köpelýärler, ösýärler, köp mukdarda (10 litr) ehinokokk suwuklygyny emele getirýärler. Ehinokokk kistasynyň göwrümi ulalýar (15 sm), daşyndaky gabyk ýukalýar, kistanyň içindäki suwuklygyň basyşy ýokarlanýar we kistanyň diwary ýarylýar. Ehinokokk kistasynyň suwuklygy we skoleksler garyn boşlugyna dökülýär.

2. Kistanyň ýarylmagynyň **ikinji sebäbi** – syrkawyň daşyndan urgy almagy. Eger syrkawyň sag bowrüne güýçli urgy bolsa, bagyrda ýüzleý ýerleşen ehinokokk kistasynyň diwary ýarylýar.

3. Ehinokokk kistasynyň ýarylmagynyň **üçünji sebäbi** – kistanyň içindäki suwuklyk infisirlenýär, kistanyň diwary iriňleýär, jerhetleýär we ýarylýar.

Ehinokokk kistasy garyn boşlugyna ýarylanda, syrkawyň umumy ýagdaýy birden erbetleşýär. Syrkawda **anafilaktik şok** ýüze çykýar (garnynda güýçli agyry, bronhospazm zerarly demgysma, endamyna iteşen örmek, tahikardiýa, gan basyşynyň peselmegi). Barlagda garnynyň önki diwarynyň gatamagy, Şýotkin-Blumbergiň alamatynyň položitel bolmagy. Kesel ultrases barlagynda takyklanylýar, ýagny bagyrdaky ehinokokk kistasynyň konturynyň bolmazlygy, garyn boşlugynda erkin suwuklygyň, kämahal bolsa garyn boşlugynda kiçijik ehinokokk kistajyklarynyň anyklanylmagy syrkawa gaýragoýulmasyz operatiw bejergi geçirmäge esas bolýar.

Ehinokokk kistasy garyn boşlugyna ýarylan ýagdaýynda syrkawyň garyn boşlugyna köpsanly ehinokokk skoleksleri dökülýär, agzalara ýelmeşip (implantasiýa), şol ýerde köpelýärler we ösýärler. Syrkawyň garyn boşlugynda we kiçi çanaklygynda ehinokokkozyň **ýaýran (dissiminirlenen) görnüşi** emele gelýär.

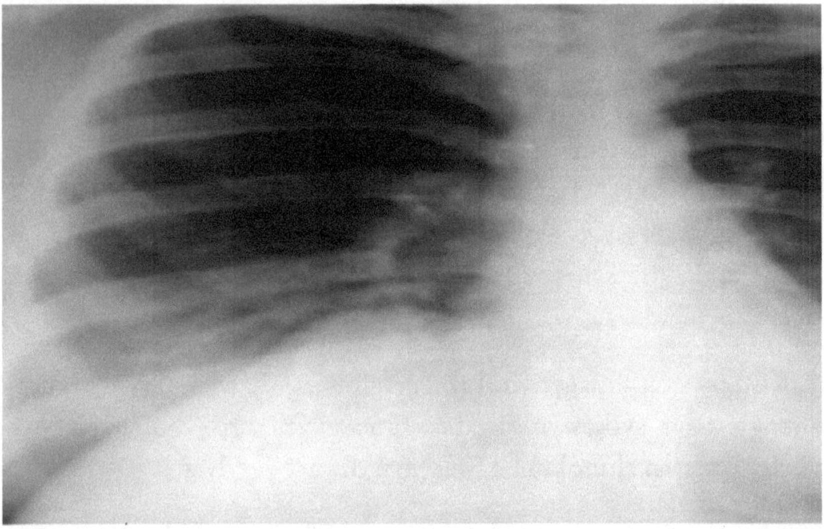

Bagyr ehinokokkozynyň anyklanylyşynda kömekçi barlaglaryň ahmiýeti. Bagryň ehinokokkoz keselini anyklamakda köp usullar (rentgenografiýa, ehografiýa, reňkli doplerografiýa, kompýuter tomografiýasy, ýader-magnit rezonans kompýuter tomografiýasy, laparoskopiýa, immunoferment reaksiýalar – IFA, RNGA) ulanylýar we kesel 96-98% derejede takyklanylýar. Bagyr ehinokokkozyny anyklamakda adaty rentgen barlagynyň ahmiýeti pesdir. Bagyrdaky ehinokokk kistasy rentgen barlagynda görünmeýär, emma 10 santimetrden uly ehinokokk kistasy bagryň S-VIII segmentinde ýerleşen ýagdaýynda döş-kapasa agzalarynyň rentgen barlagynda diafragmanyň sag gümmeziniň ýokaryk galandygy (56-njy surat), diafragmanyň dem almaga gatnaşyş hereketiniň (ekskursiýanyň) peselendigi anyklanylýar.

56-njy surat. Döşüň rentgenogrammasynda diafragmanyň sag gümmeziniň ýokaryk galandygy anyklanylýar

Bagyr ehinokokkozynyň ultrases barlagynyň kömegi bilen anyklanylyşy

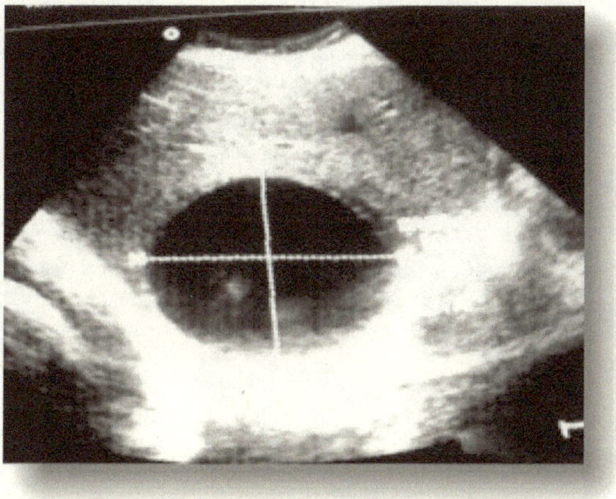

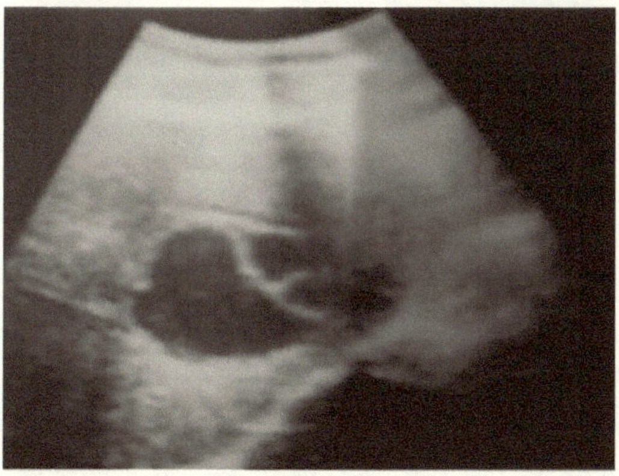

a b

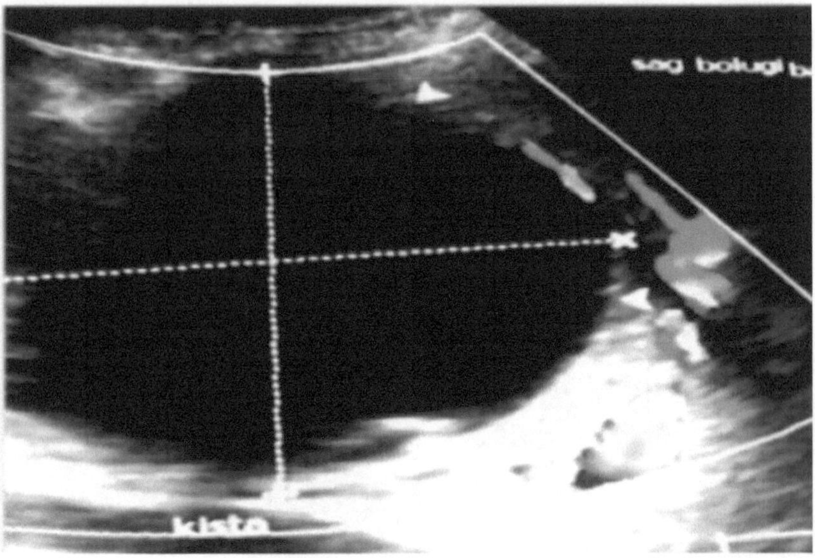

57-nji surat:

a – bagryň gidatid görnüşli (I tip) ehinokokk kistasynyň ehogrammasy;

b – bagyrdaky içi köpöýjükli (II tip) ehinokokk kistasynyň ehogrammasy;

ç – bagyr ehinokokkozynyň reňkli dopplerogrammasy

BAGYRDAKY EHINOKOKK kistasy ultrases barlagynda (ehogrammada) togalak görnüşli, bagyr dokumasy bilen araçägi aýdyň, gyrasy tekiz, içinde bimeňzeş gomogen – dury, gipoehogen – pes dykyzlykly suwuklyk anyklanylýar. Gidatid kistanyň içinde diňe gipoehogen gurluşly suwuklyk bolýar (57-nji (a) surat). Eger kistanyň içinde köpöýjükli, ikilenji, gyzlyk ehinokokk düwmeleri bar bolsa, onda kistanyň içi öýjük-öýjük bolup görünýär (57-nji (b) surat). Kämahal, kistanyň hitin gabygy we bagryň fibroz gabygy bilen aralykda inçe, gipoehogen zolak (yş) görünýär. Bagyr dokumasynyň dykyzlygy ehinokokk suwly kistanyňkydan ýokary. Şonuň üçin bagyr dokumasy çal reňkli, geterogen gurluşly. Kista togalak gara şar görnüşli gurluşda görünýär. Soňky wagtlar keseli anyklamakda **reňkli doplerografiýa** barlagy ulanylyp başlandy. Reňkli doplerogrammada kistanyň töweregindäki bagyr dokumasynda ýerleşen gan damarlary gyzyl, gök reňklerde aýdyň görünýärler. Barlagda kista diwaryna golaý ýerleşen gan damarlary takyklanylýar (57-nji (ç) surat). Reňkli doplerografiýa barlagynyň netijesi ehinokokkektomiýa operasiýasynda peýdaly, ýagny hirurg operasiýadan öň kista diwaryna golaý ýerleşen damarlaryň nirede ýerleşendigini bilýär we operasiýa wagty gan damarlaryna zeper ýetirmeýär. Operasiýa wagty bagyrdan güýçli ganakmanyň öňüni alýar. Bu bolsa operasiýanyň zeperiniň azalmagyna ýardam edýär.

Bagyr ehinokokokkozynyň kompýuter tomografiýa barlagynyň kömegi bilen anyklanylyşy

Kompýuter tomografiýa barlagynyň kömegi bilen bagyrda näçe ehinokokk kistalarynyň bardygy, olaryň daşky görnüşi, içki gurluşlary anyklanylýar. Olaryň bagryň haýsy tarapynda (öň ýa-da yz tarapynda), ýüzleý ýa-da çuň (intraparenhimatoz) ýerleşendigi, ultrases barlagyndan hem has dogry anyklanylýar, sebäbi, eger iki ýa-da üç ehinokokk kistalary biri-birine has ýakyn ýerleşen ýagdaýynda olaryň ňäçe kistadygyny anyklamak kyn bolýar. Kompýuter tomografiýa barlagynda biri-birine ýakyn ýerleşen kistalar hem dogry anyklanylýar. Eger birinji ehinokokk kistasy ikinji kistanyň yzynda ýerleşen bolsa, onda syrkawa sagittal we frontal rekonstruktiw barlag amala aşyrylýar hem-de kistalaryň nähili ýerleşendigi gowy takyklanylýar, ýagny kistalaryň yzly-yzyna ýerleşendigi anyklanylýar. Kämahal, ultrases barlagynda bagyrda iki kista bar ýaly bolup görünýär, emma syrkawa sagittal we frontal rekonstruktiw barlag amala aşyrylanda bagyrda üçünji kistanyň bardygy takyklanylýar. Barlagyň bu görnüşiniň kliniki ähmiýeti bardyr, ýagny operasiýa wagtynda bagyrdaky kistalaryň barysynyň tapylmagyna, operatiw usulda aýrylmagyna, bagyrda tapylman we aýrylman galan ehinokokk kistasynyň (rezidual) bolmazlygynyň öňüni almaga kömek edýär. Şeýlelikde, operasiýanyň netijesi gowulaşýar.

Kompýuter tomografiýa barlagynyň kömegi bilen kistalaryň içki gurluşy has aýdyň takyklanylýar. Ehinokokk kistalarynyň iki görnüşi KT barlagynda has takyk görünýär.

Bagyrdaky ehinokokk kistasynyň **birinji (I tip)** görnüşine **ehinokokkyň gidatid kistasy** diýilýar. Kista togalak görnüşinde, bagyr dokumasyndan araçägi aýdyň, içinde dury, birmeňzeş – gomogen, pes dykyzlykly- gipodensiw (0-5 H.) suwuklyk bolýar (58-nji (a) surat). Bagyr dokumasy giperdensiw gurluşly. Ehinokokk bagyrdaky ehinokokk kistasynyň içinde köpöýjükli, ikilenji, gyzlyk ehinokokk suwly düwmeleri bar bolsa, onda kistanyň içi köpöýjükli bolup görünýär. Kistanyň suwly bölegi gara reňkli (gipotenziw) tegmil görnüşinde, daşky umumy gabyk we kistajyklaryň daşky gabygy çal (gipertenziw) reňkde bolýar (58-nji (b) surat).

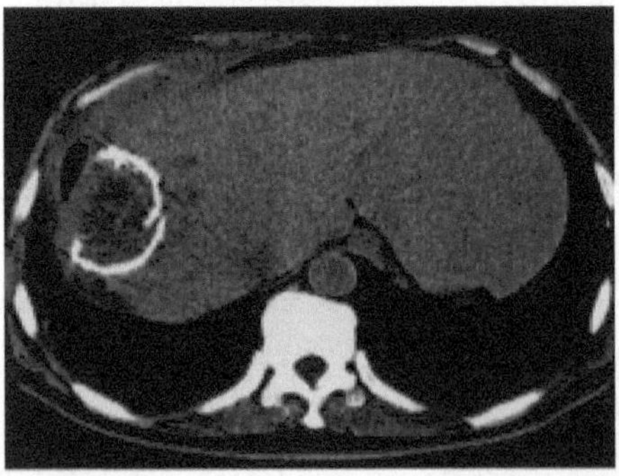

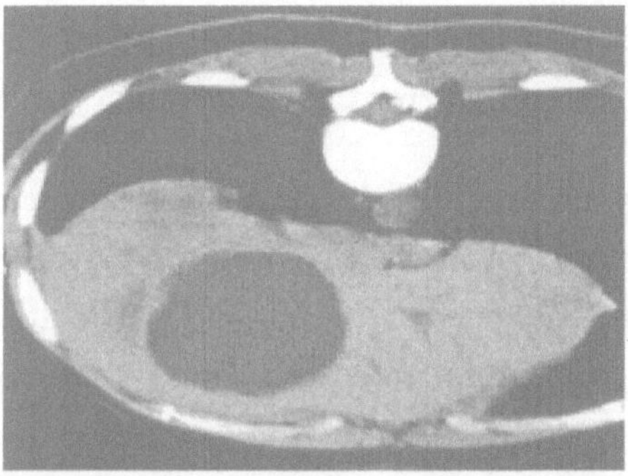

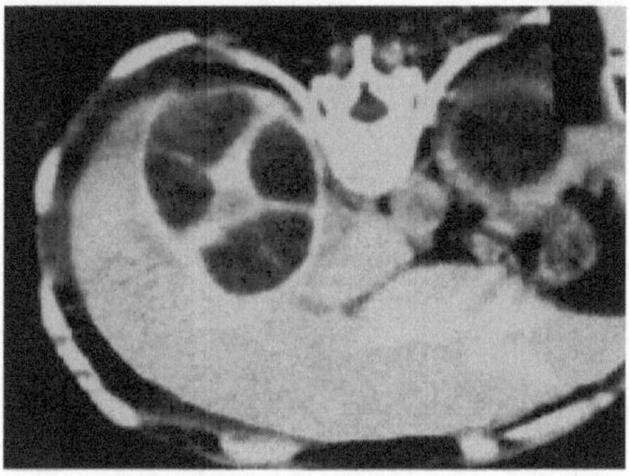

Eger bagyrdaky ehinokokk kistasynyň gabyklary heklenen bolsa, onda, KT barlagynda kistanyň heklenen gabygy tegelek, inçe baldakly ýüzük görnüşli bolýar (58-nji (ç) surat).

a 58-nji surat:

a – bagryň gidatid görnüsli (I tip) ehinokokk kistasynyň kompýuter tomogrammasy; b – bagryň içi köpöýjükli (II tip) ehinokokk kistasynyň kompýuter tomogrammasy; ç – bagryň ehinokokk kistasynyň daşky gabygynyň heklenen görnüşiniň kompýuter tomogrammasy

Bagyr ehinokokkozyny anyklamakda ganyň seljeriş derňewleriniň (immunologiýa we immunoferment barlaglarynyň) kliniki ähmiýeti

Bagyr ehinikokkozly syrkawlaryň ganynda ehinokokk gurçugynyň antigenine garşy, ýörite antitelolar toplanýar. Immunologik barlaglaryň kömegi bilen syrkawyňganyndaky ýörite antitelolar anyklanylýar. Immunologik barlaglaryň durmuşda ulanylýanlary:

1. **Lateks** bilen gemagglýutinasiýa reaksiýalaryny geçirmek usuly (**RNGA we RLA** reaksiýalary). Bagyr ehinokokkozly syrkawlaryň ganynda RNGA we RLA reaksiýalarynyň titri 1:600-e deň bolsa, ehinokokkoz keseline mahsus hasaplanylýar.
2. **Ganyň immun-ferment (IFA) derňewinde 1:100-e bolan gatnaşygynda "antigen-antitelo" toplumy anyklanylsa,** ehinokokkoz keseline mahsus hasaplanylýar.

Şeýlelik bilen, ganyň umumy, biohimiki we immunologiýa barlaglarynyň netijeleri bagyr ehinokokkozyny anyklamakda peýdalydyr.

Bagyr ehinokokkozynyň çalymdaş kesellerden aýyl-saýyl edilişi

(differensial anyklanylyş)

Bagyr ehinokokkozyny oňa çalymdaş kesellerden: bagryň parazitar däl kistasyndan, bakterial we amýoba (amebiaz) abssesinden, gemangiomadan, bagryň howply çişinden we bagyrdaky ehinokokkektomiýadan soň emele gelen fibroz boşlukdan aýyl-saýyl etmeli. Kesel ojagynyň gemangiomadygyny ýa-da howply çiş dokumadygyny anyklamak üçin syrkawyň wenasyna 40 ml werografin rentgen kontrast ergini goýberilýär we bagra KT barlagy gaýtadan ýerine ýetirilýär. Kontrast ergin gemangiomadaky ýa-da howply çişdäki gan damarlaryna düşýär, olary kontrastirleýär we KT barlagynda emele gelme dokumasy bagyr dokumasyndan has aýdyň görünýär. Bagyr ehinokokkozynda bu emel otrisatel bolýar.Bagyr ehinokokkozyny gemangiomadan we howply çiş keselinden aýyl-saýyl etmek üçin reňkli doplerogramma barlagy hem peýdaly. Bagryň ehinokokk suwly kistasynda, doplerogrammada, gan damarlary we gan aýlanyşygy bolmaýar. Gemangioma ýa-da howply çiş dokumasyndaky gan damarlary reňkli doplerogramma barlagynda aýdyň görünýärler. Bu alamat keseli takyklamakda peýdaly.

Bagyr ehinokokkozynyň bejerilişi

Bagyr ehinokokkozy, esasan, operatiw usulda bejerilýär. Operasiýanyň adyna **ehinokokkektomiýa** diýilýär. Ehinokokkektomiýa operasiýasy çylşyrymly operasiýadyr. Şonuň üçin syrkawy ehinokokkektomiýa operasiýasyna göwnejaý taýýarlamaly. Syrkawyň dem alyş, ýürek-damar, iýmit siňdiriş, böwrek-peşew bölüp çykaryş ulgamlaryny, kiçi çanaklykdaky agzalaryny we kelleçanaklygy rentgen, USB we KT barlaglarynyň kömegi bilen barlamaly, sebäbi, bu agzalarda hem ehinokokk kistasynyň bolmagy ähtimal.

Syrkawy operatiw bejergä taýýarlamak üçin umumy bejergi (gan, plazma guýmak), ýürege ýardam beriji (riboksin, asparkam), bagra ýardam beriji (essensiale), içegeleriň işjeňligini kadalaşdyryjy (bisakodil, dýufalak, arassalaýjy klizmalar), syrkawyň immunitetini ýokarlandyryjy (T-aktiwin, gammaglobulin), desensibilizirleýji (suprastin) dermanlary ulanmaly.

Bagyr ehinokokkektomiýa operasiýasynyň jaýdar kesimini saýlap almak wajyp meseleleriň biri bolup durýar.

Eger bagyrdaky ehinokokk kistasy bagryň çep boleginde ýa-da S–IV-V-VI segmentlerinde ýerleşen bolsa, ýokary orta aralyk laparotomiýa kesimi operasiýany amala aşyrmak üçin amatly gerim bolýar.

Eger bagyrdaky ehinokokk kistasy bagryň sag boleginde, S–VII-VIII segmentleriniň yzky-diafragmal tarapynda ýerleşen bolsa,

Fýodorowyň gytak kesimi operasiýany amala aşyrmak üçin amatly gerim bolýar.

Eger bagyrdaky ehinokokk kistasy bagryň sag böleginde S–VIII segmentiniň diafragmal tarapynda ýerleşip, diafragmanyň sag gümmezini ýokaryk galdyryp duran bolsa, syrkawa torakofrenolaparotomiýa kesimi operasiýany amala aşyrmak üçin amatly gerim bolýar.

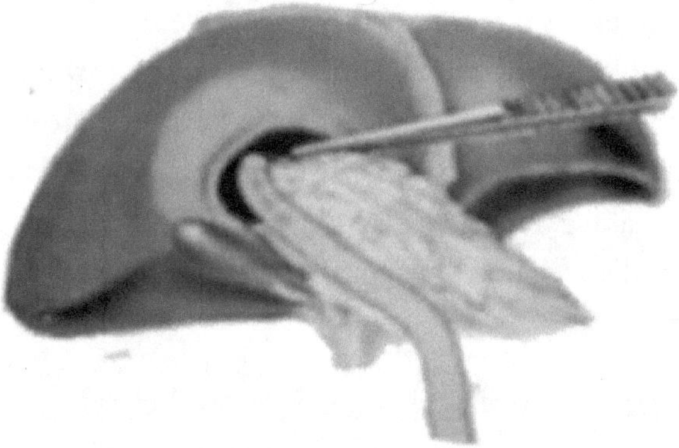

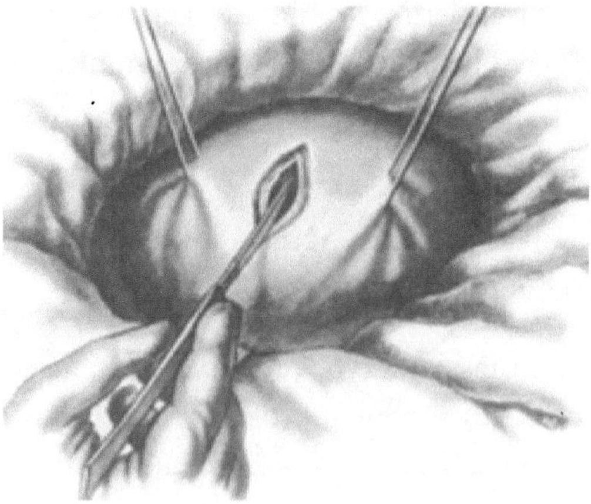

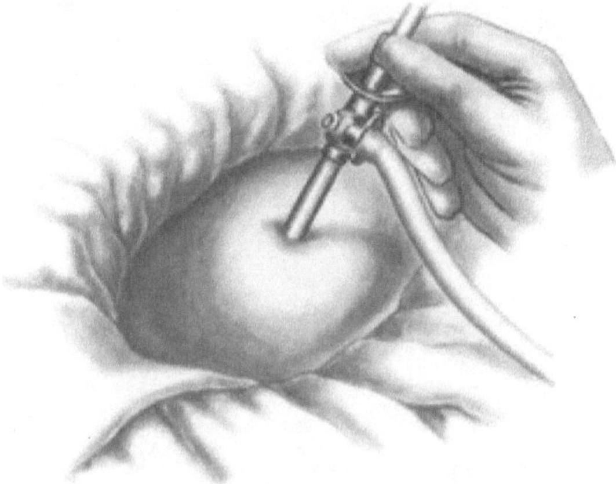

Bagyr ehinokokkektomiýa operasiýasy amala aşyrylanda ehinokokk kistasy uly tamponlaryň kömegi bilen bagyrdan we garyn boşlugyndan agyllandyrylyp çäklendirilýär. Kistanyň içi iňňäniň kömegi bilen punksiýa edilýär we kistanyň içindäki ehinokokk suwuklygy sordurylyp aýrylýar (59-njy (a) surat) we 10,0 ml 1%-li dioksidin ergini goýberilip 3 minutdan soň sordurylýar.

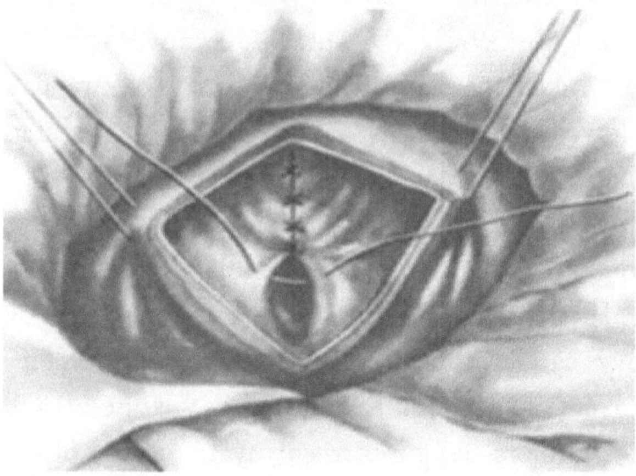

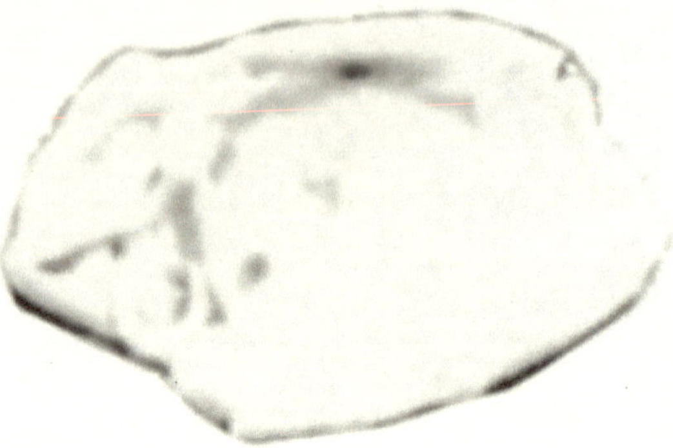

a ç d 59-njy surat:

a – hinokokk kistasynyň punksiýasy we suwuklygyň sordurylyp aýrylyşy; b – ehinokokk kistasynyň fibroz gabygynyň kesilişi; ç – ehinokokk kistasynyň aýrylan hitin gabygy; d – bagyrdaky fibroz galyndyly boşlugyň içiniň uly içýag bölegi bilen tamponirlenişi we drenaž-akdyryjy turba bilen

daşyna drenirlenilişi; e – bagyrdaky fibroz boşlugynyň tikilişi (kapitonaz)

Soňra ehinokokk kistasynyň fibroz gabygy kesilýär – ehinokokkektomiýa edilýär (59-njy (b) surat). Kistanyň içindäki hitin gabygy Lýueriň gysgyjy bilen ýa-da köpsanly ownujak ehinokokk suwly düwmejikler demir çemçäniň kömegi bilen aýrylýar (59-njy (ç) surat). Kistadan hitin gabygy aýrylandan soň bagyrda fibroz galyndyly boşluk emele gelýär. Boşlugyň içinde ehinokokk suwuklygynyň galyndysy (10-15 ml) we köpsanly ehinokokk onkosferalary bolýar. Şonuň üçin fibroz boşlugynda antiparazitar arassalaýyş çärelerini geçirip, boşlukdaky onkosferalary doly öldürmeli. Şu niýet bilen boşluk diwarynyň iç ýüzüne 70%-li spirt, 10%-li NaCl ergini ýa-da gliserin çalynýar. Soňky fibroz gabygynyň içine lazer, ultrases şöhleleri tutulýar. Şöhleleriň täsiri astynda boşlukdaky onkosferalar ölýärler we keseliň gaýtalanmagynyň öňi alynýar. Soňra bagyrdaky galyndy boşluk Delbeniň usulynda (kapitonaz) tikilýär we doly ýok edilýär (59-njy (d) surat).

Eger galyndyly boşluk bagyr maňzynyň ortasynda, özi-de uly möçberli bolsa, galyndyly boşlugyň içi Askerhanowyň usuly boýunça içýag bölegi bilen doldurylýar, tamponirlenilýär, goşmaça drenaž bilen drenirlenilýär (turba sokulýar) we töwerekleýin tikilýär (59-njy (e) surat).

"Ideal" ehinokokkektomiýa usulynda ehinokokk kistasy daşky gabyklarynyň bütewi görnüşinde aýrylýar. Usul örän seýrek amala aşyrylýar.

Perisistektomiýa – ehinokokk kistasyndan hitin gabygy aýrylandan soň, bagyr dokumasyndan emele gelen fibroz gabygyny kesip aýyrmak. Usul näsaglaryň 15%-inde amala aşyrylýar.

Bagryň **segmentektomiýasynda** bagryň bir segmenti (S-VI) ehinokokk kistasy bilen bilelikde kesilip aýrylýar.

Bagryň **gemigepatektomiýasynda** - bagryň bir bölegi (çep) ehinokokk kistasy bilen bilelikde kesilip aýrylýar. Bu operasiýa **radikal operasiýa** diýilýär.

Soňky wagtlarda taze ýokary çylşyrymly tehnologiýanyň ösmegi bilen bagyr ehinokokkektomiýa operasiýasynyň çylşyrymly görnüşleri amala aşyrylýar.

Endowideolaparoskopik bagyr ehinokokkektomiýa operasiýasy çylşyrymly endoskopiýa enjamlarynyň kömegi bilen syrkawa uly kesim etmezden ýerine ýetirilýär.

Ultrases guralynyň gözegçiliginde **bagyr ehinokokk kistasyny daşyndan (deriden) deşip bejermek (PAIR) usuly** hem ulanylýar. (**P**-punksiýa; kista daşyndan iňňe bilen deşilýär; **A**-aspirasiýa; ehinokokk suwuklygy sordurylyp aýrylýar; **I**-instilýatio; kistanyň içine 95%-li spirt (germisid serişdesi) goýberilýär we 10-15 minutlap saklanylýar; **R**-reabsorbsiýa; kistanyň içine goýberilen spirt sordurylyp aýrylýar). Usul uly bolmadyk (5-10 sm) gidatid kistanyň agyrlaşmadyk görnüşinde ulanylýar.

PEVAC usulynda bagyrdaky ehinokok kistasy ultrases guralynyň gözegçiliginde daşyndan (deriden) deşilýär we kistanyň içine inçejik drenaž turbasy goýulýar. Kista daşyna drenirlenilýär we kistadaky suwuklyk daşyna çykýar. Ehinokokk kistasynyň hitin gabygy kistada galýar. Kistanyň içi wagtal-wagtal 95%-li etil spirti bilen ýuwulýar.

Operasiýadan soňky döwürde kesel gaýtalanmaz ýaly syrkawa **mebendazol** dermany bilen 3 tapgyr derman serişdeli bejergi geçirilýär. Syrkaw her 3 aýdan ultrases barlagyndan geçmeli.

Soňky döwürde ýokary tehnologiýaly gurallaryň işe girizilmegi lukmançylyk amalyýetinde uly özgerişliklere getirdi.

Bagryň ehinokokkoz keselini anyklamakda ýokary takykly, innowasion usullaryň: ehografiýa, kompýuter tomografiýasy, ýader-magnit rezonans kompýuter tomografiýasy, laparoskopiýa, immunoferment reaksiýalarynyň – IFA-nyň, RGA-nyň, RNGA-nyň kömegi bilen bagyr ehinokokkozynyň anyklanylyşynyň 95-97%-e çenli ýokarlanandygy barada maglumatlar bar.

Bagyr ehinokokkozyny bejermekde hem ýokary tehnologiýaly usullaryň: lazerli, plazma tehnologiýaly gurallaryň, ultrases gurallarynyň, wideolaparoskopik ehinokokkektomiýanyň, minilaparotomik ehinokokkektomiýanyň, kriohirurgiýa bejeriş usullarynyň, ehinokokk kistasyny ultrases guralynyň gözegçiliginde daşyndan deşip-punksiýa usulynda bejermegiň - PAIR usulynyň, operasiýa döwri lukmançylyk ýelimleriniň MK-7, "Suncon" görnüşleriniň ulanylmagynyň keseliň hirurgiki bejerilişiniň netijeliligini ep-esli gowulandyrandygy barada edebiýat çeşmelerinde aýdylýar, emma muňa garamazdan, bagyr ehinokokkozynyň anyklanylyşy, çalymdaş kesellerden tapawutlandyrylyşy we operatiw bejergisiniň netijesi kanagatlanarly däl. Ehinokokk kistasynyň bagryň dürli böleginde, segmentinde, çuňlugynda, taraplarynda, gyralarynda ýerleşmegi, kistanyň sanynyň, möçberiniň dürli-dürli bolmagy, kistadaky suwuklykda we gyzlyk öýjüklerinde dürli patomorfologik üýtgeşmeleriň, çylşyrymlaşmalaryň ýüze çykmagy keseliň geçişinde, anyklanylyşynda we operatiw bejerilişinde aýratynlyklaryň döremegine sebäp bolýar. Şu sebäplere görä, belli bir derejede keseliň anyklanylyşynda, operatiw bejerilişinde ýalňyşlyklar goýberilýär we bejerginiň netijesi peselýär.

Häzirki döwürde bagryň parazitar däl kistalarynda laparoskopiki usullary ulanmakda ýeterlik tejribe toplanylandyr, ýöne bagryň ehinokokk kistalarynyň bejerilişinde laparoskopiki operasiýalaryň geçirilişi baradaky maglumatlar örän seýrek. Kliniki tejeribeleriň görkezmegine görä, köp ýagdaýlarda torakotom we laparotom kesimleriň şikes ýetirmek derejesi boýunça ehinokokkoz bilen kesellän agzada geçirilýän operasiýadan has artykmaçlyk edýär.

Hirurgiýa amalyýetinde az şikesli laparoskopiki usullaryň girizilmegi häzirki wagtda bagyr ehinokokkozynyň hirurgiki bejerilişiniň netijeliligini gowulandyrmakda we kämilleşdirmekde örän wajyp bolup durýar (60-njy surat).

Bagryň laparoskopiki ehinokokkektomiýasyna bolan görkezmeler:

1.Ehinokokk kistasynyň ölçeginiň 5-10 sm-e çenli bolmagy.

2.Ehinokokk kistasynyň ýerleşýän ýeriniň bagryň III-IV-, kähalatda II,VI segmentlerinde bolmagy.

3. Ehinokokk kistasynyň çylşyrymlaşmadyk bolmagy;

4. Ehinokokk kistasynyň içinde gyzlyk kistajyklaryň bolmazlygy;

5. USB boýunça 1-nji we 2-nji görnüşli kistalar.

Ehinokokkoz keseli aýal maşgalalarda we işe ukyply adamlarda (20-50 ýaş) has ýygy gabat gelýär. Şonuň üçin bu näsaglarda laparoskopiki ehinokokkektomiýa operasiýasyny geçirmegiň aýratyn ähmiýeti bar. Hemme näsaglara operasiýa endotraheal narkozyň kömegi bilen geçirilýär. Göbekden ýokarda garnyň ak çyzygynyň ugrunda uzynlygy 2,5 sm kesim geçirilýär. Troakar goýlup, garyn boşlugyna göwrümi 13 mm sim.süt. howa goýberilip, karboksipnewmoperitoneum döredilýär. Laparoskopyň gözegçiliginde garyn boşlugynyň barlagy geçirilip, beýleki 3 troakarlar çak edilýän nokatlardan garyn boşlugyna salynýar (60-njy (a) surat). Fibroz gabygy tapylyp, gapjalyp saklanyp we kistanyň punksiýasy geçirilip ehinokokk suwuklygy sordurylyp aýrylýar, soňra kistanyň içine 20 ml 20%-li natriý hloridiniň ergini goýberilýär, 3-5 minutdan soň boşadylýar. Punksion deşik giňeldilip kistanyň içi doly arassalanylýar (60-njy (b) surat). Hitin gabygy endobaga salnyp, wagtlaýyn garyn boşlygynda galdyrylýar. Fibroz kapsulanyň bagyrdan daşyna artýan bölegi elektrokoagulýatoryň kömegi bilen kesilip aýrylýar (perisistektomiýa) we endobaga salynýar (60-njy (ç) surat). Soňra kista boşlugy derňew edilýär: gemostaz we holestaz barlanylyp, boşluk spirt we ýod bilen arassalanylýar. Sistobiliar fistulanyň ýoklugy anyklanylandan soň, galyndy boşluga akdyryjy goýlup, sag böwründen kontrapertura deşiginden çykarylyp derä berkidilýär. Galyndy boşluga uly içýagyň bölegi Askerhanowyň usulynda salnyp doldurylýar ýa-da kapitonaj inwaginasiýa usulynda edilýär. Paraumbilikal ýaradan endobak garyn boşlugyndan çykarylýar. Garnyň ýaralary tikilýär we aseptiki daňy goýulýar.

Operasiýadan soňky döwür kadaly geçip, gaýraüzülmeler bolmaýar. Bu usulda operasiýa geçirilen näsaglaryň hemmesi 4-5-nji günlerinde kanagatlanarly ýagdaýda öýüne goýberilýär. Parazitologyň gözegçiliginde albendazol bilen himioterapiýa geçirmek maslahat berilýär. Operasiýadan soňky döwürde albendazol bilen himioterapiýa geçirmek we gepatoprotektorlary ulanmak ehinokokkoz keseliniň gaýtalanmagynyň öňüni alýar. Netijede, az şikesli gatyşmalar uly şikes ýetirilýän kesimleri ulanmazdan şu operasiýalary geçirmäge mümkinçilik berýär. Operasiýanyň dowamlylygy we operasiýa wagty gan ýitirmegiň möçberi azalýar. Operasiýadan soňky döwürde agyry sindromynyň we harçlanylýan derman serişdeleriniň möçberi azalýar, reabilitasiýa döwri gysgalýar we örän gowy kosmetiki netije gazanylýar.

Ehinokokkozyň hirurgiki bejerilişinde laparoskopiki ehinokokkektomiýa usulynda galyndy boşlugy uly içyagyň iýmitlenýän aýajygynda tamponada geçirmek iň amatly usul hasaplanylýar.

Ehinokokkoz özbaşdak kesel hökmünde adamzada birnäçe ýyldan bäri belli, ýöne keseliň sebäbi bolan Echinococcus granulosus, onuň ýoly, adamy we haýwanlary zäherleýşi diňe XIX asyrda açyldy. Ony bejermek ýöne kistany deriniň üsti bilen deşip akdyrmak usuly bilen başlap, endowideohirurgiýa tehnologiýalaryny ulanmak bilen ony doly aýyrmak usuly bilen dowam etdirilýär. Ehinokokkozda operatiw bejergiler radikal (kistany ýanyndaky dokumalary bilen aýyrmak, bagryň anatomiki we atipiki rezeksiýasy, fibroz kapsulany kesmek, agzany (dalagy, gyzylödegi, bagry) aýyrmak we konserwatiw (kistany açmak, hitin gatlagyny aýyrmak, galyndy boşlugy aýyrmak, kapitonaž, omentoplastika, daşky drenirleýiş we ş.m.).

Şeýlelik bilen, bagryň ehinokokkozynyň laparoskopiki bejergisi beýleki bejeriş usullarynyň netijeleri bilen deňeşdirilende: bagryň köp ehinokokk kistalary laparoskopiki ýok edilip bilner; kistanyň bagryň we magistral derwezäniň ýanynda ýerleşmegi, kistanyň bagryň içinde ýerleşmegi we onuň laparoskopiýada wizual tassyklanylmagy konwersiýa üçin görkezmedir; garyn boşlugynyň ýokarky gatyndaky öňki amallar laparoskopiki operasiýany geçirmäge mümkinçilik bermeýän köpsanly ýelmeşmeleriň döremegine getirýär.

Bagyr hirurgiýasynyň häzirki ösüş döwründe hirurgiki bejerginiň her bir görnüşine bolan görkezmeleri we garşy görkezmeleri, ölümçiligi, operasiýadan soňky gaýraüzülmeleriniň ýygylygyny we keseliň gaýtalanmagyny peseltmek maksady bilen olary utgaşdyryp ulanyp bolar.

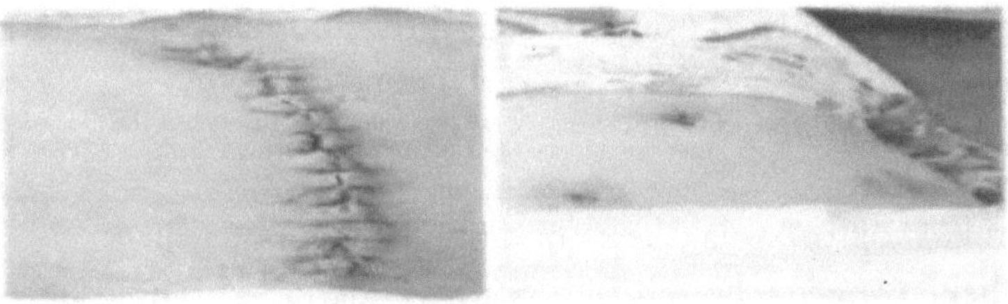

A B

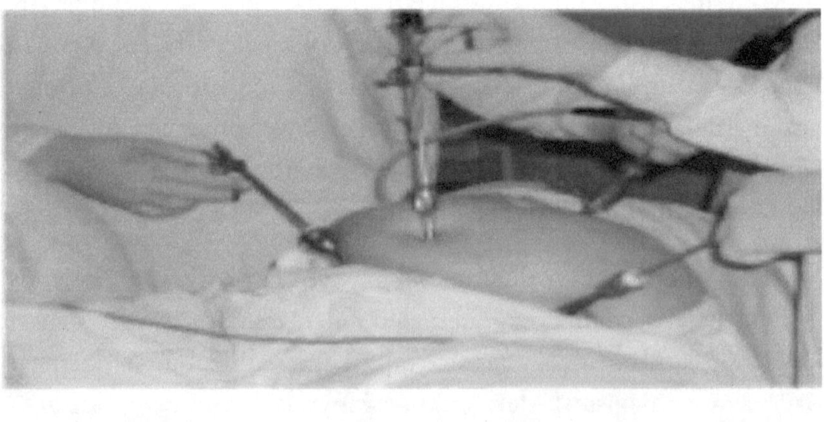

60-njy surat: a – garnyň öňki diwarynyň adaty ehinokokkektomiýadan soňky tikinleri; b – laparoskopiki ehinokokkektomiýadan soňky tikinler

a

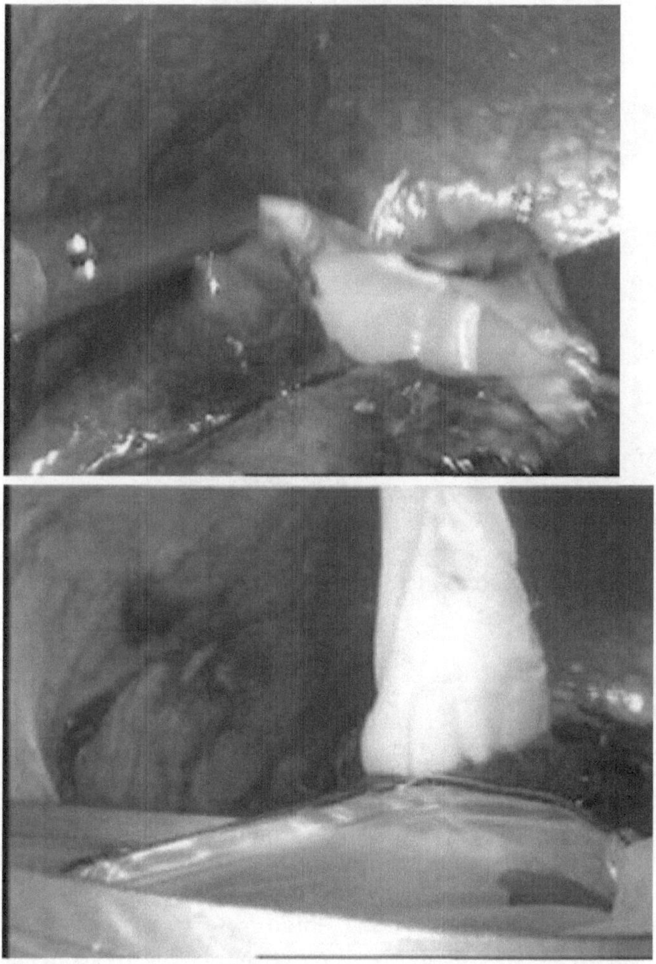

B Ç

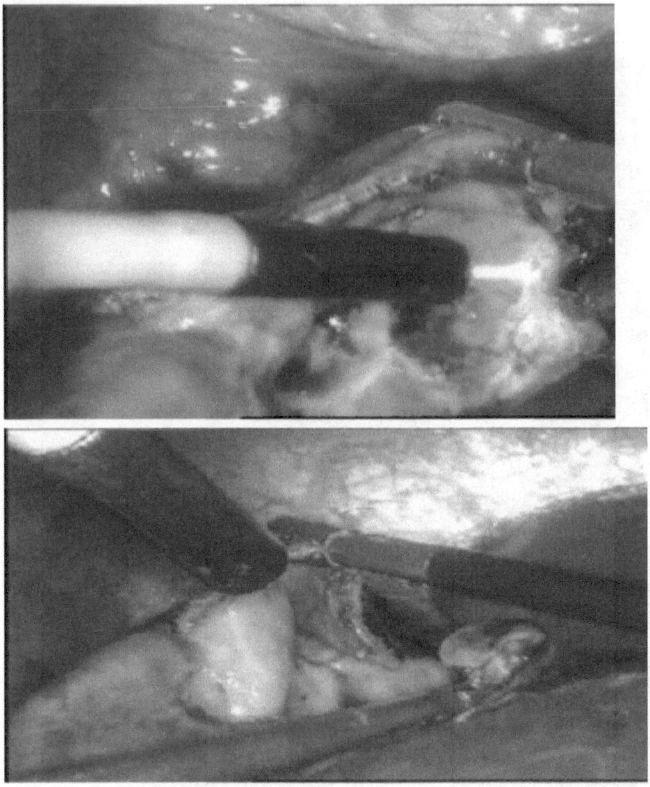

d e

61-nji surat. Laparoskopiki bagyr ehinokokkektomiýasynyň tapgyrlary:

a – garnyň öňki diwarynda laparoskopiki gurallaryň goýluşy; b – kista boşadylandan soň fibroz gabygyny kesmek; ç – hitin gabygyny aýyrmak; d – galyndy boşlugynyň barlagy we koagulýasiýasy; e – galyndy boşlugyny germesid ergini bilen zyýansyzlandyryp tikmek (inwaginasiýa)

XI BAP

ÖÝKENIŇ WE PLEWRANYŇ TORAKOSKOPIKI HIRURGIÝASY

Öýkeniň we plewranyň hirurgiki bejergisi häzirki wagtda uly özgerişlere ýetdi. Öýkeniň we plewranyň iriňli gaýnaglamasynyň, öýken inçekeseliniň, öýkeniň howply çişiniň, gursagaranyň çişleriniň we kistalarynyň, döş diwarynyň we diafragmanyň kesellerininiň hirurgiki bejergisi XX asyrda doly öwrenildi, özleşdirildi, traheýanyň we bronhlaryň dikeldiji we rekonstruktiw operasiýalary işlenilip düzüldi.

Döş boşlugynyň agzalary anatomiki we fiziologiki işjeňligi boýunça biri-biri bilen arabaglanyşyklydyr. Şonuň üçin öýkeniň, ýüregiň we gyzylödegiň hirurgiki bejergisiniň esasy meseleleri, ýagny anyklaýyş, infeksiýa bilen göreşmek hem-de gaýraüzülmeleriň öňüni almak meseleleri bilelikde öwrenildi. Anyklaýşyň we operasiýanyň usullaryny, näsaglaryň operasiýadan öňki hem-de soňky döwürlerde aýratynlyklaryny göz öňünde tutup maksadalaýyk bejeriş çärelerini geçirmek üçin aýry-aýry hirurgiki şahamçalaryň döremegine getirdi. Olar: kardiohirurgiýa, öýkeniň hem-de plewranyň hirurgiýasy, gyzylödegiň hirurgiýasy, ýüregiň we öýkeniň transplantasiýasy.

Lukmançylyk ylmy-tehniki ösüşinde öýkeniň, plewranyň, gursagaranyň hirurgiki operasiýalarynyň kämilleşdirilmegi az inwaziw torokoskopiki hirurgiýanyň döremegine getirdi. Wideotorakoskopiki operasiýalar 1980-nji ýyldan ýerine ýetirilip başlandy. M.Makyň (1993 ý.) pikirine görä, döş kapasasynyň içki agzalarynyň operasiýalarynyň 70%-ine çenlisine wideotorakoskopiýa usuly bilen geçirip boljakdygyny aýdýar.

Wideoendohirurgiýa usuly. Torakoskopiki operasiýalar adaty döşiçki operasiýalar bilen deňeşdirilende, şu aşakdaky gowy artykmaçlyklara eýedir:

1. Operasion şikes peselýär.
2. Operasiýanyň wagty gysgalýar.
3. Hirurgiki ganakma azalýar.
4. Hirurgiki ýalňyşlygyň töwekgelçiligi peselýär.
5. Ýerine ýetirilýän operasiýalaryň hili artýar.
6. Mikrohirurgiki operasiýalary ýerine ýetirip bolýar.
7. Ykdysady görkezijiler gowulanýar.

Anyklaýyş we bejeriş torakoskopiýasyna görkezmeler

Anyklaýyş torakoskopiýasy şu kesellerde edilýär: näbelli etiologiýaly ekssudatiw plewrit, öýkeniň disseminirlenen keselleri, öýkeniň howply döremeleriniň derejesini kesgitlemek, mediastenal limfadenopatiýalar, gursagaranyň howply täze döremeleri, perikarditiň tebigatynyň agyrlaşmagy.

Operatiw torakoskopiýa degişli keseller

1. **Öýkeniň we plewranyň keselleri:** öýkeniň bulýoz emfizemasynyň gaýraüzülmesi hökmünde spontan pnewmotoroks (62-nji surat), plewranyň empiýemasy, bronhoektaz keseli, dowamly abssesler, öýkeniň ehinokokkozy, öýkeniň mahsus däl dowamly keselleri, öýkeniň emfizemasy, öýkeniň kistalary, inçekesel, döş kapasasynyň şikesleri we ýaralanmalary, öýkeniň periferiki howply çişi T_{1-2} No, öýkeniň periferiki howply däl çiş keselleri, öýkeniň solitar metastazlary, süýt mäziniň howply çişi, parasternal limfadenoektomiýanyň geçirilmegi.
2. **Gursagaranyň keselleri:** Gyzylödegiň howpsuz keselleri, ezofagoektomiýa, Gelleriň operasiýasy, gursagaranyň

howply däl çiş keselleri we kistalary, döş aňyrsy zob, dürli etiologiýaly spondilitler.

3. **Ýüregiň we perikardyň keselleri:** Açyk arterial akymy, ritm ýöredijileriň elektrodlarynyň implantirlenmegi, aortakoronar şuntirleme, perikardyň selomiki kistalarynyň aýrylmagy.
4. **Wegetatiw nerw ulgamynda operasiýalar:** simpatiki nerw ulgamynda operasiýa-simpatektomiýa, gipergidroz, Reýnonyň keseli we ş.m.

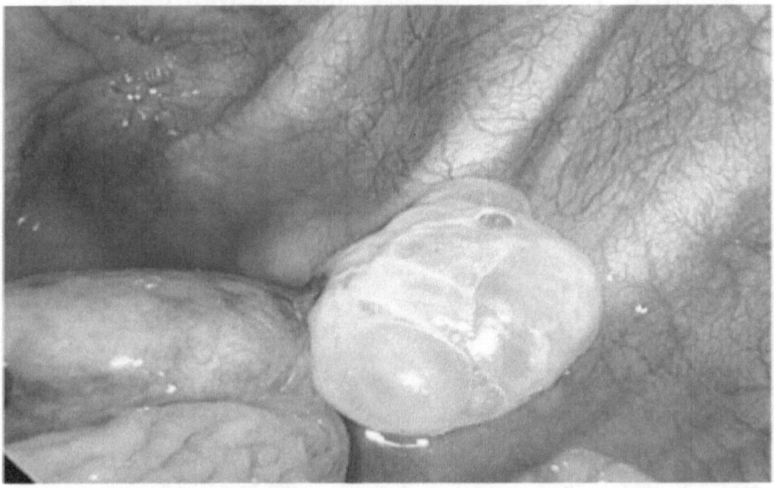

62-nji surat. Bulýoz emfizemasynyň wideotorakoskopiki bejerilişi

Näsaglary barlamagyň usullary

Öýkenlerinde, plewrasynda we gursagarasynda keselleri bolan näsaglar hassahananyň torakal bölümine ýerleşdirilýär. Keseli kesgitlemek üçin näsagyň kliniki, barlaghana we gurallaýyn barlaglaryny geçirmeli. Kliniki barlag näsaga sorag etmekden başlanýar. Öýkeniň, plewranyň keselleri bolan näsagyň esasy arzlary: döş kapasasyndaky agyry, gakylykly ýa-da gakylyksyz üsgülewük, rahat wagtynda ýa-da fiziki agram salynmagynda ýüze çykýan demgysma, gyzgynynyň ýokarlanmagy, aşa derlemek, agyzdan ysyň gelmegi, gowşaklyk. Keseline baglylykda arzlary dürli görnüşde utgaşyp gelip biler. Näsagyň kesel we ömür taryhyny anyklanylýar. Näsagyň zyýanly endiklerine we ýany bilen geçýän kesellerine aýratyn üns bermeli. Näsagyň obýektiw ýagdaýyna baha bermek üçin agzalaryň we ulgamlaryň jikme-jik kliniki barlagy amala aşyrylýar. Dem alyş ulgamynyň ýagdaýyna baha bermek üçin dem alşyň ýygylygyna we häsiýetine, burnuň dem alşa gatnaşmagyna, burun-dodak gasynlaryna, deriniň hem-de nemli bardalaryň reňkine we üýtgemelerine, şeýle hem näsagyň oturyşyna hem-de ýagdaýyna üns berilýär. Döş kapasasy barlanylanda onuň görnüşine we konstitusional gurluşyna baha berlip, onuň bölekleriniň dem alyş hadysasyna simmetrik ýa-da asimmetrik gatnaşmagyna, gapyrga aralyklarynyň pökgerip durmalaryna, operasiýalardan ýa-da şikeslerden soňky berçlere seredilýär. Palpasiýada deriniň çeýeligi we çyglylygy, derasty emfizema anyklanylýar, myşsalaryň agyrylylygy kesgitlenilýär. Ses titremesi palpasiýada "r-r" harpy aýtdyrylyp barlanylýar. Ses titremesi öýken dokumasy gatan ýagdaýynda ýokarlanýar, plewral boşlukda suwuklyk ýa-da howa bolan ýagdaýynda peselýär ýa-da bolmaýar. Näsaglarda hökmany ýagdaýda deňeşdirme we topografik perkussiýany geçirmeli. Auskultasiýada wezikulýar dem alşyň gatylygy, krepitasiýa, gury we çygly hyžžyldylar kegitlenilýär. Çygly hyžžyldylar öýkenleriň iriňli destruktiw hadysalarynda, gaty wezikulýar ýa-da bronhial dem alyş öýken dokumasynyň infiltrasiýasynda diňlenilýär, gury hyžžyldylary bronhitde, sykylykly görnüşi bronhoobstruksiýanyň goşulan ýagdaýynda, amforik dem alyş öýkende boşlugy bronh bilen drenirlenilende diňlenilýär. Gury plewritde plewranyň sürtülme sesi, dem alşyň bolmazlygy bolsa total pnewmotoraksda, plewritde, öýkeniň atelektazynda bolýar.

Barlag usullary

Palpasiýa: barlag usuly hökmünde giňden ulanylýar. Palpasiyada, esasan, şular anyklanylýar:

1. Dem alyş göwrüminiň hereketini anyklamak.

2. Döş kapasasyndaky agyrylary yüze çykarmak.

3. Ses titremäni, plewranyň sürtülme sesini, derasty emfizemalary anyklamak.

Palpasiya eliň aýalary döş kapasasynyň meňzeş yerlerine goymak bilen geçirilyär. Döş kapasasynda palpasiýanyň kömegi bilen agyryny hem yüze çykaryp bolar. Munun üçin elleriň aýalaryny gapyrgalaryň üstünde goýup basmaly. Şonda haýsy gapyrgada döwük bar bolsa, şonuň üstünde agyry ýüze çykýar. Agyry diňe kesgitli ýerde bolýar we döwük gapyrganyň üstünde gütürdeme sesi eşidilýär.

Çuň we plewral agyrylar hem duş gelyär. Bu agyrylar göwre sagat tarapyna eglende, näsag sagdyn tarapyna ýatanda güýçlenyär, döş kapasasyna basylanda bolsa dem alşyň çägi kiçelýär we agyry azalýar. Döş kapasasynyň maýyşgaklygyny gapyrgaara giňişligiň palpasiyasynda el bilen öňden yza we gapdaldan gysylyp kesgitlenilyär. Sagat adamyň döş kapasasynyň palpasiýasynda maýyşgaklyk, ýumşaklyk duýulyar. Haçan-da suwly plewrit, plewranyň howply çişi anyklanylanda gapyrgara giňişlik dartylýar we dykyzlaşýar.

Perkussiýa

Döş kapasasynda öýkenleri barlamak üçin:

a) deňeşdirme;

b) topografiki perkussiýalar geçirilýär.

Deňeşdirme perkussiýasy elmydama belli bir yzygiderlilikde amala aşyrylýar. Ilki bilen, perkussiýa öýkeniň çuň depesinden başlanýar we öň tarapdan deňeşdirilýär. Iki öýkeniň üstünde-de perkutor ses meňzeş bolmaly, şeýle-de güýji, dowamlylygy we belentligi deň bolmaly. Arkadan bolsa perkussiýa pilçeleriň ýokarsyndan başlanýar, ýöne bir zady bellemeli, haçan-da deňeşdirme perkussiýasy geçirilende çep tarapdan IV gapyrgarada perkutor sesiň kütelýändigini ýatdan çykarmaly däl, sebäbi ol ýer ýüregiň damar dessesiniň başlanýan ýeridir.

2-nji tablisa

Perkussiýa geçirilýän ýerler

Perkussiýa geçirilýän ýerler	**Sagky öýken**	**Çepki öýken**
Kükrekýany çyzyk	V gapyrgara	
Ýaýjyk orta çyzygy	VI gapyrgara	
Öňki goltuk çyzygy	VII gapyrgara	VII gapyrgara
Ortaky goltuk çyzygy	VIII gapyrgara	VIII gapyrgara
Yzky goltuk çyzygy	IX gapyrgara	IX gapyrgara
Pilçe çyzygy	X gapyrgaara	X gapyrgara
Oňurgaýany çyzyk	XI döş oňurgasynyň ösüntgisi	XI döş oňurgasynyň ösüntgisi

Auskultasiýa

Öýkeniň auskultasiýasynda diňlemek ilki ýaýjygüsti we ýaýjygasty töweregiň ýokarsyndan hem-de öňünden başlanylýar fonendoskop kem-kemden aşak düşürilýär. Şeýle yzygiderlilikde öýken arkadan we goltuk astyndan hem diňlenilýär. Pilçeara giňişligiň diňlenilýän üstüni giňeltmek üçin lukman näsagyň ellerini döşüne atanak edip goýmaly. Şonda pilçeler oňurgadan daşary çekilýär, goltuk töweregini diňlemek üçin näsäg ellerini döşünde atanak şekilde goýmaly. Kadaly ýagdaýda öýkeniň üstünde wezikulýar ses eşidilmeli. Bokurdagyň we traheýanyň, iri bronhlaryň üstünde bronhial dem alyş eşidilýär. Patologik hadysalarda goşmaça sesler hem eşidilip biler – hyžžyldylaryň, krepitasiýanyň we plewranyň sürtülme sesleriniň eşidilmegi mümkin, şeýle-de goşmaça barlaglar hökmünde rentgen, endoskopiýa, gakylygyň barlaglary, spirografiýa giňden ulanylýar.

Yörite gural stetoskop ya-da fonendoskop döş kapasasynyň sagky we çepki ýarymynyň pugta meňzeş nokatlarynda goýulýar.

Daşky dem alşyň işjeňligi

Daşky dem alşyň işjeňliginiň görkezijileriniň arasynda: ÖÝS – öýkenleriň ýaşaýyş sygymlygy, MFDAG1- 1 minutda forsirlenilen dem çykarmanyň göwrümi, MMW – maksimal minut wentilýasiýasy. Traheobronhial geçirijiligi bahalandyrmak üçin Wotçalo-Tiffnonyň barlagy – ilkinji sekuntdaky goýberilýän demiň göwrümi barlanylýar. Dem alyş ýetmezçiliginde üýtgemeler restruktiw we obstruktiw görnüşlerde bolup biler. Obstruktiw görnüşi bronhial geçirijiligiň bozulmagy bilen baglanyşykly bolýar. Dem alşyň restruktiw bozulmasy öýkeniň göwrüminiň kiçelmegi bilen düşündirilýär.

Spirometriýa

Spirometriýanyň kömegi bilen öýkeniň ýaşaýjylyk sygymy ölçenilýär. Ölçenilýän gurala bolsa **spirometr** diyilýär. Spirometr bu içi suwuklykdan doldurylan silindr görnüşli enjamdyr. Onuň içine düýbi ýokaryk galdyrylyp ýene-de bir silindr ýerleşdirilýär. Birinji silindriň düýbüne metalliki turbajyk barýar we suwuň içinden geçip ikinji silindriň gapagyna birigýär. Metallik turbajygyň ahyryna bolsa rezin müşdük birikdirilýär. Geçiriliş usuly: barlanylýan adam uludan dem alyp, rezin müşdügi agzyna alyp uludan demini spirometre goýberýär. Goýberilen dem ikinji silindre barýar we onuň şkalasyndaky görkeziji boýunça öýkeniň ýaşaýjylyk sygymy ölçenilýär.

3-nji tablisa

Spirometriýa

Görkezijiler	Howanyň göwrüminiň üýtgeýşi	Kada
1.Dem alyş göwrümi (DAG)	Adamyň rahat ýagdaýynda alýan howasynyň we çykýan howanyň göwrümi	500
2.Dem alşyň goşmaça göwrümi (DAGG)	Rahat dem alandan soň, adam ýene-de goşmaça howa göwrümini alyp bilýär	1500-2000
1. Rezerw göwrüm (RG)	Rahat dem goýberilenden soň, uludan dem goýberilmegi	1200
1. Öýkeniň ýaşaýyş sygymy (ÖÝS)	Dem alşyň göwrümi, dem alşyň goşmaça göwrümi we dem goýbermegiň rezerw göwrümi bilelikde emele getirýär	3700 ml Erkeklerde 3500-4500 ml Aýallarda 3000-3500 ml
1. Dem alşyň minutlyk göwrümi (DMG)	Minutlyk göwrümi dem alşyň ýygylygy dem alşyň göwrümine baglylykda emele gelýär	500 ml x 16 =8(6-8)

1.	Galyndy göwrüm (GG)	Uludan dem goýberilenden soň öýkenlerde galýan howanyň göwrümi	1000-1500 ml
1.	Funksional galyndy göwrüm (FGG)	Rahat dem goýberilenden soň howanyň göwrümi	2500 ml
1.	Öli giňişligiň göwrümi (ÖGG)	Rahat dem almakda sarp edilen howanyň, howa geçiriji ýollarda	150 ml
1.	Öýkeniň aňryçäk wentilýasiýasy (ÖAW)	Dem alşynda bir minutda çykarylýan howanyň göwrümi. Bu dem alyş hereketiniň aňryçäk uly ýygylygynda we çuňlugynda ýüze çykýar	110-120 l/min
1.	Wotçal-Tiffnonyň barlagy	Traheýa-bronh geçirijiligine baha bermek üçin ulanylýar. Onuň üçin näsag uludan dem alandan soň, demi çykarmagyň 1-nji sekundynda	70-80 l

çykarylan howanyň
göwrümi ölçenilýär
we onuň öýkeniň
ýaşaýyş sygymyna
bolan göterim
gatnaşygy
hasaplanylýar

Öýkeniň ýaşaýyş gowrümi (ÖÝG) – bu çuň dem almadan soň gazyň maksimal mukdaryny dem bilen goýbermegiň mümkinçiligi. Kadada uly adamlarda ÖÝG 2500-5000 ml-e deň (erkeklerde 3500-5000 ml., aýallarda 2500-4000 ml).

Dem alyş göwrümi (DAG) (dem alşyň çuňlugy) – bu rahat ýagdaýda bir gezeklik howanyň dem alyş we goýberiş mukdary. Kadada DAG 300-600 ml-e deň. Bu ÖÝG-niň 10-15%-ini tutýar.

Rezerw ýa-da goşmaça howanyň göwrümi – bu rahat dem almadan soň maksimal möçberde dem alnyp bilinjegiň mümkinçiligi. Kadada 1600-2000 ml-e deň.

Dem alşyň rezerw göwrümi – bu rahat dem goýberişden soň howanyň maksimal möçberde dem goýberip biljeginiň mümkinçiligi. Kadada 1500 ml-e deň.

Öýkenleriň wentilýasiýasy ýa-da dem alşyň minut göwrümi – rahat yagdaýda 1 minudyň dowamynda aýlanýan howanyň mukdary.

Öýkenleriň aňryçäk wentilýasiýasy – aňryçäk çuň we ýygy dem alyşda howany 1 minudyň dowamynda öýkenlerden geçirmegiň mümkinçiligi.

Ştangeniň we Saabrazeniň synaglary

Dem alyş ýollarynyň we ýürek damar ulgamynyň işjenliginiň funksiýasyny anyklamak üçin birnäçe synaglar hem geçirilýär. Dem alyş pauzasy (apnoe) we dem goýberiş näsag oturan ýagdaýynda geçirilýär. Ilki bilen, näsag çuň dem alşa we dem goýberişe taýynlanmaly, soňra çuň dem almaly we aňryçäk derejede saklamalydygyny aýtmaly (demiň saklanyşyny sekundometr ýa-da spirogramma bilen anyklamaly). Synaglar:

1. Ştange – 25-30 sek.

2. Saabraze – 12 sek.

Barlaglaryň rentgen usullary

Döş kapasasynyň rentgenografiýasy. Öýkenleriň we plewranyň poliproýeksion rentgenologik barlagy. Torakal bölümine ýerleşdirilen ähli näsaglarda iki proýeksiýada rentgen we tomografiýa barlaglary geçirilýär (63-nji surat).

Tomografiýa

Tomografiýa öýkeniň gatlaklaýyn rentgen barlagy bolup, ol öýkendäki keseliň häsiýetini we garalmanyň suduryny anyklamaga, ol ýerdäki boşluklary ýüze çykarmaga mümkinçilik berýär.

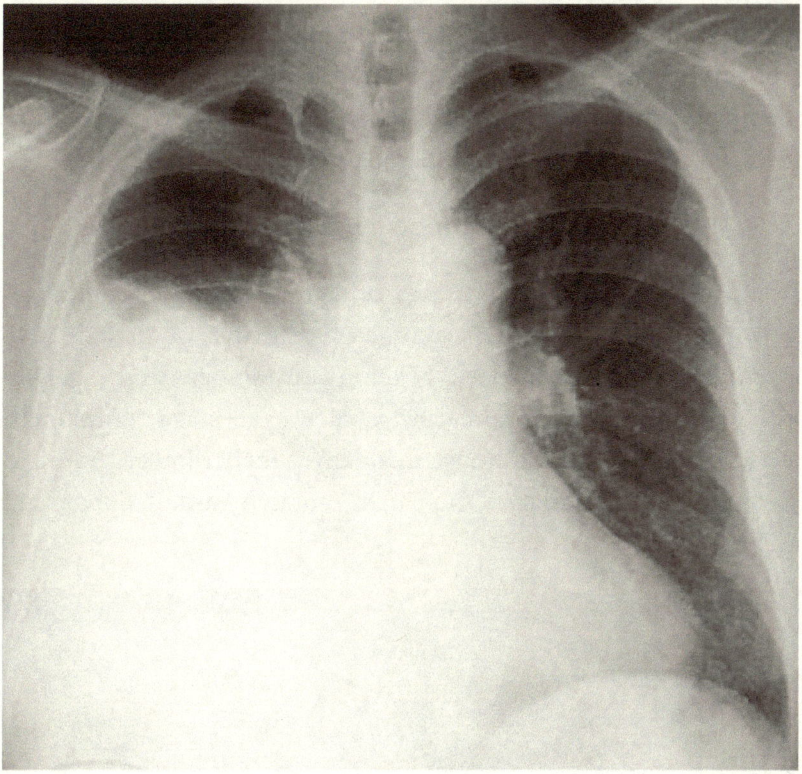

63-nji surat. Rentgenogramma (sagtaraplaýyn iriňli plewrit)

Kompýuter tomografiýasy

DÖŞ KAPASASYNYŇ WE onuň agzalarynyň rentgen şekilini anyklamaga mümkinçilik berýän usuldyr. Onda kontrast maddalar ulanylmaýar. Tomogrammada kese kesiminde öýken dokumasyndaky, traheýadaky, bronhlardaky, gursagaralygynyň limfa düwünlerindäki patologik özgermeleri anyk tapawutlandyrmak, onuň ýaýranlygyny, biri-biri bilen ýa-da gursagaralygynyň beýleki agzalary bilen baglanyşygyny anyk kesgitlemek bolýar. Kompýuter tomografiýasy döş kapasasynyň kese kesikleriniň hasabyna barlagy geçirmäge mümkinçilik berýär. Hounsfildiň şkalasynyň esasynda dokumanyň dykyzlygynyň kesgitlenilmeginiň wajyp anyklaýyş ähmiýeti bar. Gurşawyň dykyzlygy absorbsiýanyň koeffisiýenti (AK) bilen kesgitlenilýär. Hounsfildiň şkalasy boýunça suwuň AK-sy 0-a, howanyň AK-sy minus 1000-e barabar bolýar.

Bronhografiýa

Bronhografiýa bronhlar kontrast maddasy bilen doldurylandan soň geçirilýän bronh şahalarynyň rentgen barlagydyr. Ol bronhlardaky özgermeleri bronhoektazlary, öýkeniň abssesinden soňky galyndy boşlugy, bronhlaryň daralmalaryny ýüze çykarmaga mümkinçilik berýär. Bronhial şaha kontrast maddanyň goýberilmegi (64-nji we 65-nji (a we b) suratlar). Onuň üçin tantalyň ýa-da tropiýodonyň külkesi ulanylýar.

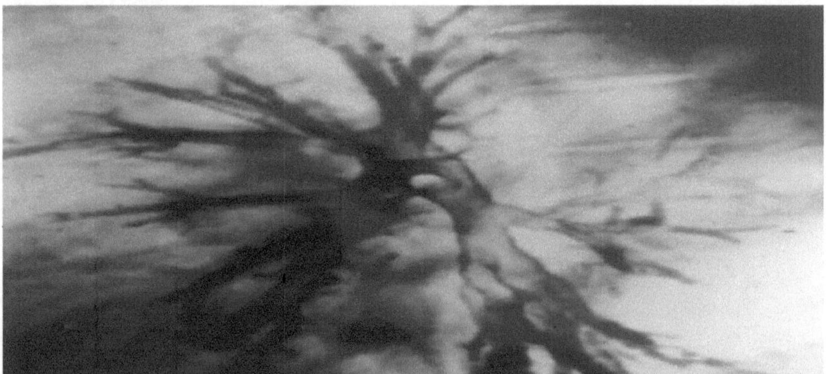

64-nji surat. Çep öýkeniň aşaky böleginiň bazal segmentleriniň bronhoektazlary

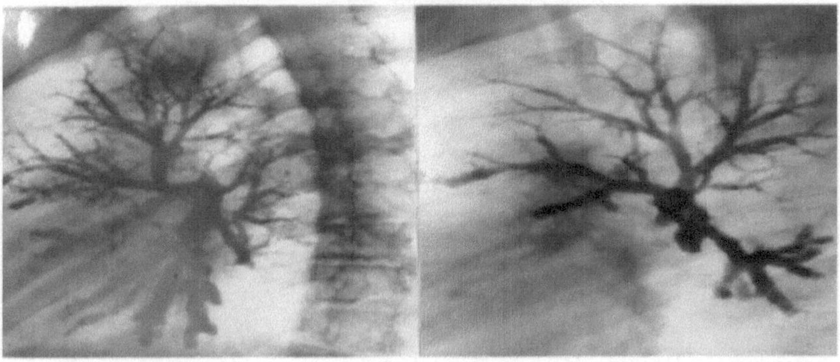

a) b)

65-nji surat. Gapdal bronhogramma:

a – operasiýadan öň; b – operasiýadan soň

Angiografiýa

Öýkeniň arteriýa gan damarlaryna kontrast madda goýberilip geçirilýän rentgen barlagy.

Angiopulmonografiýa

Umumy ýa-da selektiw. Öýken arteriýasyna ýa-da onuň şahalaryna kontrast maddanyň goýberilmegi we rentgenografiýa.

Bronhial arteriografiýa

Bronhial arteriýalara kontrast maddanyň goýberilmegi we rentgenografiýa. Barlag öýken ganakmasyny anyklamak üçin ýerine ýetirilýär.

Plewrografiýa

Plewral boşluga punksiýa ýa-da fistula arkaly kontrast madda goýberilenden soň geçirilýän rentgen barlagy. Suwda ereýän kontrast maddanyň ýyly ergini 30-50 ml möçberde plewral boşluga goýberilýär.

Fistulografiýa

Kontrast maddanyň bronho-plewro-deri swişlerinde fistula arkaly goýberilmegi we rentgenografiýa.

Ultrases barlagy

Öýkenleriň we plewranyň kesellerinde US barlagy ýerine ýetirilýär. Ultrases skanirlemesi plewritleri anyklamak üçin ýerine ýetirilýär.

Barlagyň radioizotop usullary

Öýkenlerdäki wentilýasiýany we gan aýlanyşygyny bahalandyrmak üçin radionuklid usullary ulanylýar. Bu maksat üçin ingalýasion radioizotop serişdeleri ulanylýar (ksenon bien howanyň garyndysy – 133Xe) ýa-da damar içine goýberilýär (131I, 99 mTc, 133 mIn we beýl.).

Magnit-rezonans tomografiýasy (MRT)

Magnit-rezonans tomografiýasynda ýadro-magnitli rezonansyň täsiriniň esasynda içki agzalaryň we dokumalaryň suraty döredilýär.

Pozitron-emission tomografiýa

Barlag radiofarmakologik serişdäniň – FDG-niň (18F-flýuorodeoksiglýukoza) goýberilmegine esaslanandyr. Serişde howply täze döremeleriň öýjükleriniň glýukozanyň ýokary derejedäki metabolizmine duýgurlygyna esaslanýar. Skan-suratlarda açyk reňkli menekler emele gelýär. Şeýlelikde, ölçegi 1 sm-e çenli bolan limfa düwünlerindäki kanser öýjüklerini ýüze çykaryp bolýar.

Bronhoskopiýa

Bu bronhoskopyň kömegi bilen bronhlary barlamak usulydyr (66-njy surat). Bronhoskopiýa usulynda bronhlardaky gakylygy we ekssudaty bakteriologik hem-de sitologik barlagdan geçirmek üçin sordurmaly. Ýörite çümmükleýji guralyň kömegi bilen çişiň bir bölejigini ýa-da oňa şübhe döredýän ýerden bir bölejik dokumany gistologiýa barlagyndan geçirmek üçin almak bolýar, şeýle hem bronhlaryň nemli bardasynyň epiteliýasynda çyrşantgy alynýar. Ondan tampon bilen mazok alyp sitologiýa we gistologiýa barlaglaryny geçirmek mümkin. Bronhoskopiýa – traheýanyň we bronhlaryň barlagy. Bronhoskopiýada gaty dem alyş bronhoskopyň ýa-da maýyşgak fibrobronhoskopyň kömegi bilen ýerine ýetirilip bilner.

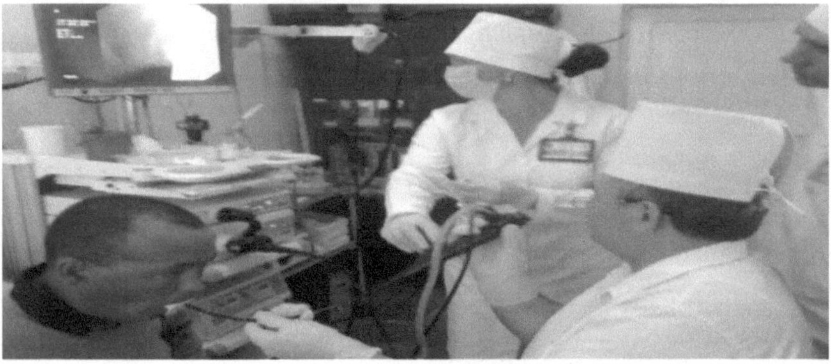

66-njy surat. Bronhoskopiýa

Toraskopiýa

Toraskopiýa – plewral boşlugyň agzalarynyň endoskopik gural bilen barlagy.

Mediastinoskopiýa

Mediastinoskopiýa – öňki gursagaranyň agzalarynyň we limfa düwünleriniň barlagy.

Autoflýuoressent we flýuoressent bronhoskopiýasy

BRONHOSKOPIÝADA ÝÖRITE yşyklandyryş ulgamy bilen bronhlaryň nemli bardasynyň aşagyndaky gatyň indusirlenen ýagtylandyrylmasy ýerine ýetirilýär. Kadada ýaşyl reňkdäki endigan ýagtalma bolýar, ýöne bronhlaryň epiteliýasy galňan ýagdaýynda we onuň giperplaziýasynda, mysal üçin, kanserde garaňky reňkdäki menekler ýüze çykarylýar. Flýuoressent bronhoskopiýasynda 5-aminolewulin turşusy (ALA) goýberilýär. Dokumanyň täze döremesinde bu serişde protoporfirin IX öwrülýär. Ýörite yşyklanmada gyzyl reňkdäki flýuoressensiýa ýüze çykarylýar.

Biopsiýa usullary

Biopsiýa gistologik barlagy üçin biologik dokumanyň böleginiň alynmagy we kesel kesgidiniň anyklanylmagydyr. Biopsiýanyň açyk, transbronhial, transtorakal, iňňeli biopsiýa, preskalen biopsiýa görnüşleri ulanylýar. Operasiýa wagtynda optiki kogarent tomografiýasy ulanylýar. Bu usulda optiki yşyk ultrasese meňzeşlikde dokumanyň gurluşyny kesgitlemäge mümkinçilik berýär.

Torakoskopiýa

Bu torakoskopyň kömegi bilen plewral boşlugy barlamak usuly. Ol pariýetal we wisseral plewralara seretmäge, keseli ýüze çykarmaga, biopsiýa geçirmäge mümkinçilik berýär. Anyklaýyş torakoskopiýasy umumy ýa-da ýerli agyrysyzlandyrma arkaly geçirilýär. Toraskopiýa usuly bilen aşakdaky keselleri anyklamak mümkin:

1. Plewranyň keselleri. Plewritiň sebäpleri: inçekesel, howply mezotemioma, howply çişiň disseminasiýasy. Usulyň ähmiýeti gistologik barlaglar üçin biopsiýa almaga, şeýle hem talk ýa-da bleomisin bilen plewrodez geçirmäge mümkinçiligiň bolmagydyr.

2. Öýkeniň howply çişiniň tapgyryny kesgitlemek. Torakoskopiýa wagtynda gursagaranyň limfa düwünleriniň biopsiýasy geçirilýär.

3. Mediastenal limfadenopatiýa. Gursagaranyň limfa düwünleriniň ulanylmagyna sebäp bolýan sarkondoz, inçekesel, limfogranulomotoz, howply limfoma kesellerine gistologik barlag üçin gursagaranyň limfatiki düwnüniň biopsiýasy geçirilýär.

4. Gursagaranyň howply çişleri. Torakoskopiýanyň maksady – gursagara ötüşmesiniň ýaýraýyş derejesini kesgitlemek. Barlagyň

netijesinden soň näsaglaryň 95%-i eýýäm operasiýa ýaramsyz bolýar. Barlagyň esasy ähmiýeti adekwat himiýa we şöhle terapiýasynyň geçirilmegidir.

5. Dissiminirlenen öýken keselleri. Interstisial we dissiminirlenen öýken kesellerinde kesel kesgidiniň goýulmasynda kynçylyk ýüze çykanda bu usulyň zerurlygy döreýär. Torakoskopiýanyň maksady gistologik werifikasiýaly biopsiýany geçirmek bolup durýar.

6.Perikarditler. Torakoskopiýa geçirilende ekssudat aýrylýar, perikardial aýna (2x4 sm) emele getirilýär. Plewral boşluk drenirlenilýär.

Plewral punksiýa

Plewral punksiýa kesel kesgidini anyklamak, plewral suwuklygyň häsiýetini kesgitlemek we plewral boşlukdan suwuklyk aýryp, soňra bejeriş maksady bilen oňa derman maddalaryny goýbermek üçin ulanylyar. Punksiýanyň öňünden manipulýasion meýdan spirtli ýod bilen süpürilýär we deşiljek ýerde ýerli anesteziýa amala aşyrylýar. Adatça, punksiýa yzky goltuk çyzygy boýunça VII ya-da VIII gapyrga aradan gapyrganyň ýokarky gyrasy boýunça geçirilýär.

Anyklamak maksady üçin 50-150 ml töweregi suwuklyk alynýar hem-de ol sitologik we bakteriologik barlaglara ugradylýar. Plewral boşluga köp mukdarda suwuklyk toplananda bejeriş maksatlary üçin ilkibaşda 800-1200 ml suwuklyk aýrylýar. Plewral boşlukdan köp mukdarda suwuklygyň aýrylmagy gursagara agzalary kesellän tarapa çalt süyşürip kollapsa getirip biler. Suwuklygy ayyrmak üçin 50 ml göwrümli yörite sanjymiňňe (şpris) ya-da **Pateniniň** guralyndan peydalanylyar. Plewral boşlukdan ayrylan suw tebigaty boýunça ekssudatly ya-da transsudatly bolup biler. Zeperlenme alamatlaryny anyklamak maksady bilen suwuň udel agramyny, ondaky beloklary, eritrositleri, leykositleri, atipiki we mezotelial öýjükleri kesgitlemeli.

Zeperlenen suwuklygyň udel agramy 1,015-den yokary, beloklar- 2% -3%. Riwaldyň synagy položiteldir.

Zeperlenmedik suwda Riwaldyň synagy otrisatel, beloklar 2%-3%-den az, udel agramy 1,015-den pes bolmaly.

Punktatyñ suwuklygyny barlamak

Gaýraüzülmedik parepnewmoniki suwuklygyñ düzümi: pH >7,3, LDG aktiwligi <100 B/l (köplenç<500B/l) we 6g/l-den pes bolmadyk glýukozany saklaýar.

Gaýraüzülen parepnewmoniki suwuklygyñ düzümi: pH >7,1, LDG aktiwligi ýokarlanýar B/l (köplenç, <500B/l) we 6g/l-den pes bolmadyk glýukozany saklaýar.

Kliniki-seljeriş derňewleri

Kliniki-seljeriş derňewleri şulary öz içine alýar: ganyň we peşewiň umumy barlagy, ganyň biohimiki görkezijileri, immunologik barlaglar, inçekeseliň mikobakteriýalaryna (Kohuň taýajyklaryna) gakylygyň barlagy. Plewral suwuklygyň barlagy geçirilýär. Öýkenleriň we plewranyň iriňli kesellerinde iriňiň biologik ekimi geçirilýä we ösdürilen mikroblaryň antibiotiklere duýgurlygy anyklanylýar.

Torakoskopiki operasiýalaryň edilmegine garşy görkezmeler

A . Absolýut garşy görkezmeler.

I. Umumy garşy görkezmeler:

1. Miokardyň ýiti infarkty.
2. Kelle-beýni gan aýlanyşynyň ýiti bozulmalary.
3. Korrigirlenmeýän koagulopatiýa.

4. Bir öýkenli wentilýasiýanyň geçirilip bilinmezligi.
5. Dekompensasiýa tapgyryndaky ýürek-damar ulgamynyň keselleri.
6. Şok we komatoz ýagdaýlary.
7. Ýiti we dowamly bagyr ýetmezçiligi.
8. Ýiti we dowamly böwrek ýetmezçiligi.

II. Ýerli garşy görkezmeler.

1. Plewra boşlugynyň obliterasiýasy.

B. Otnositel garşy gorkezmeler.

1. Operasiýadan öňki barlagyň doly geçirilmezligi.
2. Ýiti we dowamly ýokanç keseller.
3. Kliniki-seljeriş barlaglarynyň görkezijileriniň düýpli üýtgemegi.

Torakal bolümine giren näsag operasiýadan öňki döwürde barlaglardan geçýär.

Operasiýadan öňki barlag:

I. Umumy kliniki barlag.
II. Seljeriş barlaglary:

1. Peşewiň we ganyň umumy barlaglary.

2. Biohimiki barlaglar.

3. Gan topary we Rh faktor.

4. Koagulogramma.

I. Gurallaýyn barlaglar.

1. Döş kapasasynyň agzalarynyň rentgenologik barlaglary.

2. Döş kapasasynyň agzalarynyň tomografiýasy.

3. Döş kapasasynyň agzalarynyň kompýuter tomagrafiýasy.

4. Spirometriýa.

5. Bronhoskopiki barlaglar.

Öýkeniň we plewranyň hirurgiýa keselleri bilen kesellän hassalarda operasiýadan öňki döwri

Operasiýadan öňki döwrüň esasy maksady öňüni alyş ýa-da operasiýa wagtynda we operasiýadan soňky döwürde agyrlaşma töwekgelçiligini azaltmak bolup durýar.

Öýkeniň we plewranyň hirurgiýa keselleri bilen kessellän hassalarda operasiýadan öňki döwür iki tapgyra bölünýär: keseli anyklaýyş we operasiýa taýýarlanyş. Operasiýadan öňki döwürde iki sany esasy wezipäni çözmek zerurdyr:

1. Hassalaryň funksional ýagdaýyna baha bermek

2. Hassalary operasiýa taýýarlamak.

Öýkeniň we plerwanyň hirurgiýa keselleri bilen kessellän hassalaryň operasiýalyk we funksional ýagdaýyna baha bermek

Ýürek-damar ulgamynyň funksional mümkinçilikleri, daşky dem alşyň ýagdaýy, iýmit siňdiriş agzalarynyň, peşew çykaryş ulgamynyň we beýleki ulgamlaryň işjeňligi anyklanylýar.

Beýleki agzalaryň we ulgamlaryň ýagdaýyna baha bermek

Öýkeniň we plewranyň hirurgiýa keselleri bilen kesellän hassalaryň esasy keselden başga-da dürli ugurdaş keselleri bardyr. Seýle hassalaryň ugurdaş keselleri öwrenilende aşgazan-içege ulgamynyň keselleri uly orun tutýar. Has giň ýaýrany dowamly gastrit, duodenit, reflýuks-ezofagit, aşgazanyň we onikibarmak içegäniň baş keseli (ýazwa), kolit, babasyl we ş.m. keseller. Operasiýadan soňky döwürde şeýle hassalarda güýçli aşgazan-içege ganakmasy bilen ýiti stress başlaryň döremegi mümkin.

Böwregiň we peşew çykaryş ulgamynyň dowamly keselleri, peşew-daş keseli, piýelonefrit we ş.m. keseller ýiti böwrek ýetmezçiligine getirip biler. Gan goýberme, infuzision, antibakterial terapiýa böwrekleriň işjeň ätiýaçlyklaryny göz öňünde tutmak bilen geçirilmelidir.

Endokrin ulgamy. Süýjüli diabet keseli, esasan-da, öýkeniň we plewranyň destruktiw iriňli keselleri bilen kesellän hassalarda boljak operasiýa uly töwekgelçiligi göz öňünde tutýar. Süýji keseli çüýrediji hadysalary güýçlendirýär we ýaranyň bitmeginde bedeniň mümkinçiligini peseldýär. Ýapyk böwreküsti kemçiligi, tireotoksikoz, gipotireoz bilen bile geçýän galkan görnüşli mäzleriň keselleri, öýkeniň gormon işläp çykarýan çişleri öýken we plewra operasiýasynyň çaklamasyny erbetleşdirýär. Şeýle hassalar operasiýa taýýarlanylanda endokrinolog lukmanynyň gözegçiliginde geçirilmelidir.

Öýkeniň we plewranyň hirurgiýa keselleri bilen kesellän näsaglaryň operasiýa taýýarlanylyşy

Hassalary operasiýa umumy taýýarlaýyş

1. Hassany psihologik taýdan taýýarlamak.

2. Umumy beden taýýarlygy we umumy berkidiji bejergi.

3. Ugurdaş keselleriň bejergisi.

Psihologik taýýarlyk hassany operasiýa umumy taýýarlamagyň wajyp bölegidir. Boljak operasiýa gorky we ýaşaýyş üçin howsala döredýär. Käbir hassalarda bu ukusyzlygyň, gaharjaňlygyň, aglaklygyň, depressiýa ýagdaýynyň ýüze çykmagy bilen döräp biler. Iň gowy hem-de täsirli usul lukmanyň we hassanyň gürrüňdeş bolmagy bolup durýar. Lukman hassa boljak operasiýanyň ähmiýetliligini, operasiýanyň bolaýjak göwrümini we reanimasiýa döwründäki bejergini hem öz içine alýan operasiýadan soňky döwri düşündirmelidir. Hassanyň hirurga ynamy oňa rahatlyk berýär. Köp halatlarda internet şertlerinde hassa eýýäm lukmany tanaýar we onuň ussatlyk ukyplaryny bilýär. Hassanyň gutulyp barýan hassalar bilen operasiýadan soň gürrüňdeş bolmagy hassa uly položitel ynam güýjüni berýär.

Gorkusyny ýeňip geçmesi kyn bolan hassalaryň bir bölegine waleriýan, pustyrnik, persen, wamelan we başga sedatiw serişdeleri: seduksen ýa-da realanium günüň dowamynda 1-2 wagtyna 5 mg-dan, aminotriptilin günde 2 wagtyna 25 mg-dan we ş.m. Dogan-garyndaşlar we tanyşlar bilen gürleşmek, gowy kitaplary okamak, pozitiw filmlere seretmek, otagda oňaýly psihologik klimat, gowy uky hem hassanyň psihologik taýýarlygyna oňyn täsir edip biler.

Umumy beden taýýarlygy we berkidiji terapiýa boljak operasiýa bedeniň ähli ulgamlaryny taýýarlamak üçin zerurdyr. Öýkeniň we plewranyň iriňli keselleri bolan hassalarda witaminleriň birden azalmagy bolup geçýär. Şonuň üçin witaminleri we olaryň toplumlaryny, mikroelementleri içmek operasiýadan öňki döwürde maksadalaýykdyr. Hor we azganly hassalarda hepdede 2-3 gezek 200-300 ml bir toparly gan goýberilmesi we gemopoezi güýçlendirýän serişdeler görkezilendir. Operasiýadan öňki döwürde hassalara 5%-40%-li glýukoza, fizologik ergin, ringer ergini, belok serişdeleri: natiw plazmasy, kazeiniň gidrolizaty, aminokrowin, aminopeptid, albumin we ş.m. derman serişdeleri berilýär. Öýkeniň we plewranyň iriňli kesselleri bolan hassalarda ikilenç immungytçylyk ýüze çykýar. Hassalaryň immun goraýjylygyny ýokarlandyrmak maksady bilen timalin, t-aktiwin, leakadin, rondoleýkin, antistafil plazmasy, globulin we ş.m. serişdeler bellenilýär.

Ugurdaş keselleriň bejergisi. Öýkeniň we plewranyň hirurgiýa keselleri bilen kesellän hassalarda, köplenç, ugurdaş keseller gabat gelýär. Ýüregiň işemiýa keselinde stenokardiýa ýagdaýynda nitrogliserin usuly we adrenoblokatorlaryň prolongirlenen formasy (izosobrit linitrat, izosorit mononitrat) görkezilendir. Ýürek agyrysy 15 minutdan gowrak dowam etse we nitrogliserin bilen aýrylmadyk ýagdaýynda miokardyň infarkty göz öňünde tutulýar we elektrokardiografiýanyň kesel kesgidi ykrar edilýär. Bejergi kardiolog lukmany bilen bilelikde geçirilýär we agyryny aýryjylar, spazmolitikler, adrenoblokatorlar, nitratlar, antigiperlipidik serişdeler (simwastin, prowastin), antiagregant terapiýa (asetilsalisil kislotasy, pes molekulýar geparinler: kalsiý nadroparini, enoksaparin, natriý rewiparini), trombolitikterapiýa (streptokinaza, alteplaza, urokinaza), şeýle-de koronar arteriýalaryň stentirirlenmegini öz içine alýan gaýragoýulmasyz kardiohirurgiýanyň kömegi bilen bejerilýär. Gipertoniýa keseli ýagdaýynda hassa sedatiw serişdelerden, raynatinden peýdalanmak arkaly rahatlyk tapýar. Lukmanyň arsenalynda gipertoniýa kesellerini bejeriş üçin dürli serişdeler bar. Meselem, buşukdyryjy serişdeler: tiazidler (gidrohlortiazid, hlortalion, indapamid, klopamid), petlisa serişdeleri (furosemid, bumetamid, piretanid), kaliý saklaýjy (spirinolakton, triamteren, amilorid), haýal kalsiý kanallarynyň blokatorlary: nifedipin, amlodipin, lasidipin, werapamil, diltiazem. B-adrenoblokatorlary: propanalol, nadolol, atenalol, metiprolol, biseprolol, pindolol, asebutolol, karwedilol, seliprolol we ş.m. Fermentiň angiotenzine öwürýän ingibitorlar: kaptopril, lizinopril, angiotenzin reseptorlarynyň blokatorlary 11-lozartan, irbesartan, eprozartan, walsartan we ş.m.

Antigipertenziw serişdeleriň oýlanyşykly utgaşdyrylmasy hödürlenen. Olar:

1. Diuretik + b-adrenoblokator.

2. Diuretik + ingibitor APF.

3. Diuretik + angiotenzin reseptorlarynyň blokatory.

4. Ingibitor APF + haýal kalsiý kanaljyklarynyň blokatory.

5. b-adrenoblokator + haýal kalsiý kanallarynyň blokatory.

6. b-adrenoblokator + a-adrenoblokator.

7. Angiotenzin reseptorlarynyň blokatory 11+ haýal kalsiý kanaljyklarynyň blokatory (A.I. Martynow, N.A. Muhin we başgalar, 2004).

Öýkeniň we plewranyň hirurgiýa keselleri hem-de aşgazan we onikibarmak içegäniň ýara-baş keselleri bilen ugurdaş keselleri bolan hassalarda dietany (N1stol), agyryny aýryjylary, spazmolitik örtüjini (almagel, foswagel), antasidleri (maoloks, renni, talçid, kompenson, gostrofarm, we ş.m.), N2 blokatorlaryny (kwamatel, ranitidin, famotidin we ş.m.), proton pompanyň ingibitorlaryny (omez, omeprazol, nolpaza), antibiotikleri we antianaerob serişdelerini (amoksisillin, metron, metradjil, klion), wismut serişdelerini (de-nol) we ş.m. öz içine alýan bejergi geçirilýär. Toplumlaýyn bejergide dowamly gepatitlerde gepatoprotektorlar (karsil, geptral, essenisiale, sirepar we ş.m.) ulanylýar. Peşew-daş keseli, pielonefritler ýagdaýynda analgetiki, spazmolitik, antibiotik, furadonin, fitilizin, kanefron, tutukon we başga serişdeler ulanylýar.

Hassalary öýken we plewra operasiýasyna ýörite taýýarlaýyş düzgünleri

Öýkenin we plewranyň iriňli keselleri bilen kesellän hassalarda bokurdak-bronh ýollarynyň sanasiýasy, iriňli gakylygy we iriň suwuklygyny iriňli boşlukdan aýyrmak, bronhoektaz, bogun, iriň ojagynyň töwereginde öýken dokumasynyň perifokal çişmeginiň peselmesi intoksikasiýanyň pese gaçmagyna we operasiýadan soňky agyrlaşmalaryň öňüni almaga ýardam edýär. Bokurdagyň we bronhlaryň sanasiýasy, iriňli gakylygyň aýrylmagy nemli bronhalaryň akmasyny we öýken rezeksiýasyndan soň el-aýagyň çolak ýagdaýda bolmazlyk töwekgelçiligini peseldýär. Hassalar, gürrüňsiz, çilim çekmäni taşlamalydyrlar. Traheýanyň we bronhalaryň sanasiýasy üçin şu bejeriş usullary ulanylýar:

1. Ingalýasiýalar.

2. Mukolitikler.

3. Bedeniň ýagdaýyny üýtgetmek arkaly gakylygyň çykarylyşyny sazlamak.

4. Traheýanyň we bronhlaryň kateter arkaly sanasiýasy.

5. Sanasion bronhoskopiýalar.

Ingalýasiýalar aşgarlar, bidenek (şalfeý), çopantelpek, ewkalipt, fermentler bilen öndürilýär. Ingalýasiýalarda bug, bug-kislorod ultrasesi ulanylýar.

Mukolitiki ýa-da gagyndyrýan serişdeler. Hereketiň mehanizmi boýunça serişdeleriň bir topary alkaloidleri we saponinleri saklaýarlar hem-de reflektor häsiýetine eýedirler (termopsis, alteý, buýan oty we ş.m.), serişdeleriň başga bir topary bronh mäzlerini gyjyndyrýarlar we gakylygy suwuklandyrýarlar (kaliý we natriý iodidi, natriý gidrokarbonaty). Üçünji bir serişdeler sekretolitiklerdir.

Mukolitiklere mukaltin, likwiriton, terpingidrat, döş şerbedi, natriý benzoaty, kaliý iodidi, likorin gidrihloridi, asetilsistein, bromgeksin, lozakwani, sinekod we ş.m. degişlidirler (W.S. Korowkin, 1996).

Postural turbajygy ýa-da beden ýagdaýynyň turbajygy. Bir gije-gündiziň dowamynda hassa gakylygyň tersine gowy akmagy üçin birnäçe gezek beden ýagdaýyna geçýär. Lukman öýkende iriň prosesiniň lokalizasiýa bölümleriniň we drenirleýän bronhuň ýerleşişiniň esasynda hassa gakylygyň tersine akmagy üçin has gowy beden ýagdaýyny düşündirýär. Bu gapdallaýyn ýagdaý ýa-da aýagyň ujy krowatyň üstüne çala galdyrylan bolup biler.

Bokurdagyň we bronhlaryň kateterizasion sanasiýasy. Nemli burnuň ýa-da agzyň sanasiýasyny geçirmek üçin dikainiň 2%-li ergini nowokainiň 10%-li ergini ýa-da tremekainiň 2,4%-li ergini bilen ezilýär ýa-da çalynýar. Ýukajyk kateter, köplenç, rezin peşew ýolunyň kateteri bokurdaga eltilýär we 3-5 ml furasillin goýberilýär, indikide bolsa gakylygyň bakteriologik ekininiň we antibiotikogrammanyň esasynda 3-5 ml göwrümde antibiotiklerden fiziologik ergin goýberilýär. Üsgülewük peýda bolýar we hassa iriňli gakylygy çykarýar.

Sanasion bronhoskopiýa. Bir hepdäniň dowamynda hassa 2-3 gezek antibiotikleriň we gormonlaryň ergininiň goýberilmegi bilen sanasion fibrobronhoskopiýa geçirilýär. Öýkeni iriň boşlukly keselli hassalarda ýöriteleşdirilen torakal klinikalarda operasiýadan öňki döwürde iriň boşlugynda transtorakal punksiýa, iriň göçürilýär we antibiotikler girizilýär. Öýkeni inçekeselli hassalar ftiziopulmonologik bölümlerde bejergi alýarlar. Operasiýadan öňki döwürde hassalar umumy berkidiji bejergi, bedeniň goraýjylyk ukybyny ýokarlandyrýan we inçekesele garşy serişdeler: streptomesin, natriý duzy, paraaminosalisil turşusy, izoniktin turşusynyň gidrozidleri (salýuzid, ftiwazid, izoniazid) we ş.m.

Operasiýadan öňki döwürde öýkeniň agyr derejeli çişleri bolan hassalar dezintoksikasion bejergi, yşyk we himiýa terapiýasyny alýarlar.

Hassalary operasiýa gönümel taýýarlaýyş düzgünleri

Öýkeniň we plewranyň meýilleşdirilen operasiýasynyň öňüsyrasynda hassa duşa girýär, arassa içki geýim geýinýär. Hassanyň düşek ýapynjalary çalşyrylýar. Agşam operasiýadan öň ýa-da irden operasiýa güni döş kapasasyndaky tüýler syrylýar. Bolup biläýjek kesilmelerden we iriňlemelerden gaça durmak üçin öň tüýler syrylmaýardy. Hassa operasiýanyň öň ýanynda ýeňiljek agşamlyk nahary berilýär. Operasiýa güni suw içmek we iýmit iýmek düýbünden gadagan. Operasiýadan öň agşam we irden arassalaýyş klizmasy geçirilýär.

Premedikasiýa. Meýilleşdirilen operasiýanyň öňündäki premedikasiýanyň shemasy şular:

1. Öň ýanyndaky agşam – ukladyjy (2 mg/kg fenobarbital) we 0,02 mg/kg trankwilizator (fenazepam))

2. Irden sagat 7:00-da (operasiýadan 2-3 sagat öň) droperidol (0,07 mg/kg), diazepam (0,14 mg/kg).

3. Operasiýadan 30 minut öň – promedolyň 2%li ergini 1,0, atropin (0,01 mg/kg) dimedrol (0,3 mg/kg) (W.S. Petrow, 1999).

Bolmaly operasiýanyň howp derejesine baha bermek üçin **Amerikan Anesteziologlaryň guramasynyň toparlanyşy (ASA)** ulanylýar.

Meýilleşdirilen operasiýalar

Howpuň I derejesi. Hakykatda sagdyn näsaglar.

Howpuň II derejesi. Funksional bozulmasy bolmadyk ýeňil keseller.

Howpuň III derejesi. Funksional bozulmasy bolan agyr keseller.

Howpuň IV derejesi. Operasiýa baglylykda ýa-da bagly bolmazdan hassanyň janyna howp salýan agyr keseller.

Howpuň V derejesi. 24 sagadyň dowamynda operasiýadan soň ýa-da operasiýa edilmezden hassanyň ölümine garaşmak bolar.

Gaýragoýulmasyz operasiýalar

Howpuň VI derejesi. Gaýragoýulmasyz tertipde operasiýa edilýän I-II derejeli hassalar.

Howpuň VII derejesi. III-V derejeli hassalar. Gaýragoýulmasyz tertipde operasiýa edilýär.

Wideotorakoskopiki operasiýalary etmek üçin şu endohirurgiýa gurallary gerek:

Pnewmotoroksy goýmak üçin gurallar hem-de enjamlar, dürli gurluşly torakoskoplar, dürli gurluşly we diametrli troakarlar.

Operasion toparyň göwnejaý düzümi: hirurg, iki sany kömekçi, operasion şepagat uýasy, operasion kiçi şepagat uýasy.

Näsagyň operasion stolundaky ýagdaýyna bildirilýän talaplar. Operasiýa garşydaş öýkeniň kadaly işjeňligi, hirurgiki manipulýasiýalar üçin amatlylyk. Näsag, köplenç, gapdala ýatyrylýar. Şeýle ýatyrylanda şu artykmaçlygy bar: gowy görnüş, öýkeniň ähli bölümlerinde iş geçirmek mümkinçiligi, emma gapdala ýatyrylanda şu yetmezçilikleri bar: sagdyn öýkeniň bronhlaryna gakylygyň akmagy, sagdyn öýkeniň kompressiýasy.

Näsagyň beýik waligiň üstündäki klin görnüşli ýarymgapdal ýagdaýy torakoskopiki operasiýalar üçin iň oňaýlysy hasaplanýar. Şu ýagdaýda öýken onçakly gysylmaýar.

Agyrysyzlandyrma

Anyklaýyş maksady bilen geçirilýän torakoskopiki operasiýalar ýerli anesteziýa we umumy intubasion narkoz bilen geçirilip bilner.

Iki açyk turbajykly intubasiýa usuly we operasiýa edilen öýkeniň öçürilmegi bilen geçirilen bir öýkenleýin wentilýasiýa iň oňaýlysy hasaplanýar.

Anyklaýyş torakoskopiýasy umumy ýa-da ýerli agyrysyzlandyrma arkaly geçirilýär:

1. Plewranyň keselleri. Inçekesel, howply mezotemioma, howply çişiň disseminasiýasy plewritiň sebäpleri bolýar. Usulyň ähmiýeti – gistologik barlaglar üçin biopsiýany almaga mümkinçiligiň bolmagy, şeýle hem plewrodez geçirmek mümkinçiligi bar (talk ýa-da bleomisin bilen).

2. Öýkeniň howply çişiniň tapgyryny kesgitlemek. Torakoskopiýa wagtynda gursagaranyň limfa düwünleriniň biopsiýasy geçirilýär.
3. Mediastenal limfadenopatiýa. Gursagaranyň limfa düwünleriniň ulanylmagyna sarkondoz, inçekesel, limfogranulomotoz, howply limfoma sebäp bolýar. Gistologik barlag üçin gursagaranyň limfatiki düwnüniň biopsiýasy geçirilýär.
4. Gursagaranyň howply çişleri. Torakoskopiýanyň maksady – gursagara ötüşmesiniň ýaýraýyş derejesini kesgitlemek. Barlag wagtynda näsaglaryň 95%-i eýýäm operasiýa ýaramsyz bolýar, barlagyň esasy ähmiýeti adekwat himiýanyň we şöhle terapiýasynyň geçirilmegidir.
5. Disseminirlenen öýken keselleri. Interstisial we disseminirlenen öýken kesellerinde kyn kesel kesgidi. Torakoskopiýanyň maksady hadysanyň gistologik werifikasiýaly biopsiýadyr.
6. Perikarditler. Torakoskopiýa geçirilende ekssudat aýrylýar, perikardial aýna emele getirilýär (2x4 sm). Plewral boşlugyň drenirlenilmegi.
7. **Wideotorakoskopiki operasiýa.** Döş kapasasynyň süňk özeni bardyr. Şonuň bilen baglylykda ony garyn boşlugyndan tapawutlylykda gaz bilen doldurmak zerurlygy ýokdur.
8. Boşlugyň jebisligi (germetikligi) hökman däl, emma jebis plewra boşlugynda kömürturşy gazynyň insuflýasiýasy 8 mm/sim.süt.

Pnewmotoroksy emele getirmegiň we torakoporty salmagyň üç usuly bar. Olar:

Birinji usul. Weresiň iňňesi bilen V-VII gapyrga arasynda L.axillaris media ugry boýunça punksiýa geçirilýär.

Insuflýasiýasy 200-300 sm^3 gaz. Punksiýanyň ýerinde torakoport salynýar.

Ikinji usul. Punksiýa we insuflýasiýa geçirilmeýär. Deride 1 sm kesim edilýär we torakoport salynýar. Plewra boşlugynda sepleşme hadysasynyň bolmagynda kesime ilki barmak, soňra bolsa torakoport salynýar.

Üçünji usul. IV-V gapyrga arasynda L.axellaris anterior ugry boýunça minitorakotomiýa geçirilýär (3-4 sm). Döş diwaryny deşmek üçin nokady saýlap almakda:

a) döş diwarynyň topografo-anatomiki aýratynlyklaryna;

b) magistral damarlaryň ýerleşişine;

ç) döş boşlugynyň täze döremesiniň ölçegine we ýerleşişine (lokalizasiýasyna);

d) geçirilen operasiýalardan soňky döş diwaryndaky tyglaryň ýerleşişine üns bermeli.

1. Birinji torakoport V gapyrgaaradan L.mediaclavicularis ugry boýunça geçirilýär.

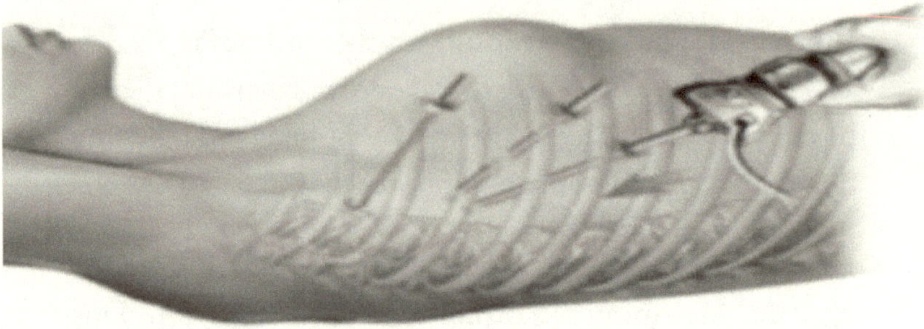

a

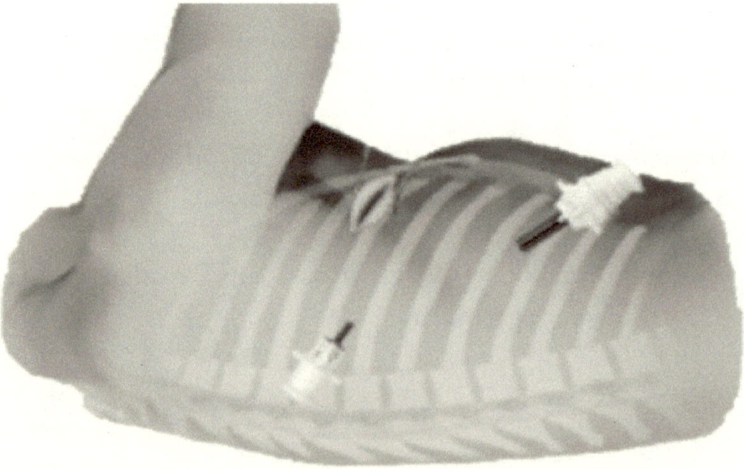

b

67-nji surat:

a – öýkeniň we plewranyň wideotorakoskopiki operasiýasy; b – öýkeniň we plewranyň torakoskopiki operasiýasy, initorakotomiýa

GURSAGARANYŇ AŞAKY bölümlerinde operasiýa geçirilende VI-VIII gapyrga arasynyň, gursagaranyň ýokarky böleklerinde III-IV gapyrga arasyna torakoport geçirilýär (67-nji (a we b) suratlar). Plewra boşlugyna ilki barmak, sepleşme hadysasy bolmadyk ýagdaýynda torakoskop salynýar. Torakoskopiýa 0^0 ýa-da 30^0 görüş burçly rigid torakoskopynyň kömegi bilen geçirilýär. Plewral boşluga girilende, seredıliş gözegçiligiň tertibine laýyk bolmaly. Öýken, wisseral we pariýetal plewra, diafragma, gursagara barlag edilmeli. Gözegçilikde örgünlere, patologik döremelere üns berilýär. Endoskopiki operasiya wagtynda ganakmany duruzmak örän wajyp mesele. Wideotorakoskopiýada gemostazyň görnüşleri:

1. Gan damarlarynyň daňylmagy.
2. Dokumalara ýokary energiki ýylylyk bilen täsir etdirmek.
3. Medikamentoz gemostaz.

Damary:

a) gan saklaýjy metal gysgyçlary ulanmak bilen;

b) distansion manipulýator arkaly intra ýa-da ekstra korporal tikin düwünleri emele getirmek bilen daňmak.

Dokumalara ýokary energiýanyň täsir etdirilmegi bilen, ýagny:

a) kauterirlemek;

b) ýokary ýygylykly elektrokoagulirlemek;

ç) lazer bilen koagulirlemek arkalyganakmany saklamak

Medikamentoz gemostaz. Operasiýa edilen zolaga iňňäniň kömegi bilen damar daraldyjy we gemostatiki serişdeleri goýbermek: wazopressin, ýerli adrenalin; parenteral: etamzilat natriý, disinon, wena damar içine 10%-li kalsiý glýukonaty, 5%-li aminokapron turşusy.

Endohirurgiki operasiýalar geçirilende damaryň iki ýerinden koagulýasiýa edilýar, ýagny damar bellenilýär, proksimal hem-de distal bölegi koagulirlenilýär.

Gidroseksiýa – 400 mm sim.süt. basyşy astynda goýberilýän fiziologik ergniň inçejik akymy (çüwdürimi) bilen geçirilýän suwuklykly operasiýada dokumalary kesmek.

Akwapurasiýa – ýarany ýa-da boşlugy antiseptiki ergin bilen ýuwmak. Operasiýanyň ahyrynda öýken çişirilýär, torakoportyň ýokarky we aşaky giren ýerinden plewra boşlugy 1 ýa-da 2 drenaž bilen drenirlenilýär.

Torakoskopiki operasiýadan açyk operasiýa geçmegiň sebäpleri iki topara bölünýär (68-nji surat):

A. Operatiw usuly bilen baglanyşykly sebäpler:

1. Erk edip bolmaýan ganakma.
2. Gyzylödegiň, bronhlaryň zeperlenmegi.
3. Şoga derejesine ýetmeýän torakoskopiki operasiýanyň çendenaşa wagt dowam etmegi.

B. Operatiw usul bilen baglanyşykly bolmadyk sebäpler:

1. Bir öýkenli wentilýasiýany göterip bilmezlik.
2. Plewral boşlugyň obliterasiýasy.
3. Anatomiki aýratynlyklar (döremaniň uly ölçegleri, bölegara joýalaryň sepleşmegi).
4. Patologik hadysa wizual gözegçiligiň bolmazlygy.

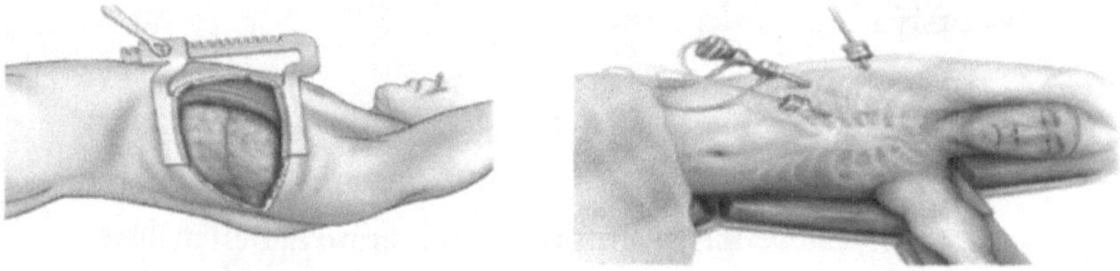

68-nji surat. Açyk we wideotorakoskopiki operasiýalar

Gaýraüzülmeler. Operasiýa wagtynda we operasiýadan soňky döwürde gaýraüzülmeler ýüze çykyp biler. Olar 2 topara bölünýär:

Birinji topara torakal operasiýanyň umumy hirurgiki gaýraüzülmeleri degişli.

Ikinji topara torakoskopiki operasiýalar bilen baglanyşykly gaýraüzülmeler degişli.

1. **Birinji topara degişli gaýraüzülmeler:** dem alyş we ýürek-damar ýetmeçiligi, operasiýadan soňky ganakmalar, ýara infeksiýasy, doly däl aerostaz.
2. **Ikinji topara degişli gaýraüzülmeler:** torakoport salnanda diagfragmanyň, perikardyň, öýkeniň, gapyrgara damarlaryň ýaralanmagy, öýken damarlary işlenilende ýüze çykýan ganakma, gapyrgara newralgiýa, torakoportyň salynýan nokatlarynda çiş öýjükleriniň implantasiýasy.

Kütek uçly torakoportlaryň görüş gözegçiligi bilen ulanylmagy perikardyň, öýkeniň we damarlaryň zeperlenmeleriniň öňüni alýar. Lobektomiýa wagtyndaky ganakmalar usulyň kämilleşmegi bilen seýrek duş gelýär. Metastazlaryň implantasiýasynyň öňüni almak maksady bilen preparat çykarylmazdan ozal konteýnere ýerleşdirmeli.

Operasiýadan soňky döwür

Näsaga narkotiki däl analgetikler, antibiotikler, görkezmelere görä infuzion terapiýa, bejeriş bedenterbiýesi we başga simptomatiki terapiýa bellenilýär. Torakoskopiki operasiýalardan soňra näsaglarda irki aktiwasiýa ulanylýar. Gözegçilik rentgenografiýasy operasiýadan 24 sagat soň amala aşyrylýar. Drenaž turbajyklary 2-3 günden operasiýa edilen öýkene kliniki-rentgenologik ýazylmadan soňra aýrylýar.

Öýkeniň we plewranyň hirurgiki kesellerinde operasiýadan soňky döwür

Öýkeniň we plewranyň hirurgiki kesellerinde **operasiýadan soňky döwür** diýlip operasiýa gutaran pursadyndan näsag doly sagalýança aralyga aýdylýar.

Operasiýadan soňky döwür üç tapgyra bölünýär:

1. Irki döwür (3-5 gün).

2. Giçki döwür (2-3 hepde).

3. Uzakmöhletli döwür (3 aýdan 5 aýa çenli).

F.G. Uglow (1966) öýken we plewra keselleri bolan näsaglarda operasiýadan soňky döwri üç döwre bölýär:

1. Birinji döwür (1-3 gün).

2. Ikinji döwür (4-15 gün).

3. Üçünji döwür (16-30 günden tä hassahanadan çykarylýança).

Operasiýadan soňky irki döwürde näsagyň bedeni keselden, agyr operasiýadan we uzak wagtlap dowam edýän anesteziýadan gutulyp başlaýar. Patologik we fiziologik gözlegler, operasiýadan soňky döwürde katabolik, aralyk, anabolik diýen üç fazanyň bardygyny görkezdi.

Katabolik fazada (5-7 gün) amaly streslere jogap hökmünde simpatiki-adrenal ulgam işjeňleşýär. Ganda glýukokortikoidleriň, aldosteronyň, ketaholaminleriň üpjünçiligi ýokarlanýar. Bu tapgyrda bedeni energiýa we gurluş serişdeleri bilen üpjün etmek üçin beloklaryň bölünmegi ýüze çykýar.

Katabolikden anabolige geçiş tapgyry – aralyk faza (8-12 gün). Bu tapgyrda beloklaryň bölünmesi haýallaşyp sintezi başlaýar. Simpatiki-adrenal ulgamyň täsiri azalýar. Ýaglaryň we glikogeniň sintezi ýokarlanýar.

Anabolik fazada parasimpatiki nerw ulgamy işjeňleşýär, beloklaryň we gormonlaryň sintezi ýokarlanýar. Plastiki we täzeleniş hadysalary işjeňleşdirilýär.

Öýkende we plewrada geçirilen operasiýadan soň hassanyň intensiw terapiýa bölümine geçirilmegi bilen baglanyşykly bedeniň möhüm agzalarynyň çuňňur bozulmalary bolýar.

Operasiýadan soňky döwürde öýken patologiýasy bolan näsaglarda aşakdaky meseleleri çözmeli:

1. Näsagyň agyrysyzlandyrylmasy.

2. Dem alyş ýollarynyň bozulmalarynyň intensiw terapiýasy.

3. Traheýanyň we bronhlaryň drenaž funksiýasyny dikeltmek.

4. Antibakterial bejergi.

5. Öýkeniň we merkezi gemodinamikanyň bozulmalaryny bejermek.

6. Belok ýetmezçiliginiň öwezini dolmak.

7. Suw-duz we turşy-esas balansyny düzetmek.

8. Immunomodulirleýji bejergi.

9. Işleýän öýkeniň giňelmegi we plewral boşlugy dolandyrmak.

10. Fizioterapiýa maşklary.

NÄSAGYŇ AGYRYSYZLANDYRYLMASY

Öýkeniň operasiýasyndan soň ilkinji 5-6 günüň dowamynda hassalaryň ýara ýerinde agyry sindromlary bolýar. Agyry sindromy näsaglara gijelerine gowy uklamaga mümkinçilik bermeýär, nerw ulgamyny gowşadýar, psihikasyna, ýürek-damar we beýleki ulgamlarynyň işine ýaramaz täsir edýär. Agyry zerarly näsaglar çuňňur dem alýarlar, olaryň çuňňur dem almalary kynlaşýar. Bu bolsa gorag üsgülewügine we tüýküligiň akmagyna sebäp bolýar.

Agyry sindromyna garşy göreşde prolangirlenen epidural anesteziýany ulanmak täsirli bolýar. Bu usul iňlis we ýapon hirurglary tarapyndan teklip edilýär hem-de III we IV döş oňurgalarynyň arasyndan ýörite kateter geçirilip periodik tertipde ksilotoks, tetrakain, trimekain ýaly ýerli anestetikler wagtal-wagtal sanjym edilýär. Anesteziýa her 1,5-6 sagatdan 2-3 günüň dowamynda geçirilýär. Anesteziýa täsirli, ýöne operasiýadan soňky näsaglarda öýkeniň iriňli destruktiw keselleri sebäpli peridural giňişligiň infisirlenme howpy bolany üçin anesteziýany seresaply ulanmak zerurdyr.

Dem alyş bozulmalary üçin intensiw bejergi

Öýken we plewra operasiýasyndan soň näsaglarda dem alyş ýetmezçiligi demiň gysmagy, tahipnoe, tahikardiýa we sianoz ýüze çykýar. Operasiýadan soňky döwürde dem alyş ýetmezçiligi parenhimatoz, howa çalşygy we garyşyk bolup biler. **Parenhimatoz dem alyş ýetmezçiligi** öýken rezeksiýasy wagtynda öýken dokumasynyň ýitmegi, gan aýlanyşyň hem-de öýkeniň gaz paýlanyşynyň bozulmagy, arterial gipoksiýa, ýelimli tüýkülik, bronhospazm we gipowentilýasiýa bilen ýüze çykýar.

Howalandyryjy dem alyş ýetmezçiligi daşarky dem alyş funksiýasynyň bozulmagy, kömürturşy gazynyň çykmagy we kislorodyň ýeterlik bolmazlygy, gaz çalşygynyň bozulmagy bilen baglanyşyklydyr.

Garyşyk dem alyş ýetmezçiliginde parenhimal we dem alyş ýetmezçiliginiň howa çalşygy görnüşleriniň birleşmesi ýüze çykýar.

Kliniki ýagdaýa gözegçilik etmek gandaky kislorodyň we kömürturşy gazynyň düzümini kesgitlemegi öz içine alýar. Atmosfera howasyndan dem alnanda, gandaky kislorodyň parsial basyşy, adatça, 90-120 mm sim.süt., gandaky kömürturşy gazynyň parsial basyşy 34 -46 mm sim. süt. bolýar.

Operasiýadan soňky döwürde öýken we plewra kesellerinde ilkinji 2-3 günlükde näsaglaryň ganynda kislorodyň parsial basyşy peselýär we PCO_2 köpelýär. Operasiýadan soňky bejerginiň netijesinde PO_2-niň we PCO_2-niň düzümi ýuwaşlyk bilen kadaly ýagdaýa gelýär.

Wentilýasiýa dem alyş ýetmezçiligi PCO_2 = 46-50 mm sim.süt. az-kem, PCO_2 = 50-55 mm sim.süt. ýaýraň, PCO_2 = 55-70 mm sim.süt we ondan ýokary bolanda agyr hasaplanýar.

Dem alyş ýetmezçiliginiň parenhimal bölegi $P0_2$ = 80-65 mm sim.süt. pes derejeli, $P0_2$ = 55-45 mm sim. süt. ortaça, $P0_2$ = 50-45 mm sim.süt. agyr hasaplanylýar.

Kislorod bejergisi arterial gipoksiýa we onuň öňüni almak üçin zerurdyr. Öýken operasiýasyndan soň näsaglara nazofarengeal kateter arkaly 24-48 sagatlap çygly kislorod berilýär. Operasiýadan soňky çylşyrymly döwürde bir minutda 15-20 litr kislorod bilen kislorod çadyry ulanylýar.

Kislorod bejergisinde garyndynyň iň kiçi bronhlara aralaşmagyna mümkinçilik döredýän geliý-kislorod garyndysy hem ulanylýar. Gatnaşyk 2 bölek geliý we bir bölek kislorod üçin ulanylýar. (I.S. Kolesnikow, M.I. Lyutkin, 1988 ý.).

TRAHEÝANYŇ WE BRONHLARYŇ AKDYRYJY IŞJEŇLIGINI DIKELTMEK

Operasiýadan soňky döwürde näsaglarda şepbeşik gakylygyň mukdarynyň köpelmegi bronhospazm dem alyş ýollarynyň näsazlygyna hem-de traheýanyň we bronhlaryň drenaž işiniň bozulmagyna getirýär. Bejergi üçin çopantelpek, efedra otlary; sogan we sarymsak; ewkalipt, şeýle hem fitonisidler, bronhodilatatorlar bilen bug esasly ingalýasiýa ulanylýar. Bug esasly ingalýasiýalar günde 3-4 gezek ulanylýar. Fermentleri, dermanlary we ösümlikleri ulanmak bilen ultrases dumanlary gowy netije berdiler.

Klinikalarda aerozol (pnewmatik, ultrases, disk) ingalýatorlary ulanylýar. Kameraly ingalýatorlar aerozol buludyny emele getirýärler. Hususy ingalýatorlarda gyzdyrylan aerozol hassanyň dem alyş ýollaryna gönüden-göni girýär.

Traheýanyň we bronhlaryň akdyryjylyk ukybyny dikeltmek üçin hassalar gakylyk suwgaldyjy we gopduryjy serişdeleri ulanýarlar. Olar: mukaltin, döş eliksiri, likwiriton, natriý benzoaty, likorin gidrohloridi, kaliý ýodidi, natriý ýodidi, natriý bikarbonaty, anis ýagy, asetilsistein, bromgeksin, lazolwan we ş.m. Gakylygy eretmek üçin himotripsin, terrilitin, ribunukleaza, dezoksiribonukleaza, lidaza, elastolitin we ş.m. fermentler ulanylýar

Öýkeniň we plewranyň iriňli keselleri sebäpli operasiýalardan soň näsaglarda iriňli gakylyk ýygnanýanlygy üçin traheýanyň we bronhlaryň bronhoskopiki sanasiýasy geçirilýär.

Operasiýadan soňky agyr döwürde käbir torakal klinikalarynda Radigan-Ring-Keawine laýyklykda deriden traheýanyň kateterizasiýasy ulanylýar. Antiseptikleri, antibiotikleri sanjym etmek we üsgülewügi güýçlendirmek üçin deriniň üsti bilen traheýa mikrokateter goýulýar.

ANTIBAKTERIAL TERAPIÝA

Öýken we plewral hirurgiýada dürli antibakterial serişdeler: antibiotikler, antiseptikler, fermentler, syworotkalar, waksinalar, bakteriofaglar we ş.m. ulanylýar. Intensiw antibakterial bejergide antibiotikler möhüm ähmiýete eýedir. Öýken we plewra operasiýasyndan soň näsaglarda antibiotikleri ulanmak aşakdaky maslahatlara laýyklykda bolmalydyr.

1. Antibiotikler iriňiň hem-de gakylygyň we beýleki materiallaryň bakteriologik ekişinden soň mikroblaryň antibiotiklere duýgurlygy kesgitlenilende has täsirli bolýar.

2. Jogap almazdan ozal näsagyň sinergizmi göz öňünde tutulyp, agyr ýagdaýlarda 2 ýa-da has köp antibiotikler utgaşdyrylyp bellenilýär.

3. Antibiotikleri ulanmazdan ozal bedeniň bu derman serişdesine duýgurlygy kesgitlenilýär.

4. Antibiotikleri metron, metrožil, klindamisin, klion we ş.m. bilen bilelikde bellemek zerurdyr.

5. Antibiotikleri azyndan 7-10 günüň dowamynda güýçli möçberlerde bellemeli.

6. Antibiotikleriň iň gowy netijeleri damar içine goýberilende gazanylýar.

7. Antibiotikler saýlanylanda olaryň toksiki häsiýetleri göz öňünde tutulýar.

8. Antibiotik bejergisinden soň kandidomikozyň öňüni almak üçin antifungal bejergi geçirilýär.

> Bu ýerde agzalan antibakterial serişdelere goşmaça pnewmoniýada piperasillin, azlosillin, mezlosillin gündelik möçberlerde 6-8 g, iň ýokary möçberde 24 grama çenli täze penipillinler ulanyldy. Germaniýanyň klinikalarynda eritromesiniň toparyna degişli roksitromesiniň has netijeliligi ýüze çykarylýar.

Merkezi gemodinamikanyň we operasiýa edilen öýkeniň bozulmalaryny bejermek

Öýkende we plewrada geçirilen operasiýadan soň merkezi gemodinamika bozulýar. Ýaş hassalarda öýkeninde trawmatiki däl operasiýadan soň intoksikasiýasyz gan aýlanyşynyň minutlyk mukdary köpelýär.

Uly ýaşly we garry hassalarda, tersine, gan aýlanyşynyň minutlyk mukdary azalýar we periferiýa damar aýlanyşygy ýokarlanýar. Umuman aýdylanda, şeýle näsaglarda tahikardiýanyň bardygyna garamazdan, bedeniň dokumalaryna kislorod üpjünçiligi operasiýa edilýän öýkeninde hasam erbetleşýär. Öýkeniň destruktiw iriňli keselleri üçin operasiýa edilen hassalarda toksinler we dokumalaryň çüýreme önümleri ýürege täsir edip, miokarditiň döremegine sebäp bolýar. Operasiýadan soňky döwürde kardiotoniki bejergisi görkezilýär. Olar: korglukon, strofantin, digoksin, panangin, asparkam, kaliý orotaty, foliý turşusy, glýukoza-kaliý garyndylary, aminofillin, witaminler.

Belok ýetmezçiliginiň bejerilişi

Näsaglara gan we gan serişdeleri, natiw plazma, gije-gündiziň dowamynda 30-40 g albumin goýberilýär. Operasiýadan soňky döwürde belok ýetmezçiligini bejermek üçin aminokislotalary öz içine alýan maddalar bedeniň bir kilogram agramyna 0,5 gram şertli belok derejesinde ulanylýar. Belok gidrolizatlary (amikin, aminazol, aminon, aminopeptid we ş.m.), esasan, paraenteral goýberilýär.

Operasiýadan soňky döwürde iriňli destruktiw öýken keselleri bolan näsaglarda beloklaryň intensiw peselmeginiň öňüni almak üçin anabolik steroidler (nerobol, nerobolil, retabolil, metilandrostendiol we ş.m.) ulanylýar.

Suw-duz we aşgar-turşulyk-esas balansyny düzetmek

Öýkende we plewrada geçirilen operasiýalardan soňky döwürde näsaglaryň bedeninde suw-elektrolit we aşgar-esas balansy, şeýle-de kaliý we magniý ionlarynyň çalşygy bozulýar. Gipokalemiýa ýüze çykýar. Gipokalemiýanyň köpelmegi giň we trawmatiki operasiýalarda iriňli plewral çylşyrymlaşmalar bilen ýüze çykýar. Kaliniň öwezini doldurmak kaliý serişdelerini ulanmak, şeýle hem erginleri öz içine alýan natriniň infuziýasyny azaltmak arkaly amala aşyrylýar. Olar: natriniň hloridi, ringer asetaty, laktazol we ş.m. Kolloid erginlerini (reopoliglýukin, polifer, jelatinol we ş.m.) guýmak zerur. Glyukoza-kaliý erginleriniň ulanylmagy kaliý ionlarynyň doldurylmagyna, ýüregiň gipokaliemiki bozulmalarynyň bejergisine kömek edýär.

Öýkeniň we plewranyň agyr operasiýalarynda operasiýadan soňky döwürde metaboliki asidoz ýüze çykýar. Ony kadalaşdyrmak üçin natriý bikarbonatynyň ergini guýlup, öýken wentilýasiýasy ýola goýulýar. Operasiýadan soňky döwürde näsaglaryň 15-20%-inde metabolik alkaloz ýüze çykýar. Agyr ýagdaýlarda metabolik alkalozy düzetmek üçin böwreklerde bikarbonatyň (diakarb) reabsorbsiýasyny basýan karboangidraz ingibitorlary ulanylýar.

Immun ulgamyny kadalaşdyrýan bejergi

Iriňli destruktiw öýken keselleriniň hirurgiki bejergisinde bedeniň işjeňligini we immunitetini peseldýär. Immunoterapiýa dermanlary T-, B-, ulgamlaryna, fagositozyň täsirine baglylykda üç topara bölünýär.

1-nji topar. B-immunitet ulgamynyň aktiwatorlary: waksinalar we bakterial lipopolisaharidler (pirogen, prodigiosan).

2-nji topar. Immunitetiň T-ulgamyny sazlaýjylar: timalin, T-aktiwin, lewamisol, diusifon, leakadin.

3-nji topar. Fagositleriň stimulýatorlary: natriniň nukleaty, pentoksil, metilurasil.

Timalin, T-aktiwin **T** ulgamyny kadalaşdyrmak üçin ulanylýar. Lewamisol, diusifon gandaky T-limfositleriň umumy mukdarynyň azalmagy we T-mitogen limfositler bilen blasttransformasiýa reaksiýasynda limfositleriň işjeňligi, T-supressorlaryň sanynyň we işjeňliginiň peselmegi sebäpli ulanylýar. Prodigiozan – antitelo bagly killer öýjükleriniň peselmegi bilen, B-limfositleriň işjeňliginiň peselmegi bilen kesgitlenilýär (W.S. Korowkin, 1996 ý.). Operasiýadan soňky döwürdäki näsaglara gury plazma, antistafilokok plazma, antistafilokok immunoglobulin berilýär.

Natriniň nukleaty, metilurasil, pentoksil, ziksorin ýaly derman serişdeleri bedeniň gumoral we öýjükli gorag faktorlaryny işjeňleşdirýärler.

Operasiýa edilýän öýkeniň giňelmegi we plewral boşlugy dolandyrmak

Operasiýa edilýän öýkeniň doly we irki giňelmegi operasiýadan soňky dolandyryşyň çylşyrymly bejergisi üçin esas bolup durýar. Öýkeniň giňelmegi traheýanyň we bronhlaryň drenaž funksiýasynyň işine, üsgülewügiň güýjüne we plewral boşlukda negatiw basyşyň döremegine baglydyr. Öýkeniň giňelmegi passiw ýa-da işjeň bolup biler. Öýkeniň passiw giňelmegi suwasty drenažlaryň kömegi bilen gazanylýar. Aktiw giňelme plewral boşlukda otrisatel basyş döretmek usullaryny ulanmak arkaly gazanylýar.

Plewral boşlugyň bölekleýin, hemişelik däl işjeň islegi aşakdaky usullar bilen gazanylýar: Janeniň sanjymiňňesi (şprisi), üç ampulaly ulgam, Pertes enjamlary, elektrik sorujy, Redon ulgamy we ş.m. Bu ýagdaýda plewral boşlukdaky otrisatel basyş deňsizlik döredýär. Iň gowusy, plewral boşlugyň üznüksiz işjeň aspirasiýasydyr. Merkezleşdirilen wakuum ulgamy bilen enjamlaşdyrylmadyk hassahanalarda aşakdaky enjamlar ulanylýar: P.T. Gonçarow, OP-1 enjamy, Lavrinowiç we beýlekiler.

S.M. Kirow adyndaky Harby lukmançylyk akademiýasynda öýkeniň segmentektomiýasyndan soň 10 mm sim.süt. otrisatel basyşyň ýeterlikdigini görkezýän synaglar geçirildi. Lobektomiýadan soň 15 mm sim.süt., bilobektomiýadan soň 15-20 mm sim.süt. otrisatel basyşy. Drenaž turbalary plewral giňişlikden aýyrmak möhüm mesele. Plewral boşlukdan uzakdaky ekssudat drenažyň kömegi bilen sazlanylýar. Köplenç, ýokarky drenaž 1-2 günden, aşaky drenaž 3-4 günden aýrylýar. Operasiýadan soňky ýaranyň tikinleri 8-10-njy günde aýrylýar.

Bejeriş bedenterbiýesi

Öýken we plewra operasiýalaryndan soň näsaglary bejermekde fizioterapiýa we dogry dem alyş maşklary möhüm ähmiýete eýedir. Fiziki bejergini we dem alyş maşklaryny hünärmen öwredýär. Düşekdäki fizioterapiýa hem-de dogry dem almak gakylygyň gopmagyna kömek edýär, traheýany we bronhlary arassalaýar, dem alşy gowulandyrýar we ýürek-damar ulgamyny kadalaşdyrýar. Çylşyrymlaşmadyk operasiýalarda näsag eýýäm agşam düşeginde oturyp biler. Ikinji gün turuzylýar. Pulmonektomiýadan soň näsag 2-3 gije-gündizde ýerinden turup biler. Torakoskopiki operasiýalardan soň bejergi berýän lukmanyň rugsady bilen näsag birnäçe sagatdan soň ýerinden turup biler.

XII BAP

GURSAGARANYŇ TORAKOSKOPIKI HIRURGIÝASY

Gursagara (mediastinum) – bu töweregi ýag gatlagy bilen gurşalyp alnan beden agzalarynyň, damarlaryň, nerwleriň we limfatiki düwünleriň ýerleşýän ýeri bolan döş kapasasynyň bölegidir. Gursagaranyň öňki bölegi döş süňki we gapyrga kekirdewügi, yzky bölegi oňurga sütüni, gapdal bölekleri bolsa pariýetal plewranyň mediastenal ýapraklary, aşaky bölegi diafragma, ýokary tarapy bolsa boýun agzalary bilen çäklendirilýär (69-njy surat). Öýken köküniň üsti bilen geçýän frontal üst gursagarany öňki we yzky gursagara bölýär.

Öňki gursagarada ýürek, timus, şahaly aorta, ýokarky we aşaky boş wenalar, öýken köküniň damarlary, diafragma nerwleri ýerleşýär.

Yzky gursagarada gyzylödek, jübüt we ýarymjübüt däl wenalar, döş limfatiki akymy we limfatiki düwünler ýerleşýär.

Awtorlaryň köpüsi gursagarany üç bölege bölýärler. Olar:

Öňki, aram we yzky bölekler. Öňki bölekde döş süňkünde ýürek we onuň damarlary, aramgursakda ýürek hem-de öýken damarlary ýerleşýär, yzky bölek ýüregiň yzynda ýerleşýär. Endohirurglar wideotorakoskopiki operasiýalary geçirenlerinde gursagarada bäş zolagy tapawutlandyrýarlar. Gursagara agzalarda operasiýa edilende olaryň her biri üçin torakoportlary salmagyň kesgitli nokady bolýar. Ol zolaklar indikilerden ybaratdyr: öňki-ýokarky, öňki-aşaky, yzky-ýokarky, yzky-aşaky we merkezi. Şeýle görnüşde bölmek keseliň aýratynlygyny kesgitlemäge ýardam berýär. Gursagara agzalaryň keselleri we olaryň zolaklar boýunça ýerleşýän ýeri 1-nji tablisada görkezilendir.

4-nji tablisa

Gursagara agzalarynyň keselleri we olaryň zolaklar boýunça ýerleşýän ýeri

Gursagara zolaklar	Gursagara agzalarynyň keselleri
Öňki-ýokarky	Döşaňyrsy zob, lipoma, timus kistasy, limfoma, timoma
Öňki-aşaky	Perikardyň selomiki kistasy, bronhogen kistasy, limfoma, mediastenal lipomalar
Yzky-ýokarky	Aortanyň aşak düşýän böleginiň, gyzylödegiň keselleri we çiş emele gelmeler
Yzky-aşaky	Gyzylödegiň, aortanyň aşak düşýän böleginiň keselleri we çişleri, newrogen çişler
Merkezi	Perikardyň, ýüregiň, aortanyň we öýken köküniň damarlarynyň keselleri, limfoma, lipoma, bronhogen kistalar we çişler

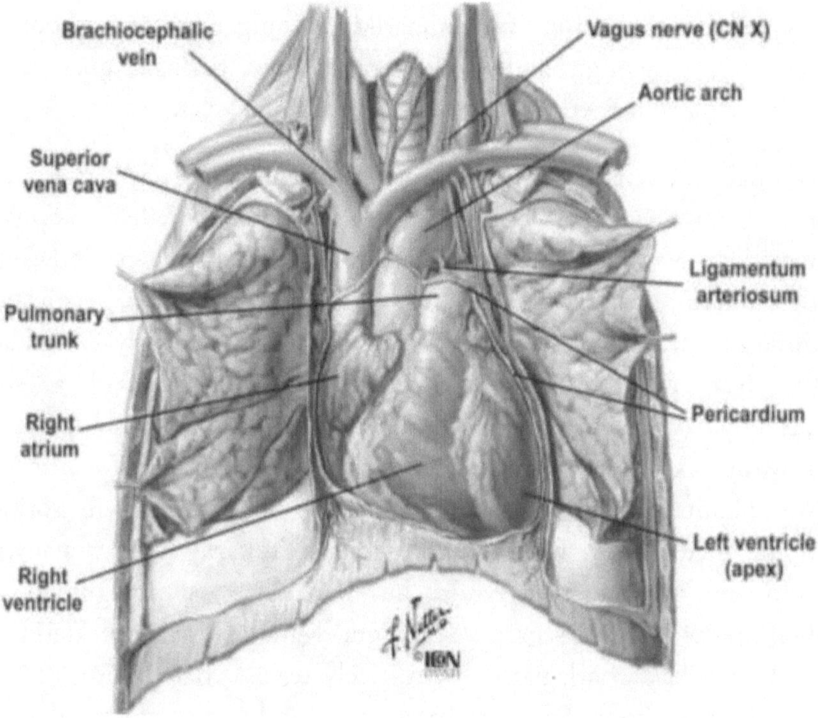

69-njy surat. Gursagaranyň anatomiýasy

TORAKOSKOPIÝA KESELI kesgitlemek we hirurgiki bejerginiň usulyny anyklamak üçin ýerine ýetirilýär. Gursagaranyň anyklaýyş torakoskopiýasy indiki ýagdaýlarda: mediastenal limfaadenopatiýada, gursagaranyň ölüm howply we howpsuz çişlerinde, perikarditleriň tebigatyny kesgitlemekde ulanylýar.

Ýerine ýetirilmeli: gursagaranyň ölüm howply bolmadyk çişleri we kistalary (mediastenal lipoma, howply däl timoma, timus kistasy, döşaňyrsy zob, fibroma, teratoma, newrogen çişler), gyzylödegiň, oňurganyň howply däl keselleri, ýürek we perikard keselleri. Arterial akymyň sargysy, ritm emele getirijileriň elektrodlarynyň implantasiýasy, aortakoronar şuntirleme, perikardyň selomiki kistalarynyň aýrylmagy ýaly torakoskopiki kardiohirurgiki operasiýalar amala aşyrylýar. Simpatiki nerw ulgamynda toraskopiki operasiýalar hem girizildi. Wideotorakoskopiki barlaglar gursagara çişleri we kistalary ýüze çykarmakda giňden ulanylýar.

Bu maksat bilen Karlens boýunça medianoskopiýa geçirilýär. Öňki gursagaranyň ýokarky böleklerini barlamak üçin medianoskopiýa ulanylýar. Munda traheýanyň we onuň bifurkasiýasynyň, limfatiki düwünleriň, çişleriň we kistalaryň gözegçiligi ýerine ýetirilýär, görkezme berlen ýagdaýynda bolsa dokumalaryň biopsiýasy amala aşyrylýar. Medianoskopiýada näsaga narkoz berlip, ol arkan ýatyrylýar, kellesi yza çekilip, eginleriniň aşagynda waligiň goýulýar. Boýuntyrykly kesimiň ýokarsynda 4-5 sm uzynlykda kesim geçirilýär we dokumalaryň arasy açylýar. Hirurg, ilki bilen, barmagyny, soňra bolsa mediaskopy öň gursagara salýar. Ýokarky boş wenanyň sindromy bolan ýagdaýynda bu barlagyň geçirilmegine ýol berilmeýär. Yzky gursagara we öňki gursagaranyň aşaky bölekleri bu endoskopiki barlaglar üçin elýeterli däl. Anyklaýyş wideotorakoskopiýasy gursagaranyň çişinde we dokumalaryň biopsiýasynda keseliň morfologik taýdan kesgitlenilmegi üçin ýerine ýetirilýär. Umumy intubasion narkoz astynda näsagyň plewral boşlugyna torakoport salynýar. Gursagaranyň öňki-ýokarky böleginiň gözegçiligi üçin torakoport aram-goltuk çyzygynyň III-IV gapyrga arasynda, aşaky böleginiň gözegçiligi üçin bolsa şol bir çyzygyň VI-VIII gapyrga arasynda sanjylýar (70-nji surat).

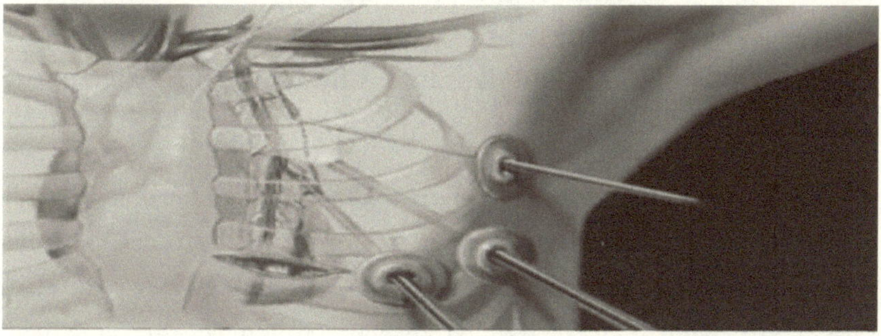

70-nji surat. Torakoskopiki mediastinotomiýa

PERIKARDYŇ TORAKOSKOPIKI operasiýalary

Ýürek we perikard öňki gursagarada ýerleşýär. Perikard ýüregiň gursagaradaky ýerini berkidýär we onuň süýnmegine ýol bermeýär. Perikard boşlugynda, adatça, 50 ml-e çenli kükürt suwuklygy ýerleşýär. Bu ýüregiň işlemeginde onuň sürtülmegini azaldýar. Adat boýunça, içki perikardial basyş -0,5 sm-den +0,5 sm-e çenli suw sütüni çäklerinde bolýar. Suwuklygyň we 150-250 ml-den artyk ganyň toplanmagy perikardyň ýiti tamponadasyna getirip biler. Ýiti perikarditli bolan näsaglary döş kapasasyndaky, döş süňkündäki agyry we gowşaklyk bimaza edýär. Näsaga gözegçilik edilende perikardyň sürtüliş sesi kesgitlenilýär. Perkussiýada bolsa ýürek çäkleri ulalýar. Rentgen barlagy ýüregiň kölegesiniň ulalandygyny görkezýär. Elektrogrammada üýtgeşmeler bellenilýär.

Ehokardiografiýa perikarda suwuklygyň toplanandygyny ýüze çykarmaga ýardam berýär.

Ýürek tamponadasynyň başlangyç tapgyrynda Bekiň üçlüginiň bolmagy häsiýetlidir. Ol üçlük: boýun damarlarynyň giňemegi, ýürek urgusynyň aralykdan eşidilmegi we gipotenziýa bolýar, şeýle-de tahikardiýa, tahipnoe, parodoksal puls we sianoz bolýar.

Parodoksal pulsda dem alnanda arteriýa basyşy 10 mm sim.süt. aşak düşýär. Ýiti iriňli perikardit, inçekesel, şöhle zyýanlanmasy we fibriniň toplanmagy, perikardyň diwarlarynyň ýognamagy konstruktiw perikarda getirip bilýär.

Perikarda suwuklyk ýygnanan, konstruktiw gysyjy perikardit ýüze çykan. Iriňli perikarditde hirurgiki bejergi gerek bolýar. Operasiýa näsaga umumy intubasion narkozyň berilmegi we öýkeniň bölekleýin wentilýasiýasynyň goýulmagy bilen ýerine ýetirilýär. Näsag gapdal tarapyna ýatyrylýar. Torakoport yzky goltugasty çyzygyň VII gapyrga arasynda goýulýar. Iki sany torakoport yzky goltugasty we pilçe çyzygy boýunça bir- iki gapyrgara böleginde goýulýar. Suwuklyk ýygnanan perikard ýüze çykarylan ýagdaýynda perikardial penjiresi açylýar. Ýüregiň başlangyç tamponadasy bolan ýagdaýynda operasiýa edilmezinden öň gaýragoýulmasyz punksion dekompressiýa geçirilmelidir. Iriňli perikardda iriň aýrylýar, sanasiýa edilýär we penjire ýa-da perikardotomiýa ýerine ýetirilýär. Perikardektomiýa konstruktiw perikardda amala aşyrylýar..

Perikardial kistalar we diwertikulalar. Perikardyň selomiki kistalary we diwertikulalar bejerilende torakoskopiýanyň ulanylmagy şikes ýetmäniň we gaýraüzülmeleriň, şeýle-de letal netijeleriň azalmagyna ýardam berdi. Agyrysyzlandyrmak üçin öýkeniň aýry böleklerine wentilýasiýa goýmak bilen intubasion narkoz berilýär. Torakoportlar kesgitli nokatlarda goýulýar (mediastinotomiýa). Selomiki kistalar aýrylanda onuň aşaky ujy endostepler bilen tikilýär ýa-da daňylýar. Plewral boşlugyň drenirlenilmegi zerurdyr.

Timomalar

Timoma bu timusyň ölüm howpsuz we ölüm howply çişidir. Timus öňki-ýokarky gursagarada ýerleşýär. Ol birleşen boýunjykly iki sany dilim şekilli bölekden durýar. Bölegi düzýän dilimler beýni we gabyk gatlaklaryndan durýar. Beýni gatlagy

timositiň öýjüklerinden, gabyk gatlagy bolsa arasynda Gassaryň bedenjikleri bolan epitelial elementlerden durýar. Adatça, adam 12-15 ýaşyna ýetende jynsy taýdan ýetişýändigi bilen baglylykda, mäz ýaşaýyş ukybyny ýitirýär we ýag dokumasy bilen orny çalşyrylýar. Adamlar, ýaşyna ýa-da jynsyna garamazdan, timoma bilen ejir çekýärler. Bu keseliň klinikasynda 2 döwür tapawutlandyrylýar: alamatsyz döwri we kliniki alamatlaryň ýüze çykýan döwri. Kliniki görnüşde gysylmanyň alamatlary üsgürme, kadaly ýürek urşunyň bozulmagy, döş süňküniň agyrysy bolup durýar. Näsaglaryň 10-15%-inde miasteniýanyň alamatlary bolýar. Miasteniýa izolirlenen göz miasteniýasy (ptoz, mioz) we umumy görnüşde ýüze çykyp bilýär. Umumy miasteniýa aýdyň şekildäki myşsa gowşaklygy häsiýetlidir. Kardiýa ahalaziýasynda antiholinestaz serişdeleriniň berilmegi bilen näsaglaryň ýagdaýy az derejede gowulaşýar. Olar: 0,5%-li prozerin 1,0 ml, 1%-li galantami 1,0 ml we ş.m. Kesel kesgidi kliniki-barlaghana, rentgen barlaglaryndan soň goýulýar. Muňa kompýuter tomografiýasy we ÝaMR, şeýle-de biopsiýa degişlidir. Timomasy bolan näsaglarda hirurgiki bejeriş usullary ulanylýar. Timomanyň aýrylmagy üçin indiki usullar elýeterdir: uzaboýuna sternotomiýa, uzaboýuna-inli sternotomiýa, kese sternotomiýaly öňki ýa-da öň-gapdal torakotomiya. Häzirki zaman hirurgiýasynda täze tehnologiýalaryň we miniinwaziwlige bolan okgunly timektomiýanyň has giňden ulanylmagy başlandy.

Gyzylödegiň endoskopiki hirurgiýasy yzygiderli ösýär. Gyzylödegiň howply çişi, gyzylödegiň operasiýadan soňky berçli daralmasy, gyzylödegiň strukturalary rekanalizasiýa bolmadyk ýagdaýynda, stenozirleýji reflýuks ezofagit diletasiýasy bolmadyk ýagdaýynda, gyzylödegiň ahalaziýasynyň IV derejesinde, Barret boýunça gyzylödegiň konserwatiw bejergisinde nemli bardanyň metaplaziýasynyň ýok ýagdaýynda gyzylödegiň endoskopiki rezeksiýasyna görkezmeler bolýar. Gyzylödekde endoskopiki operasiýalar gyzylödegiň howply däl çişlerinde, kistalarda we diwertikullarda, gyzylödek-bronh fistulalarynda, gyzylödegiň diwarlarynyň ýatrogen perforasiýalarynda, kardia ahalaziýalarynda, aşgazan-gyzylödek reflýuks kesellerinde we ş.m. edilýär.

Gyzylödegiň endoskopiki rezeksiýalary şu görnüşde edilýär:

1. Transserwikal gyzylödegiň endoskopiki diseksiýasy. Endoskopiki usul bilen gyzylödegiň boýundan daşky dokumalardan boşadylmagy.

2. Laparotransheatal gyzylödegiň laparoskopiki aýrylmagy. Laparoskopiki usul bilen gyzylödek garyn boşlugyndan diafragmanyň deşiginden aýrylýar (hiatus esofagus). 3. Torakoskopiki ýa-da wideoasist torakoskopiki rezeksiýa arkaly emeli gyzylödegiň:

a) laparotomiýa bilen;

b) mini laparotomiýa bilen;

ç) laparoskopiki;

d) "el kömegi" usuly bilen edilmegi.

1989-njy ýylda G. Buess tarapyndan gyzylödegiň transserwikal endoskopiki disseksiýasy edildi we lukmançylykda teklip berildi. Gyzylödekde operasiýalar umumy intubasion agyrysyzlandyrma bilen edilýär. Görkezme boýunça agyrysyzlandyrma bir öýkeniň wentilýasiýasy bilen ýa-da bronhlaryň aýratyn wentilýasiýasy bilen ulanylýar. Gyzylödekde endoskopiki operasiýalar näsag gapdallaýyn, arkan, ýüzin (garnynyň üstüne) ýatyrylyp edilýär. Gyzylödegiň wideotorakoskopiki rezeksiýasy garyn-boýun kesimleri bilen utgaşdyrylyp edilýär. Operasiýanyň abdominal tapgyrynda laparoskopiki usul bilen emeli gyzylödek edilýär. Boýun kesiminden anastamoz edilýär. Anastamoz gyzylödegiň kesilen boýun bölümi we ezofagotransplantant bilen edilýär.

Kardia ahalaziýasy gyzylödegiň peristaltikasynyň bozulmagy we aşaky gyzylödek sfinkteriniň doly däl ýagdaýda gowşamagy bilen häsiýetlendirilýän funksiýalaryň bozulmagy bilen bagly keseldir. Bu keseliň başga-da atlary bellidir. Olar: gyzylödek ahalaziýasy, kardiospazm, hiatospazm, megaezofagus. Keseliň ýygylygy gyzylödegiň beýleki keselleriniň arasynda 3-10% derejede üýtgäp durýar. Bu kesel, köplenç, 20-40 ýaşyndaky adamlarda bolýar. Keseliň etiologik faktorlaryna gursagaranyň konstitusion newrasteniýa, stres, tohum yzarlama, ýokanç, autoimmun, sowuklama prosesi, simpatiki nerw ulgamynyň zaýalanmagy, auerbah birleşmesiniň degeneratiw üýtgeşmeleri degişli. Kliniki görnüşindäki esasy alamatlar: agyry, disfagiya we regurgitasiýa. Gyzylödegiň ahalaziýasyny ýüze çykarmagyň esasy usullary şulardan ybarat: barlaghana synaglary, farmakologik nusgalar, rentgen barlaglary, ezofagoskopiýa, ezofagotonokimografiýa, kompýuter tomografiýasy.

Gyzylödek ahalaziýasynyň bejergisi konserwatiw we operasiýa arkalydyr. Bu keseliň bejergisinde kardiodilýatasiýa ulanylýar. Gyzylödegiň ahalaziýasynyň hirurgiki bejergisinde ezofagofundorafiýa bilen birlikde Gelleriň operasiýasy ýa-da Nissen boýunça fundoplikasiýa edilýär. Häzirki wagtda gyzylödek ahalaziýasynyň bejergisinde wideotorakoskopiki operasiýa hem girizildi (W.I. Oskretkow we beýl., 2004).

XIII BAP

TELELUKMANÇYLYK. ROBOT HIRURGIÝASY

Häzirki döwürde täze tehnologiýalary giňden ulanylmagy amaly lukmançylykda we esasan hem hirurgiýada uly ösüş gazanmaga mümkinçilik döredýär. Robothirurgiýada we wideoendoskopiki operasiýalar hirurgiýada giňden ulanylýar. Telelukmançylyk çylşyrymly we juda agyr keselleri anyklamaga we tapawutlandyrmaga, operasiýada we onuň soňky döwründe näsagy alyp barmaga kömek berýär. Näsaglaryň bejergisini gowulaşdyrmakda telekommunikasion tehnologiýalary ulanmak lukmançylyk maglumatlarynyň ýardamyny giňeldýär. Telelukmançylyk "ara daşlykdaky bejergi"diýlip aňladylýar.

Bütindünýä Saglygy Goraýyş Guramasynyň bellemegine görä, telelukmançylyk – bu ara daş bolan ýerde lukmançylyk kömegini bermek. Maglumat-kommunikasion tehnologiýalar arkaly keseli anyklamakda, bejermekde we şikesleriň öňüni almakda gerek bolan maglumatlary alnyp, hemme lukman hünärmenler bilen bilelikde lukmançylyk kömegi berilýär hem-de ilatyň saglygyny berkitmede lukmanlaryň yzygider bilimi ýokarlandyrylýar. 2007-nji ýylda bu düşünje telelukmançylygyň 104 sany bar bolan düşünjeleriniň arasyndan saýlanyldy. 1905-nji ýylda W. Eýthowen ilkinji gezek telefon arkaly kardiosignaly ugratdy. 1959-njy ýylda öýkeniň flýurogrammasynyň şekili koaksial kabel arkaly Amerikanyň Birleşen Ştatlaryndan Kanada geçirildi. 1965-nji ýylda Amerikada hemra aragatnaşygy arkaly kardiohirurg Şweýsariýada ýürekde edilýän opersasiýa maslahat geçirdi. Ilkinji gezek telefon üsti bilen ugradylan kardiosignallar, operasiýada edilýän wideomaslahatlar arkaly uly ösüş gazanyldy.

Häzirki döwürde maglumatlaryň merkezleriň arasyndaky alyş-çalşygy kosmos aragatnaşygy arkaly ýerine ýetirilýär.

Telelukmançylyk dört mahsus alamatlary bilen häsiýetlenýär:

1.Onuň maksady kliniki kömegi bermek.

2.Ol, geografiki päsgelçilige garamazdan, biri-birinden daşda ýerleşen lukmanlaryň arasynda aragatnaşygy ugrukdyrýar.

3.Ol dürli maglumat-kommunikasion tehnologiýalary ulanýar.

4.Onuň baş maksady ilatyň saglygyny gowulandyrmak.

Näsagyň keselini anyklamakda hem-de ony bejermekde kompýuter we telekommunikasion tehnologiýalaryň ulanylmagy lukmana kärdeşleri bilen tejribe alyşmaga we her dürli hünärmenleriň tejribelerine ýüz tutmaga hem-de her dürli hünärmenleriň maslahatlaryny almaga mümkinçilik berýär. Maslahatlar of-line we on-line tertibinde geçirilýär.

1. Maslahatlar off-line telemaslahatlar görnüşinde geçirilse, netijesini 24-48 sagatdan alyp bolar.

2. Maslahatlar on-line telemaslahat görnüşinde geçirilse, netijesini häzirki wagtyň dowamynda alyp bolar. Olar meýilnama boýunça, gaýragoýulmasyz ýa-da wideoksilium görnüşlerinde geçirilip bilner.

Telelukmançylygyň görnüşleri: gözükdiriji, bioradiotelemetriýa, monitoring (gözegçilik hassahanada, öýde we ýolda) we distantasion (belli bir aralykdan kömek maslahatyny bermek). Munuň özi bütindünýä lukmançylyk merkezlerinde tejribeleri ýokarlandyrmak üçin we bilimleri artdyrmak üçin niýetlenilendir.

Döwrebap lukmançylygyň ösüşi lukmançylyk maglumatlarynyň alyş-çalşygy bilen hem baglydyr.

Hirurg, terapewt we beýleki hünärmenleriň täze ýokary derejeli özara tejribe gürrüňdeşligi näsaga lukmançylyk kömegini amala aşyrmak ulgamyny umumylaşdyrýar. Telekommunikasion tehnologiýalar, internet hem-de hemra aragatnaşygy arkaly hünärmene öýken keselli näsagyň rentgen suratyny, kardiohirurgiki hassanyň elektrokardiogrammasyny we ehokardiografiýanyň görkezjilerini hem-de magnit-rezonans tomografiýasynyň netijelerini ibermek mümkinçiligi kesel kesgidini dogry anyklamakda we näsagyň janyny halas etmekde uly ýardam berýär.

Döwrebap telekommunikasion tehnologiýalaryň kömegi bilen lukmançylyk maglumatlarynyň alyş-çalşygy lukmançylyk kömeginiň hilini gowulandyrýar, lukmançylyk ugrundan hünärmenleri taýýarlamagyň derejesini has-da ýokarlandyrýar. Umuman aýdylanda, saglygy goraýyş ulgamynyň ýokary derejede ösmegine şert döredýär.

Telelukmançylyk ylmyň iň öňdebaryjy we ösýän ugurlarynyň biridir. "Telelukmançylyk" düşünjesi keseliň kesgidini we ony, aradaşlyga seretmezden, bejerip bolýandygyny aňladýar. Şu düşünjäni birnäçe görnüşe bölüp bolýar. Olar:

1. Kesel kesgidini goýmak we maslahat geçirmek.

2. Hemme degişli bejeriş edaralaryndan habarlary ýygnap, ony täzeden işläp, çykarylan netijeleri ýene-de yzyna ibermek.

3. Her adam üçin aýratyn bejeriş usullaryny kesgitläp, şol sanda hirurgiýa tarapdan goşulmak. Biziň ýurdumyzda telelukmançylyk, hakykatdan hem, öňden lukmançylyk amalyýetine girizildi. Şonuň üçin hem telelukmançylyk diňe daşary ýurtlarda däl, biziň ýurdumyzda hem giňden ýaýrandyr.

ROBOT HIRURGIÝASY

XX asyryň ahyrlarynda ýüze çykan robot hirurgiýasyny lukmançylygyň öňdebaryjy ugry diýip hasaplamak bolar. Robot hirurgiýasy gysga döwrüň içinde hirurgiýada giň gerimli we uly ynam bildirilýän ösüşe eýe boldy. Ol, aýratyn hem, kiçi anatomik giňişliklerde manipulýasiýalaryň takyk amala aşyrylýan ýerlerinde zerurdyr. Robotlaşdyrylan hirurgiki toplumlardan peýdalanylmagy operasiýalaryň netijeli, howpsuz geçirilmegine ýardam berýär hem-de intraoperasion we operasiýadan soňky gaýraüzülmeleriň sanyny ep-esli derejede azaldýar. Hirurgiýanyň dürli bölümlerinde operasiýalaryň robotlaşdyrylan düzgünde ýerine ýetirilmegi täze we aşa geljekli ugurdyr. Häzirki döwürde lukmançylykda robotlaşdyrylan enjamlary ulanmagyň paýynyň artýandygynyň anyk tendensiýasyny görüp bolýar, robotlaşdyrylan hirurgiýa ösüş tapgyryndadyr. Onuň ulanylyş sebitleri doly öwrenilmedik we bu operasiýa usulynyň artykmaçlyklaryny we ýetmezçiliklerini öwrenen barlaglaryň sany juda az.

Çeh ýazyjysy Karl Çapek 1921-nji ýylda ilkinji gezek "robot" düşünjesini girizdi.

Robotlar standart işleri ýerine ýetirýän mehaniki enjamlardan ýokary tehnologik elektron ulgama çenli ösdüler. Häzirki döwürde robototehnika emeli intellekt ulgamyny girizmek we robotlaryň ulanylyşynyň dürli, esasan hem, takyk manipulýasiýalary talap edýän ulgamlarda giňden ornaşdyrmak işleri amala aşyrylýar. Robot tehnikasy hirurgiýa tarap ýoluny uly kynçylyk bilen açdy. Tehniki öňegidişligiň ilerlemegi bilen bu tehnologiýalary hirurgiýada ulanmaga mümkinçilikler döredi. Hirurgiýada robotlaşdyrylan ulgamlaryň ulanylmagy 1987-nji ýylda ilkinji laparoskopiki holesistektomiýadan başlanan hirurgiýanyň miniinwazir ugrunyň ösüşidir [19]. Açyk operasiýalar bilen deňeşdirilende laparoskopiki operasiýalaryň artykmaçlyklary hemme kişä mälim. Hirurgiýa laparoskopiki tehnologiýalaryň ornaşdyrylmagy bilen tehniki kynçylyklar we çäklendirmeler ýüze çykdy. Çäklendirmeleriň biri endoskopiki gurallar toplumynyň tehniki taýdan kämilsizligidir. Häzirki zaman endoskopiki gurallar hirurg bilen gaýdymly aragatnaşygyň doly netijesini bermeýär. Belli bir ýagdaýlarda ikiölçegli suratlaryň ulanylmagy presizion laparoskopiki manipulýasiýalary üpjün etmek babatynda birnäçe tehniki kynçylyklary ýüze çykarýar . Endoskopiki manipulýatorlaryň köpüsinde operasiýanyň hilini peseldýän dört tekizlikde hereket erkinligini çäklendirmeleri bar. Adam eliniň fiziologik titremesi gurala geçip presizion mobilizasiýada we anastomoz goýmakda kynçylyklary döredýär. Robot tehnikasynyň girizilmegi bar bolan kynçylyklary we çäklendirmeleri ýeňip geçmäge, ýokarda görkezilen kynçylyklary çözmäge we az şikesli hirurgiýanyň mümkinçiliklerini artdyrmaga ýardam berýär.

Robot tehnikasynyň taryhy 1985-nji ýyldan, lukman V. Kwoh Puma 560 lukmançylyk robotyny kelle beýnisiniň punksiýasyny ol wagtlar üçin geň galdyryjy takyklyk bilen amala aşyranyndan başlandy . Üç ýyl soňra – 1988-nji ýylda Dawies şol robotda prostata mäziniň transuretral rezeksiýasyny amala aşyrdy. Bu hirurgiki işler transuretral rezeksiýa üçin täze robotlary (PROBOT) döretmäge itergi berdi. Şol bir wagtda "Integrated Surgical Supplies Ltd. of Sacramento, CA" kompamiýasy robotlaşdyrylan ROBODOC ulgamyny döredýärdi. Bu US FDA bilen tassyklanylan ilkinji robot boldy.

XX asyryň 80-nji ýyllarynyň ortalarynda wirtual hakykatyň meseleleri bilen meşgullanýan NASA-nyň barlagçylar topary telekommunikasion lukmançylygyň ösmeginiň mümkinçiligi bilen gyzyklandylar . Bu pikir robot-tehniki hirurgiýanyň ösüşinde esasy hereketlendiriji güýç boldy. XX asyryň 90-njy ýyllarynyň başlarynda NASA-nyň alymlary Stenford barlagçylar instituty (SRI) bilen birleşdiler. Bu birleşme köpfunksiýaly hirurgiki telemanipulýatorlaryň döredilmegine getirdi. Olaryň esasy meselesi operasiýa wagtynda hirurgyň näsagyň dokumalaryny we agzalaryny kontakt duýmak bolupdyr.

Stenford barlagçylar institutynyň täze oýlap tapyşlygy bilen uruş wagtynda şahsy düzümiň ölümçiligini azaltmak bilen gyzyklanýan Amerikanyň Birleşen Ştatlarynyň (ABŞ-nyň) Goranmak ministrligi gyzyklanypdyr. Telekommunikasiýanyň hasabyna ýaralananlara gaýragoýulmasyz hirurgiki kömegi bermegiň konsepsiýasy düzüldi. ABŞ-nyň goşuny tarapyndan maliýeleşdirilmegi bilen harby hereketler alnyp barylýan ýerlerde hirurgiki kömek berip bilýän göçme robotlaşdyrylan ulgam döredildi. Operasiýany amala aşyrýan hirurg näsagdan daşlykda mobil göçme hirurgiki gospitalda (MASH) durýar. Bu ulgam Yrakdaky harby hereketlerde synag-derňew barlaglarynda oňyn netijelerini görkezdi.

1999-njy ýylda amerikan kompaniýasy "Intuitive Surgical" "da Vinci" atly täze robotlaşdyrylan ulgamy döretdi. Bu täze robot lukmançylyk uniwersitetiniň merkezi (University Medical Center, UMC) we Arizon ştatynyň uniwersitetiniň hirurgiýa bölümi tarapyndan teklip edildi. "Da Vinçi"-niň ulanylýan ugurlary kardiologiýa, ginekologiýa, urologiýa we umumy hirurgiýa.

2007-nji ýylyň ahyrynda dünýäde 600-e golaý robotlaşdyrylan hirurgiki toplumlar hasapa alnypdyr. Her ýyl olaryň sany 2 esse artýar.

Robotlaşdyrylan toplumlary ulanmakda ABŞ ilkinji ýerlerde durýar. Ortopediýada ROBODOC ulgamy işjeň ulanylýar. Laparoskopiki hirurgiýa ulgamynda AESOP robotlaşdyrylan ulgamy ulanylýar. Onuň artykmaçlygy endoskopyň işjeň böleginiň ýedi tekizlikde hereketlenýändigi we ses bilen dolandyryp bolýandygydyr. Ulgam operasion wiziolizasiýanyň hilini gowulandyrmaga niýetlenilendir.

Dünýäniň köp ýurtlarynda lukmançylyk robot tehnologiýalarynyň döredilmegi we kämilleşdirilmegi dowam etdirilýär. Robotlaşdyrylan toplumlaryň has meşhurlary "da Vinci" we "Zeus" ulgamlarydyr. Olar laparoskopiki hirurgiýanyň dürli ugurlarynda, mitral klapany protezirlemekde, radikal prostetektomiýa, aşgazan-içege traktynyň operasiýalarynda, nefroektomiýada, böwrekleriň transplantasiýasynda ulanylýar. Bu ulgamlaryň ikisi hem ýörite konsol bilen dolandyrylýan, kompýuteriň özgerden suratyny kabul edýän köpfunksional manipulýatorlar bilen üpjün edilendir. "Da Vinci" toplumlary üç esasy komponentden ybarat. Olar: ikileýin ýagtylyk çeşmesi we iki sany üç çipli kameradan durýan wideosuraty geçiriji +enjam, operasiýa edýän hirurgyň ulanýan dolandyryjy konsoly, üç ölçegli suraty döredýän üç sany enjam üçin we bir kamera üçin manipulýatorlary saklaýan hereketlendiriji bölek. Dolandyryjy konsol doly çuňlugyny görkezýän hakyky üç ölçegli suraty generirleýän kompýuter, wideogözegçi, elektrokoagulýatory dolandyrmak üçin gaýçy, pedallar, fokusly kameralar, gurallary dolandyrmak üçin el joýstigi we näsagyň bedenindäki wideokamera bilen üpjün edilendir. Gurallar çeýe ýörediji bilen üpjün edilen we ol ýedi tekizlikde herekete ýardam berýär. Hirurgyň gözüniň öňündäki ulgam tarapyndan döredilýän üç ölçegli surat hakyky giňişlikde operasiýanyň doly illýuziýasyny döredýär.

Robotlaşdyrylan ulgamlarda köpfunksiýaly manipulýatorlardan gaýdýan şekil kompýuter arkaly özgerdilip, ýörite konsollara geçirilýär. “Da Vinci” kysymly ulgam üç sany komponentden: şekili ondan-oňa geçirýän gurluşdan, dolandyryş boýunça konsoldan we süýşýän bölekden ybaratdyr (71-nji surat).

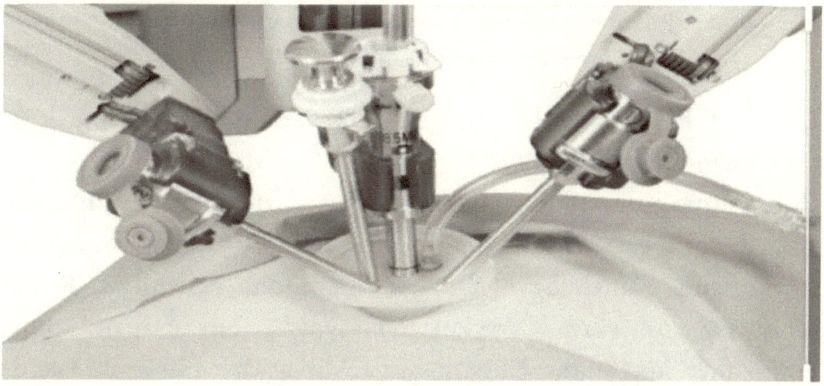

71-nji surat Robot hirurgiýasy. Köpfunksiýaly manipulýatorlar

Şekili ondan-oňa geçirmek üçin niýetlenilen gurluş ýagtylygyň jübüt çeşmesinden we üç çipli kameralaryň ikisinden ybaratdyr. Dolandyryş boýunça konsol şekili üç ölçegde görkezýän kompýuterden, wideoly gözleýän gurluşdan, elektrik koagulýasiýany dolandyrmak üçin aýak bilen basylýan pedallardan, gurallary we wideokamerany el güýji bilendolandyrmak üçin joýstiklerden ybaratdyr. Dolandyryş boýunça konsolda operasiýany geçirýän hirurg ýerleşýär (72-nji surat).

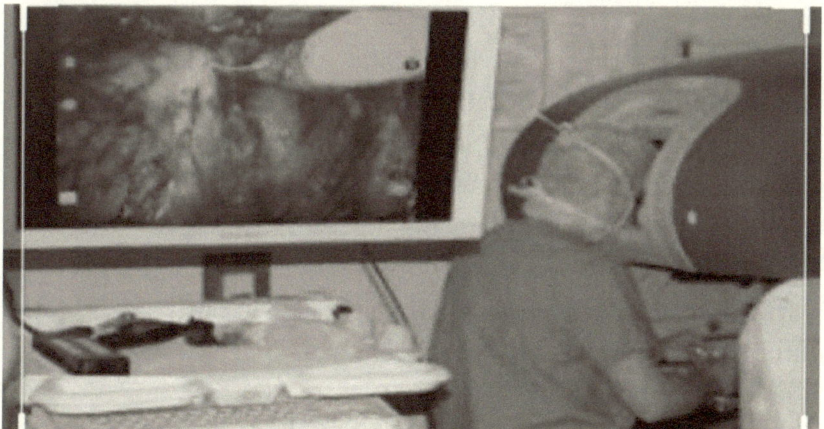

72-nji surat Robot hirurgiýasy. Dolandyryş boýunça konsolda operasiýany geçirýän hirurg ýerleşýär

ÜÇ ÖLÇEGLI ŞEKILI DÖREDÝÄN hem-de süýşýän bölek üç sany manipulýatordan we bir kameradan ybarat bolup durýar. Robotlaşdyrylan toplumyň bahasynyň gymmatdygyna (3 mln ýewro golaýdygyna) garamazdan, onuň ýokary tehnologiýaly we köpugurly merkezlerde ulanylmagynyň özüni ödeýändigi bellenilýär. Robot tehnikasynyň esasy artykmaçlyklarynyň biri laparoskopiki tehnikanyň köp ýetmezçiliginiň sazlanylmagydyr. Hirurgiki işlerde alynýan suratyň hakyky çuňlugyny görkeziş netijeliligini üpjün edýän üç ölçegli ulgamy bar. Ulgam hirurgyň kellesiniň ýagdaýyna we hirurgiki manipulýasiýanyň ýerleşişine görä, suraty awtomatiki üýtgedýän programmanyň kömegi bilen hemişe dury görşi üpjün edýär. Operasiýanyň dowamynda kompýuter tomografiýasynda ýa-da magnit-rezonans tomografiýasynda alnan töwerekdäki dokumalaryň ýagdaýy baradaky goşmaça maglumatlaryň ulanylmagy mümkin .

Hirurgiki işiň takyklygyny adam eliniň tebigy titremesini aýryp, gurallaryň işçi böleginiň erkin hereketini artdyryp (ýedi tekizlik), merkezi konsulyň dolandyryjy joýstiginiň hereketleriniň amplitudasyny näsagyň bedeninde takyk manipulýasiýalara transformirlemegiň kömegi bilen gazanyp bolýar. Netijede, gurallaryň işçi bölekleri adam elleriniň mümkinçiligini gazanýar, hirurg bolsa iki däl-de, üç, hatda ondan hem köp "eliň" kömegi bilen operasiýa etmäge mümkinçilik gazanýar. Ulgam hirurgyň barmaklarynyň we goşarynyň hereketlerini ýeňil gaýtalar ýaly düzülendir. A.W. Fýodorow, A.G. Kriger we beýlekiler (2008) robot hirurgiýasynyň aşakda görkezilen ugurlar üçin ulanylyp bilinjekdigini belleýärler:

Döş hirurgiýasy we kardiohirurgiýa – içki döş arteriýasynyň aýrylmagy, mitral we üç gabsaly (gapakly, trikuspital) klapanlaryň dikeldilmegi, biwentrikulýar resinhronizasiýa üçin elektrodyň oturdylmagy, transhiatal ezofagoektomiýa, öýkeniň biopsiýasy we rezeksiýasy, pulmonektomiýa, öýkeniň lobektomiýasy, bilobektomiýa, segmentektomiýa.

Damarlar boýunça hirurgiýada – döş aortasynda we uly damarlarda, garyn aortasynda dikeldiş operasiýalaryny, aorta-but şuntirlemesi boýunça operasiýalary geçirmek üçin.

Ginekologiýada – reproduktiw hirurgiýa (ýatgy turbalarynyň reanastomozy, miomektomiýa, endometriniň atlasiýasy, ýumurtgalygyň transpozisiýasy, ýatgy turbalaryny daňmak), çanaklykdaky rekonstruktiw hirurgiýa (Burçyň operasiýasy, türräniň kolpopeksiýasy), umumy ginekologiýa (gisteroektomiýa, dermoidli kistanyň aýryllmagy, adneksektomiýa, salpingektomiýa) üçin.

Abdominal hirurgiýada – bariatriýa, gernioplastika, fundoplastika, bagryň rezeksiýasy, aşgazanasty mäziň rezeksiýasy, aşgazanyň rezeksiýasy, inçe içegäniň, ýogyn içegäniň, göni içegäniň rezeksiýasy, holesistektomiýa, simpatektomiýa, rekonstruktiw operasiýalar üçin.

Urologiýada – prostatektomiýa, nefrektomiýa, sistektomiýa, adrenalektomiýa, orhiektomiýa, transplantasiýada janly donordan böwregi almak üçin.

Robot tehnikasy ulanylan mahalynda gaýraüzülmeleriň sany az derejede bolýar: ýaranyň infisirlenmegi ýa-da inginiň döremegi, içegäniň işjeňliginiň bozulmagy, içegäniň, peşewhaltanyň we uretranyň şikeslenmegi hem-de goşmaça operasiýalaryň geçirilmeginiň talap edilmegi bilen bagly ýagdaýlaryň sany 1%-e çenli, ganyň akmagy, ganyň öýmegi bilen bagly we ganyň goýberilmeginiň zerurdygyny görkezýän ýagdaýlaryň sany 1%-e çenli bolýar (A.W.Fýodorow, A.G.Kriger we beýl., 2008).

PEÝDALANYLAN EDEBIÝATLAR

1. Serdar Berdimuhamedow. Ýaşlar-Watanyň daýanjy. Aşgabat: Türkmen döwlet neşirýat gullugy, 2024.

2. Gurbanguly Berdimuhamedow. Türkmenistanda saglygy goraýşy ösdürmegiň ylmy esaslary. Aşgabat: Türkmen döwlet neşirýat gullugy, 2007.

3. Gurbanguly Berdimuhamedow. Türkmenistan sagdynlygyň we ruhubelentligiň ýurdy. Aşgabat: Türkmen döwlet neşirýat gullugy, 2009.

4. Gurbanguly Berdimuhamedow. Türkmenistan – melhemler mekany. Aşgabat: Türkmen döwlet neşirýat gullugy, 2011.

5. Gurbanguly Berdimuhamedow. Bilim – bagtyýarlyk, ruhubelentlik, rowaçlyk.

Aşgabat: Türkmen döwlet neşirýat gullugy, 2014.

6. Gurbanguly Berdimuhamedow. Bagtyýarlyk saglykdan başlanýar. Aşgabat: Türkmen döwlet neşirýat gullugy, 2014.

7. Gurbanguly Berdimuhamedow. Türkmenistanyň dermanlyk ösümlikleri. Aşgabat: Türkmen döwlet neşirýat gullugy, 2010-2019.

8. Ibn Sina. Lukmançylyk ylmynyň kanunlary. I-V kitaplar, Aşgabat, 2004.

9. Annaýew A. A., Babaýew H.B. we başg. Hirurgiya keselleri. A.:Türkmen döwlet neşirýat gullugy, 2013.

10. Bäşimow G., Amanow G.A. we başg. Operatiw hirurgiýa we topografiki anatomiýa. Ýokary okuw mekdepleri üçin okuw kitaby. – A.: Türkmen döwlet neşirýat gullugy, 2019.

11. Gurbanberdiýew G. Hirurgiki keseller. A.: Türkmen döwlet neşirýat gullugy, 2017.

12. Альперович В.И. Хирургия печени-М.: ГЭОТАР –Медиа, 2010, стр. 352.

13. Атлас торакальной хирургии / Марк К. Фергюсон: пер. с англ. –М.ГЭОТАР – Медиа, 2009, стр. 304.

14. Большаков О.П. Начала современных хирургических технологий. Санкт Петербург, 2011, стр. 36.

15. Вишневский А.А., Адамян А.А. Хирургия средостения - М.: Медицина, 1977, стр. 400.

16. Видеоэндоскопическая хирургия пищевода (под ред. В.И. Оскреткова). – Барнаул: АзБука, 2004, стр. 159.

17. Иллюстрированное руководство по эндоскопической хирургии (под ред. С.И. Емельянова). М., 2004.

18. Клиническая хирургия: национальное руководство: в 3 т. (под ред. В.С.Савельева, А.И.Кириенко). Т.2, М.: ГЭОТАР –Медиа, 2009, стр. 832.

19. Лапароскопическая хирургия. Атлас / Теодор Н.Паппас, Аврора Д. Приор.,

Михаэл С.Харниш. пер. с англ. М.: ГЭОТАР – Медиа, 2012 .

20. Руководство по хирургии желчных путей /под ред. Гальперина Э.А., Ветшева П.С.) 2-е изд.-М.: дом Видар-М, 2009, - стр. 568.

21. Торакальная хирургия: руководство для врачей (под ред. Л.Н. Бисенкова). СПБ.: «ЭДБИ-СПб», 2004, стр. 928.

22. 50 лекций по хирургии (под ред. Савельева В.С.). М.: Медиа медика, 2003. стр. 131-139.

23. Федоров А.В., Кригер А.Г. и др. Хирургия. №12, 2008, стр. 68-72.

24. Федоров А.Г. Эндоскопическая хирургия (под. ред. А.В Федорова и др.). М.: ГЭОТАР, 1998, стр. 350.

25. Частная хирургия. Учебник для медицинских вузов (под ред. акад. РАМН проф. Ю.Л. Шевченко). СПб.: Спец. лит., 2000, стр. 496.

26. Чернышев В.Н., Иванов С.А. //Хирургия эхинококкоза печени. Самара, 2005. – стр. 195.

27. Яблонский П.К., Петров А.С. и др. // Спонтанный пневмоторакс. Учебное пособие. СПб.: Изд-во Санкт-Петерб. ун-та, 2013.

Mazmuny

www.ingramcontent.com/pod-product-compliance
Lightning Source LLC
LaVergne TN
LVHW090306210926
848480LV00001B/157

* 9 7 9 8 2 3 1 0 7 9 1 6 2 *